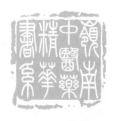

岭南中医药精华书系

邓铁涛 禤国维 周岱翰 韦贵康 总主编

岭南中医特色技法传承系列

（第一辑）

张忠德 主编

岭南天灸
疗法精要

符文彬 徐振华 主编

SPM 南方出版传媒

广东科技出版社 | 全国优秀出版社

·广 州·

图书在版编目（CIP）数据

岭南天灸疗法精要 / 符文彬，徐振华主编. —广州：广东科技出版社，2020.12

（岭南中医特色技法传承系列. 第一辑）

ISBN 978-7-5359-7167-8

Ⅰ.①岭… Ⅱ.①符… ②徐… Ⅲ.①发泡疗法 Ⅳ.①R244.9

中国版本图书馆CIP数据核字（2020）第272101号

岭南天灸疗法精要

Lingnan Tianjiu Liaofa Jingyao

出 版 人：朱文清
项目策划：丁春玲　吕　健
责任编辑：黎青青
封面设计：林少娟
版式设计：林少娟
排版设计：创溢文化
责任校对：杨崚松　李云柯　于强强
责任印制：彭海波
出版发行：广东科技出版社
　　　　　（广州市环市东路水荫路11号　邮政编码：510075）
销售热线：020-37592148 / 37607413
http://www.gdstp.com.cn
E-mail：gdkjcbszhb@nfcb.com.cn
经　　销：广东新华发行集团股份有限公司
印　　刷：广州市彩源印刷有限公司
　　　　　（广州市黄埔区百合三路8号　邮政编码：510700）
规　　格：730mm×1 020mm　1/16　印张25.5　字数510千
版　　次：2020年12月第1版
　　　　　2020年12月第1次印刷
定　　价：120.00元

"岭南中医药精华书系"编委会

总主编：邓铁涛　禤国维

　　　　周岱翰　韦贵康

编　委：（按姓氏笔画排序）

　　　　刘小斌　孙晓生　张永杰

　　　　张忠德　陈永光　陈达灿

　　　　冼绍祥　郑　洪　徐鸿华

"岭南中医药精华书系"
出版工作委员会

《岭南天灸疗法精要》编委会

主　编：符文彬　徐振华

副主编：刘健华　徐书君　宁百乐

编　委：（按姓氏笔画排序）

序

岭南中医又被称为"岭南医学",是中医的学术流派之一。

岭南,首先是地理概念。《汉语大词典》谓:"指五岭以南的地区,即广东、广西一带。"而对"五岭"则解释说:"大庾岭、越城岭、骑田岭、萌渚岭、都庞岭的总称,位于江西、湖南、广东、广西四省之间,是长江与珠江流域的分水岭。"这样岭南的方位就很清晰了。

岭南这片土地上的许多文化都自成特色,过去就有"岭南派"一词,《汉语大词典》解释为"现代中国画流派之一"。这说明最早被认为自成一派的,首先见于画坛。不过随着岭南文化的发展,有越来越多领域都呈现出鲜明的特色。所以,后来人们将画学上的"岭南派"加上"画"字,称其为"岭南画派",而其他领域方面的"岭南派"则有岭南琴派、岭南园林、岭南音乐……

岭南医学则是医学上的派别,主要指岭南地区的中医。"岭南医学"这一名称虽然出自现代,但它是对岭南中医发展的历史文化特色的总结,可以说其内涵是源远流长的。

从中国文化发源来看,中国文化的主流发源于中原一带。岭南文化源于中原文化,随着征战的军士、民族的迁徙传入岭南地区。中医药学就是和传统文化一道,从中原传入岭南的,并在岭南地区与当地的民俗相结合,形成了有本地特色的医学流派。

晋唐时期,岭南的中医学就已经体现出自身的特色。例如对地方性流行病研究有突出的成果。晋代有葛洪、支法存、仰道人等活跃于广东,记载了对蛊毒、沙虱热(恙虫病)、疟疾、丝虫、姜片虫等流行病的认识与治疗方药。唐代开始有《岭南脚气论》等多种以岭南为名的方书,后来南宋郑樵在《通志》中为唐以前医药文献划分门类,就专门划出一类叫"岭南方",计有《岭南急要方》三卷,《南中四时摄生论》一卷,《南行方》三卷,《治岭南众疾经效方》一卷,

《广南摄生方》三卷，共五部九卷。在《诸病源候论》《千金要方》《外台秘要》等综合医书中也多有关于岭南疾病的记载。由此可见，当时研究岭南的疾病与治疗已经发展成中医药学科的一个分支。

如果说唐以前的岭南医学偏于研究地方性疾病，那么在宋、元、明、清时期，岭南医学则开始向两个方面全面发展。一是对地方性的疾病研究更加深入，二是开始进而探讨疾病背后的体质因素，指出岭南地理气候环境对人群体质的特定影响。重要标志是元代医家释继洪所撰《岭南卫生方》，集宋元医家治疗瘴病经验之大成，既对主要指疟疾的瘴病在证治规律方面有更深入的认识。到了明清时期，中医的各个学派都传入岭南，岭南医药学家对河间、丹溪、伤寒、温病等流派理论在岭南的适用性进行了多方探讨，还系统地发掘整理了岭南草药的应用经验，将其充实到中药宝库之中。

清中期以后，随着十三行贸易的兴盛，广东经济愈来愈发达。医学方面随之人才辈出，儋州罗汝兰著《鼠疫汇编》，丰富了对急性传染病的诊治经验；晚清伤寒名家陈伯坛名扬海内外，著作《读过伤寒论》《读过金匮》为世所重；岭南骨伤世家梁氏、管氏等注重总结学术经验，撰写了多种讲义。同时岭南地区在对外开放交流中，得风气之先，引种牛痘的先驱邱熺，一门三代中西医汇通的陈定泰家族，以及"中西汇通四大家"之一的朱沛文等，均有较重要学术影响。

到了现代，岭南的医药学家更加注意总结地方医药特色。邓铁涛教授在1986年中华医学会广东分会广东医史分会成立大会上，作了题为《略谈岭南医学之特点》的学术报告，提出了岭南医学的三个特点：①重视岭南地区的多发疾病；②重视岭南地区特产的药材和民间经验；③重视吸收新知。并提出这些特点是与岭南的地理、人文、环境密切关联的。随后，岭南中医各科的理论与临床研究不断发展。2006年广东省启动中医药强省建设，广东省中医药界与出版界通力合作，组织编撰并出版了《岭南中医药文库》系列丛书，较全面地总结了岭南名医、名院、名科、名药等成就与贡献，产生了巨大反响。"岭南医学"这一名称，在国内中医学术界得到广泛认同。

岭南医学有何特色？其实，问题的答案就在"岭南"二字之中。关于学术流派，有不同的定义。所谓流，是支流；派，意味着派生。一般认为流派的形成以师承名家为起点，然后源流相继，派生支系，如此不绝。这其实是指以某一杰出人物为中心的单点播散式。而岭南医学，是整个岭南地区中医药群体共同探索的成果，呈现出多线式传播的特点。在岭南医学这一大的学术流派当中，有许多世家流派、专科流派，各有传承。像潮汕地区的"大娘巾"蔡氏女科，有400多年历史，至今已14代。佛山梁财信所创的梁氏伤科，传承至第6代。内科方面有国医大师邓铁涛的邓氏内科流派，针灸有现代"靳三针"流派，皮肤科有国医大师禤国维的岭南皮肤病流派，妇科还有罗元恺的罗氏妇科等，均享誉全国。

如果说以上这些学科与流派是纵向式的线性传播，那么，由于它们共同置身于岭南地域环境之中，面对着同在岭南气候与风俗下生活的人群。中医自古以来就注意地理环境、气候与人的体质对疾病和医药的影响，提出了"因时制宜、因地制宜、因人制宜"的原则。唐代《千金要方》指出："凡用药，皆随土地所宜，江南岭表，其地暑湿，其人肌肤薄脆，腠理开疏，用药轻省，关中河北，土地刚燥，其人皮肤坚硬，腠理闭塞，用药重复。"因此在岭南中医各科的学术中，都存在人群特有性质、地区多发病证与常用地产药材等方面的特色内涵。这些如同横向的纬线，将纵向的各个学科与流派贯穿织成"岭南医学"这一幅大画卷。

由此可见，要想深入地阐明"岭南医学"，需要中医理论与临床紧密合作，各个专科专病各自深入总结，才能为宏观上的规律总结提供具体支撑。自《岭南中医药文库》出版以来，岭南中医药界在理论探讨与临床总结方面又取得了不少新进展。为了进一步总结发展中的岭南医学，我们又策划了《岭南中医药精华书系》，采用开放式系列架构，首批书目规划为80个品种，分为名医卷、世家卷、技法卷、名药卷、名方卷、典籍卷、民族医药卷和港澳卷八大系列。

名医卷：旨在对广东、广西和海南三省区获"国医大师"称号及获批建设"全国名老中医传承工作室"的中医专家，以及部分省级名老中医的学术经验进行总结，成规模展示岭南当代名医的群体水平。

世家卷：以族群记录方式挖掘和整理岭南传承四代以上、特色鲜明，且有代表性传承人的中医世家的传承文化和研究成果，展示世家的临床秘验精华，具有存亡接续的重要意义，填补岭南中医药和文化研究中以往忽视的空白。

技法卷：系统展示入选国家级、省级和市级非物质文化遗产名录的中医药技法项目，以及入选国家中医药管理局"中医适宜技术推广项目"的岭南中医绝技绝学，突出展现岭南中医药技术水平亮点和中医药文化传承成果。

名药卷：系统总结岭南传统"十大广药""四大南药"的历史源流、品种分类、性状鉴别、规范化生产技术、临床功效和古今医家应用经验等，全方位展现名药的文化内涵和实用价值，树立岭南优质中药的品牌形象。

名方卷：着眼于名方传世，注重名方临床实用价值，汇集有确证来源的历代岭南经典名方，同时注重对近现代岭南著名医家名方的搜集和整理。全系列以疾病系统为纲，首次对岭南古今名方的组成、功效、方解和临床应用进行系统展示。

典籍卷：遴选岭南古医籍中在全国影响较大、流传广远的品种，精选古籍善本、孤本，采用校注加研究集成的方式出版，是首次对岭南珍本古医籍的系统整理和挖掘，力求系统展示原味的岭南中医诊疗方法和理论，对丰富中医药从业者治疗手段、提高诊疗水平具有良好的借鉴作用。

民族医药卷：几千年来，岭南各族人民在共同创造具有地域特色的岭南文化的同时，也丰富和发展出具有本民族特色的医药文化，现已有不少民族医药技法列入岭南省、市级非物质文化遗产。本系列对岭南地区瑶族、壮族、黎族、侗族、苗族、京族等各民族医药进行梳理，填补岭南传统医药研究空白。

港澳卷：港澳地区南北交流，中西汇聚，其中医药屡得风气之先，一方面继承着鲜明的岭南中医特点，另一方面又表现出广纳中原和西方医学新知的交融特性，尤其是近代以来活跃着一代代特色鲜明的名医和世家名门，本项目首次将目光聚焦港澳中医药，以点带面展示港澳中医药临床和研究水平。

本丛书的策划，是在更大范围和更广深度上对岭南传统医药学术的一次新总结。相信本丛书的出版，将使岭南医学这一富有特色的我国地域中医学术流派的理论内涵更加充实，在理论和临床上进一步发扬光大。

（国医大师，广州中医药大学

终身教授，博士生导师）

2018年10月

　　岭南天灸疗法由晋代岭南名医葛洪、鲍姑夫妇开创，是将药物敷贴于特定穴位，通过温经散寒、疏通经络、活血通脉、调节脏腑等作用防治疾病的疗法。宋代《针灸资生经》系统阐释了"天灸疗法"概念，明代《本草纲目》和清代《张氏医通》《理瀹骈文》等发展了天灸疗法内涵。民国岭南名医、第一代传承人曾天治和周仲房通过创建中医学校、编写教材等方式传承发展岭南传统天灸疗法；近代岭南名医、第二代传承人司徒铃结合"时间医学""冬病夏治""夏病冬治"理论发展了岭南传统天灸疗法。当前，第三代传承人广东省名中医刘炳权、符文彬率领团队通过开展科学研究、拓展适宜病种、创新药物剂型、完善传承体系等方式，制定天灸行业技术标准1项，使岭南天灸疗法成为广东省及广州市非物质文化遗产代表性项目，国家中医药管理局适宜推广项目，相关成果获中华中医药学会科学技术奖。岭南天灸疗法已拓展至广东、海南、广西、湖南、香港、澳门等全国范围。如何普及、传承、发扬岭南天灸疗法，如何使广大患者感触天灸疗法的临床魅力和价值，是我们编写这本书的初衷。

　　此书共分为八章。第一章是岭南天灸疗法溯源，第二章是岭南天灸疗法原理，第三章是岭南天灸疗法种类和材料，第四章是岭南天灸药物的制作与操作，第五章是岭南天灸的适应证、禁忌证及注意事项，第六章是岭南天灸疗法的病症治疗，第七章是岭南天灸疗法与治未病，第八章是岭南天灸疗法薪火相传。其中岭南天灸拓展系列方和疾病的主穴由符文彬执笔，图片加工由徐书君、杨卓霖、王翰林负责。全书由符文彬修改统稿。

本书全面系统地介绍岭南天灸疗法，所介绍的天灸处方和病症的治疗方案，都是在传承近百年岭南天灸经验基础上，通过作者多年的潜心研究及临床实践总结而出，凝聚着古典医家的精华，荟萃了现代学者的智慧。天灸疗法博大精深，50余位专家学者的勤学苦探，所得也仅是沧海一粟，但期能抛砖引玉，令诸位同仁共勉，亦为足矣。

编者

2020年11月于羊城

本书由以下项目资助出版：

国家出版基金项目

岭南司徒铃针灸流派传承工作室

广州中医药历史文化研究基地资助项目（编号：Z202002）

符文彬广东省名中医传承工作室

广州中医药大学符文彬教授教学名师工作室

深圳市政府"医疗卫生三名工程"广东省中医院符文彬教授针灸学团队（SZSM201806077）

目　录

第一章 岭南天灸疗法溯源

第一节　岭南天灸疗法起源

　　中医外治法是祖国医学的一颗璀璨明珠，历史悠久，源远流长。天灸技术是中医外治法的重要组成部分，是通过中药贴敷于腧穴起到防治疾病的一种灸类技术。天灸又有广义和狭义之分，广义的天灸疗法就是穴位药物贴敷疗法；狭义的天灸疗法，也就是我们通常所说的"天灸"，又称药物灸、发泡灸，是采用对皮肤有刺激性的药物涂抹或敷贴于穴位、患处，通过局部皮肤自然充血、潮红甚则起泡，如同灸疗达到刺激穴位、激发经络、调整气血来防治疾病的方法。

　　在原始社会时期，因生产力的落后，人类外出打猎时常被虫兽等所伤，而会用树叶、树皮等涂敷伤口，经后代的不断总结，形成了中医外治法的最早模式。据近现代考古学研究发现，在殷墟出土的大量甲骨文中，就记载了几十种外治的方法，如《周礼·天官》云："疡医掌肿疡、溃疡、折疡、金疡，祝药刮杀之齐，凡疗疡以五毒攻之……"。天灸疗法历史悠久，最早的记载可追溯到1973年湖南长沙马王堆3号汉墓出土的我国现存最早的医方专著《五十二病方》："蚖（同蝾）……以蓟印其颠……"指用芥子泥敷百会穴使局部红赤来治疗蚖（同蝾）蛇咬伤的方法。书中还记载了以药物或酒剂"傅""涂""封安"于创口的治病方法。秦汉时期集众医家经验成果的药物学专著《神农本草经》记载："斑蝥，主恶疮……以其末和醋，涂布于痛疽上，少顷发泡脓出，旋即揭出。"由此可见，药物外敷于病灶的治疗方法，很久以前便为人们所广泛应用，虽未明确提出"发泡灸"，但已知道用刺激性的药物治疗疾病，可以说是天灸疗法的萌芽时期。

　　　　　　　　　　　　　　　（李滋平　　陈裕　　徐书君　　陈滢滢）

第二节 岭南天灸疗法出现及发展

从汉至隋唐，随着社会生产力的进步，医学事业也随之发展进步，该时期出现的大量医学著作中不乏对天灸疗法的记载。如晋代葛洪的《肘后备急方》记载："治疟疾寒多热少，或但寒不热，临发时，捣大附子下筛，以苦酒和之，涂背上。"书中还收录许多外用膏药，如续断青、丹参青、雄黄膏、五毒神膏等。又载："治疗、痛、肿毒，以斑蝥一枚，无足、翅，捻破，复以针画疮上作米字，以之封上，俟发赤起即揭去"。书中虽未明确提出"天灸"或"发泡灸"之名，但该书对发泡灸疗法方药和应用的记载为后世天灸疗法的发展奠定了基础。

南北朝宗懔的《荆楚岁时记》中载："八月朔日收取摩墨，点太阳穴止头痛，点膏肓穴治瘰疬，谓之天灸。""八月十四日，民并以朱水点儿额头，名为天灸，以厌疾。"自此正式将该种疗法命名为"天灸"，虽然这种在身体上涂抹朱砂或墨水以消病去灾的方法与现代的发泡灸方法略有不同，但却是目前文献中关于"天灸"一词的最早记录。

唐代孙思邈《千金翼方》载有："治瘰疬未溃者，宜天灸，以毛茛鲜者捣泥，缚疬，帛束之，俟发泡弃之。"又载："治中恶风头痛方，芥子末醋和，敷头一周时。"孙氏对药物发泡灸治疗颇有研究，在书中描述了天灸需发泡的特点，论述精辟，扩大了发泡灸疗法的敷贴和治疗范围。另外，王焘的《外台秘要》中介绍了较为系统的外治法则。

尽管天灸疗法已初步发展，但天灸在此阶段仍未从穴位敷贴中分离出来，未形成其独有的含义。

（李滋平　陈裕　徐书君　陈滢滢）

第三节 岭南天灸疗法不断成熟

　　晋唐以后，医界诸子百家争鸣，中医学得以迅速发展。其中宋代至明代期间，医药技术的不断改进和创新，极大地丰富了穴位敷贴疗法的内容，并促进了天灸技术的发展，发泡灸疗法盛行于民间并详载于医家专著中，以发泡灸疗法治疗时令病，或结合节气扩展到全身各处以防治百病。宋代陈自明在《外科精要》中强调以内治疗法和外治疗法相结合的治疗法则。金元时期，中医四大学派的兴起，进一步推动了天灸疗法的进展，如张子和在《儒门事亲》中搜集了大量的民间验方，并把多种多样的外治法归纳在其"汗、吐、下"三法的章节中。宋代王执中明确提出"天灸疗法"，天灸疗法首次被记载于他的《针灸资生经》中："乡居人用旱莲草椎碎，置在手掌上一夫，当两筋中，以古文钱压之。系之以故帛，未久即起小泡，谓之天灸，尚能愈疟。"宋代沈括在《梦溪笔谈》中有关石龙芮的记载："水生者，叶光而末圆；陆生者，叶毛而末锐……陆生者，亦谓之天灸，取少叶揉系臂上，一夜作大泡，如火烧者是也。"明代李时珍在《本草纲目》中，指出其所说的陆生者即毛茛。而《本草纲目》又载："山人疟疾，采叶贴寸口，一夜作泡如火燎，故呼之为天灸、自灸。"可见在这一历史阶段中，毛茛是当时常用的天灸药材。此外《本草纲目》又载有如"治疣痣黑子，斑蝥三枚，人言少许，以糯米五钱炒黄去米，入蒜一枚，捣烂点之，须臾即泡，三五日脱落"等多种外治法门，广泛涉及内、外、妇、儿等各大临床学科。至此，无论是从方法还是从药物的使用上，都涵盖了"天灸"的特有定义，为后来天灸疗法的发展奠定了基础。

明清时期，天灸疗法进入鼎盛时期，可选用的发泡药物日益丰富，临床运用更为广泛。明代朱橚在《普济方》中说："目赤肿痛，红眼起星，生移星草捶烂如泥，贴内关穴，少顷发泡，揭去。"清代赵学敏《串雅外编》记载："治喉痹……独蒜瓣半枚，银珠少许，共捣如泥，摊药膏上，贴眉心印堂穴，如起泡流水无大碍，勿误入目。"清代张璐的《张氏医通》中记载了天灸治疗冷哮："白芥子一两，延胡索一两，甘遂、细辛各半两，麝香半钱，姜汁调涂。"此方堪称治疗哮喘的经典方，至今仍被广为应用。

晚清外治专家吴师机《理瀹骈文》的问世是天灸疗法成熟的标志。书中总结了清代以前我国外治疗法的诸多经验，记载了膏、丹、丸、散、饼、栓、泥等多种发泡剂型，发泡验方更是不胜枚举，如"疟疾大蒜天灸方，用大蒜、胡椒、百草霜丸缚于曲泽穴、内关穴……"，是我国中医史上理、法、方、药都较完备的独具一格的外治专书。吴师机对发泡灸的治病原理、药物选择、赋形基质、用法用量、操作方法及适应证等方面，均作出了精辟的论述。他认为"外治之理，即内治之理，外治之药，亦即内治之药，所异者法耳""凡病多从外入，故医有外治法，经文内取外取并列，未尝教人专用内治也……"阐明了内治法和外治法在理、方、药三个方面都是相通的，只是使用的方法不同而已，并且他认为外治有其优势："治在外侧无禁制，无窒碍，无牵掣，无黏滞"。吴师机还指出了膏贴亦有补益之效，"须知外治者，气血流通是补，不药补亦可"。吴师机以发泡灸治疗内、外、妇儿、五官、皮肤等科疾病，扩大了发泡灸的应用范围。清代名医徐灵胎亦有类似的看法："用膏贴之，闭塞其气，使药性从毛孔而入其腠理，通经贯络，或提而出之，或攻而散之，较之服药尤有力，此至妙之法也。"这些精辟的论述，不仅代表各医家的学术观点，还丰富了天灸疗法的内涵，使得天灸疗法在前人的经验总结上更加完善，理论更加成熟，对于后世应用天灸疗法具有启发意义。

（李滋平　陈裕　徐书君　陈滢滢）

第四节　岭南天灸疗法传承与发展

一、岭南地区及人文地理环境

岭南，古代涵盖今广东、海南及广西部分地域，原为古越族居住之地。现指"五岭"以南，即南岭山地横贯东西的一组山系：大庾岭、骑田岭、都庞岭、越城岭等。岭南属于热带亚热带气候，天气炎热，年平均气温较高，高温时间长，四季不明显。俗语言"四时常花，三冬无雪"正是岭南气候特点的概括。春夏多雨，天热地湿，特殊的气候环境使得岭南从地域上来说，生活在此的人们处于湿热之气交织中。受五岭之隔的地理特点影响，岭南与中原内地的交通联系、文化交流都受到一定的影响，因而岭南地区的经济文化发展多元但不平衡。它的温热湿润环境使得各种动植物种类繁多，中草药资源十分丰富，形成了独特的"南药"系统。同时，"海上丝绸之路"的发展，使得岭南地区商业气息浓厚，岭南人士作风务实，相对于中原来说，医学理论探讨较少，多追求临床上的"效、廉、便"，所以中医外治、药物敷贴等疗法深受老百姓的欢迎。

岭南人士因地区特有的气候与地理环境，形成了特有的饮食习惯和体质禀赋。因此，岭南医学的遣方用药与治疗方法也有鲜明的地方特色。《黄帝内经》中论述："南方者，天地所长养，阳之所盛处也。其地下，水土弱，雾露之所聚也。其民嗜酸而食胕，故其民皆致理而赤色，其病挛痹。"释继洪在《岭南卫生方》中说："岭南既号炎方，而又濒海，地卑而土薄，炎方土薄，故阳焕之气常泄濒海地卑，故阴湿之气常盛。"刘赤选主编的《温病学讲义》亦强调："东南濒海之区，土地低洼，雨露时降……人在其间，吸入为病，即成湿热、湿温，又曰暑湿，此即外感温热兼湿之谓也。"此外，山岚瘴气也是岭南特有的地方病，如传染病、脚气等。长期的环境影响使岭南地区形成特有的凉茶文化及药膳文化，良好的中医药基础也是岭南天灸疗法广泛为人们所认可的重要因素。

二、岭南医家对岭南传统天灸疗法的贡献与发展

将天灸疗法融入岭南文化的古代名医，当先属晋代葛洪（约281—341）、鲍姑（约309—363）夫妇。两位既是著名医学家，又是修行得道的高人。葛洪精通针灸术，据说三元宫内原有的针灸经络图碑刻就是他留下的。他的妻子鲍姑发现了越岗所产之艾的功效，为人灸疗赘瘤，可谓是岭南地区灸法体系的创始人。医书记载二人在岭南居住修道期间，用药物贴敷疗法为当地百姓治病，并著书记录。葛洪所著《肘后备急方》中就记载多个使用药物贴敷穴位使之发泡以治疗疾病的验方验案，后世也流传有许多二人行医的佳话。两位著名医学家为天灸疗法在岭南地区的传承和推广作出了卓越贡献，也推动了岭南医学事业的发展。

叶茶山，清代岭南新兴（今广东新兴）人，三代为医，得高人传灸法，著灸法专著《采艾编》《采艾编翼》两书，其中《采艾编翼》卷三中记载了大量的药物外治内容，两书为岭南灸类医术的传承和发展作出了巨大贡献。

近代医家为曾天治、周仲房。他们参与创办了广东中医药专门学校、广东光汉中医专门学校、广州汉兴国医学校等学校，现存有周仲房民国十六年（1927年）编撰的广东中医药专门学校教材《针灸学讲义》二册，以及曾天治民国二十三年（1934年）编写的广东光汉中医药专门学校教材《针灸学》、民国二十五年（1936年）编写的广州汉兴国医学校教材《针灸医学大纲》等，这些著作对岭南天灸的发展产生了重要影响。岭南著名针灸医家司徒铃教授继承其师周仲房教授的学术思想，在不断总结前人经验的基础上，对岭南传统天灸疗法进行

了深入的探索，并将其宝贵的经验传授给弟子。广东省中医院刘炳权教授行医期间坚持探索整理中医针灸、子午流注等与时间医学的关系，从而进一步扩大了岭南针灸疗法的理论体系和临床应用。司徒铃教授的入门弟子、广东省中医院针灸科主任符文彬教授，在主持本院天灸治疗项目的研究中，传承了司徒铃教授和刘炳权教授的学术思想，并结合自身多年临床经验和如今岭南地区地理气候的特异性，探索总结出一套岭南传统天灸疗法的优化治疗方案，该方案在支气管哮喘、颈痛、鼻炎、失眠、郁病等疾患的临床治疗中均颇有成效。在药物的使用上也形成了多种复方药物，并开发了药膏剂型，使天灸疗法更为简便、易操作，易于为大众接受和学习。广东省中医院作为中国近代史上最早的中医院之一，享有"南粤杏林第一家"的美誉，一直是天灸疗法的传承者和发扬者，医院致力于将岭南传统天灸疗法这一民间医学宝藏更好地传承和发展下去。

岭南传统天灸疗法是在岭南地区自然和历史文化条件下发展起来的天灸流派，历史悠久，民俗传统深厚，是中国传统治疗技术与地方民间经验相融合的产物，其对传统天灸疗法的传承与发展均体现了岭南地区的地理环境特异性及岭南医家注重实践、具有开放性和创新性的特点。

2010年11月16日，"中医针灸"正式列入"人类非物质文化遗产代表作名录"，紧随其后，作为"针灸"中"灸法"的一个重要部分——岭南传统天灸疗法，分别于2011年6月、2012年2月位列在广州市第三批非物质文化遗产、广东省第四批非物质文化遗产名录上。岭南传统天灸疗法获此殊荣，得益于多年来岭南地区特殊的人文地理环境与岭南医家对天灸治疗的不断发展与大力推广。

（李滋平　陈裕　徐书君　陈滢滢）

第五节　岭南天灸疗法传承谱系

晋代岭南医家葛洪、鲍姑是岭南天灸疗法的开创者，明清时期丘浚、叶广祚、何梦瑶等医家对岭南天灸疗法的发展和传承做出了突出贡献。直到民国岭南名医曾天治、周仲房等把岭南天灸疗法纳入现代中医治疗体系后，此疗法有了明确可考的传承谱系。

第一代：岭南名医周仲房，攻读广东军医堂针灸科，后在广东中医教员养成所授课，编著《针灸学讲义》，将岭南天灸疗法纳入现代医疗体系。

第二代：岭南针灸大家司徒铃，以广东省中医院为传承基地，结合"时间医学""冬病夏治""夏病冬治"理论发展了岭南天灸疗法。

第三代：广东省名中医刘炳权、符文彬开展了大量传承和创新工作：①药物改良。优化药物组方，将传统散剂改良为铝管剂（粤药制字：Z20080128），提高药物稳定性和工作效率。②科学研究。在广东省和广州市非物质文化遗产项目及广东省中医药科学专项基金支持下，为病种拓展提供科学依据。③使岭南天灸疗法列入广东省和广州市非物质文化遗产代表性项目。④理论总结。出版《岭南传统天灸大全》《针灸临床特色技术》等专著，发表中英文学术论文。⑤队伍建设。通过跟师、带徒、研究生培养、继续教育等培养大批传承人。

第四代：包括广东省中医院针灸专家徐振华、刘健华、李滋平、樊莉、米建平等316人，其中徐振华、刘健华、李滋平成功入选岭南传统天灸疗法市级传承人，从事机制研究和传承推广等工作。

第五、第六代：目前岭南天灸疗法已有第五、第六代传承人，分布在全球各地，推动岭南天灸疗法的传承与发展。

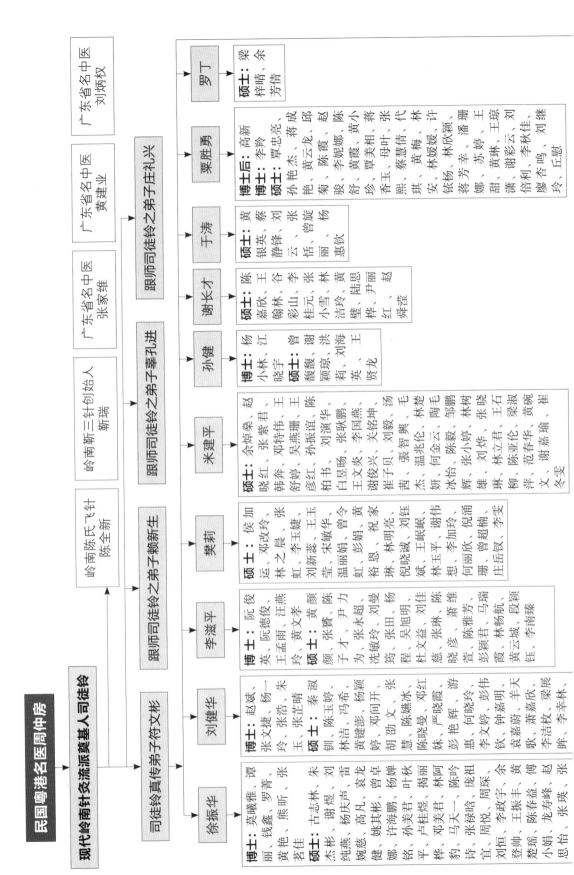

博士后：樊凌、蒋丽、徐书君、吴倩、张得龙、李声、宁百乐、陈玲、杨卓霖、袁锋、安琪

博士：陈尚杰、李漾、梁兆晖、林素幸、张耀昌、王文炫、朱晓平、廖祐杰、刘家维、陆俊龙、简嘉良、王英名、张光彩、黄叶飞、罗文杰、狄忠、聂容荣、林峻安、蔡信峰、林哲玲、陈福展、林师彬、温秀云、廖雅婷、吴光海、邓生辉、姜硕、樊志奇、范颖、徐瑞琦、史良铭、袁晟越、刘仁正、肖瑶、许晓虹、李昭凤、李家英、赵丽、陈美贤、陈泽鹏、黄田毅、武仲遵、伍亚男、张雪淳、李旻颖、周俊合、刘月、卢璐、王静、马瑞、罗伯阳、郭小川、区晓鹏、刘康霖、单越涛、黄伟、李薇晗、Olti Dyrmishi、侯永辉、樊文赟、赵蒨琦、康梦如、高静、何江山、傅文、林佳婷、张媛、刘亚敏、武莉华、钟平、朱旬、阎路达、黄志强、林慧敏、杨茂财、杨晴、匡家毅、刘毅、王金金、宋晓磊、林楚华、林培挺、伍洲梁

硕士：郭元琦、王聪、李颖文、罗家栋、蒙昌荣、文幸、陈秋凡、张倩如、陈裕、黄曙晖、张鹏、于鹏、张洁怡、王谦、白艳甫、张珊珊、袁薇、冯珊、杨宇华、孔翊翌、段权、董嘉怡、符文杰、张继福、杨斌、叶家盛、钟艳、Falota Christian Florin（陈真悟）、吴章荣、彭淑珍、吴君如、蔡世明、邓贤斌、葛小苏、罗璧玉、吴轩宜、Spencer OH（吴承铉）、李荣刚、杨蕾、张绍华、王妍文、苏临荣、陈海滨、罗家星、林琳、何颖、阮孟强、许菲、袁志刚、张敏敏、林霓鹏、陈远芳、李富铭、林楚华、黄彬、龚玉滢、蔡丞俞、周嘉欣、谭其琛、关智聪、赵晓燕、陈盛烨、刘雅洁、黄靖宇、曹江川、曾芳月、周晓媚、黄维俊、胡美娜、崔启生、王洁、胡晓晴、陈嘉儀、凌宇、邝宇平、张桂盈、陈小梅、张文丽、李灵杰、陈韵怡、高旭、Luis Glielmi、LUIS LEON PEDREROS SEPULVEDA、MIREYA PAZ DE LOURDES ALVEAR ZIEGLER、霍健彬、曾海、潘佳慧、沈文骏、戚芷琪、张蕴之、刘晶、梅氏清心、黄夏晴、姚伟东、赵琳、梁晓伦、张欣怡、黄申怡、赵旭、黄诗惠、杨依璇、张方圆、朱悦、孙英、黄熙畅、吴鸾晃、杨月琴、李毓莹、黄秀珊、刘露、董旬、赵蜜蜜、陈珊、谢星宇、邹婧怡、黄小燕、韦斯博、王媛、周思远

师带徒：粟漩、廖钰、何希俊、徐丽华、黄东勉、罗和平、王凯、何宇峰、宋曼萍、张晓阳、牛淑芳、陈鸣、萨仁、汪胤、程耀南、朱秀平、刘渝松、吴二虎、邓行行、许电、严俊霞、罗树雄、陈裕彬、曾晓智、梁海龙、李想、杨金龙、刘达星、罗艳文、黄文立、陈蕴熙、欧麟飞、廖羽明、谈秀芝、覃冠强、陈文强、刘媛媛、幸思忠、周鹏、崔晓峰、雷丽芳、陈世云、李迎真、秦烨、于忠双、陈柏书、宁荣佳、孙冬玮、张嘉谕、燕军、刘格、杨晶、韩同坤、李敬夷、何采辉、黎俪莎、谢文娟、苏利君、温威、陈滢滢、陈璇如、李玄英、颜洪亮、姚志琼、曾婷苑、熊嘉盛、李达峰、张钻辉、黄于顺、周晓晖、卢瑞丽、冯琦矾、吴林、王丽娟、黄宏强、黄小珊、刘兰兰、桂树虹、梁超、陆征麟、韩秋琼、赵婷、陈震益、郑燕萍、张瑜、翟亮、梁雪松、刘佩东、魏晓伟、张葆青、陈兹满、凌耀权、苏莹、贾小庆、赵斌斌、梁惠陶、王锦、吴震南

（宁百乐）

岭南 天灸疗法精要

第二章 岭南天灸疗法

原理

第一节　中医机制

　　岭南天灸疗法是采用对皮肤有刺激性的药物敷贴于穴位或患处，使局部皮肤自然充血、潮红或起泡，从而治疗疾病的一种治疗方法。其主要通过药物和穴位的相互作用发挥治疗效应。

一、药物的发泡作用

　　1. 对局部产生的强烈刺激，使皮肤充血、潮红，达到活血化瘀、消肿散结之效。

　　2. 发泡产生的灼热感起到温经散寒、祛风除湿、通痹止痛之效。

　　3. 通过发泡以祛腐生新。唐代孙思邈《千金翼方》载："治瘰疬未溃者，宜天灸，以毛茛鲜者捣泥，缚疬，帛束之。俟发泡弃之。"

二、药物的治疗作用

　　岭南天灸疗法药物多选用白芥子、细辛、甘遂、延胡索等辛香窜走药物，这些药物本身具有治疗作用。如《本草经疏》记载："白芥子味极辛，气温。能搜剔内外痰结，及胸膈寒痰，冷涎壅塞者殊效。"其他诸如细辛、附子、麝香等药，性亦多温，具有温补及温通的作用。

三、药物的引经作用

根据药物的归经属性，通过"引经药"使药物直达病所。如《理瀹骈文》强调："膏中用药味，必得通经走络，开窍透骨，拔病外出之品为引。"如白芥子性温、味辛，归肺经，具有温肺豁痰利气、散结通络止痛的功效，主治寒痰咳嗽、胸胁胀痛、痰滞经络、关节麻木疼痛、痰湿流注、阴疽肿毒等症；细辛味辛，性温，归心、肺、肾经，具有祛风散寒、通窍止痛、温肺化饮的功用，《本草经疏》言："细辛，辛则横走，温则发散，故主咳逆……百节拘挛，风湿痹痛"。

四、经络腧穴的作用

《灵枢·海论》载："夫十二经脉者，内属于府藏，外络于支节。"经络是沟通人体体表与内脏的联系通道。《素问·皮部论》载："凡十二经络脉者，皮之部也。是故百病之始生也，必先于皮毛。"十二皮部与人体经络、脏腑联系密切。皮部、腧穴不仅是气血输注部位，也是邪气所客之处所，是针灸防治病邪的关键所在。岭南天灸疗法正是通过药物对腧穴的刺激作用以通其经络，调其气血，使阴阳归于平衡，脏腑趋于和调，达到扶正祛邪、预防保健的目的。

（刘健华　李声　蒋丽）

第二节　现代医学机制

一、药物对穴位的刺激作用

皮肤由表皮、真皮和皮下组织构成，并含有附属器官（汗腺、皮脂腺、指甲、趾甲）及血管、淋巴管、神经和肌肉等。近20年的研究表明，皮肤可分泌多种神经肽类、神经激素类和内分泌激素，同时发挥免疫防御功能，参与机体免疫激活和免疫应答等活动，是人体内集神经-内分泌-免疫于一体的大型器官。由此，有学者提出在腧穴局部的神经-免疫-内分泌网络可能是腧穴结构的重要组成部分。它们通过神经递质免疫细胞因子和内分泌激素，以及它们相对应的受体与全身的神经-免疫-内分泌网络有机地结合在一起，成为穴位贴敷借以发挥局部和全身作用的生物学载体。例如，在岭南天灸疗法治疗支气管哮喘的研究中发现，天灸可使患者血浆P物质减少，血管活性肠肽的合成和释放增加，从而抑制气道的神经源性炎症。因此，天灸对局部穴位的强烈刺激作用可能启动局部穴位及全身的神经-免疫-内分泌反应，发挥其对机体的整体调节作用。

二、药物的透皮吸收作用

天灸对局部穴位处皮肤的强烈刺激作用，可使局部血管扩张，增强组织微循环，激动皮肤神经末梢，进而改善周围代谢和组织功能。另外，药物的有效成分可在局部透皮吸收渗透到血液循环及淋巴液中，发挥药理作用。但值得注意的是，透皮吸收途径有经角质细胞和经细胞间隙。角质细胞占皮肤表面积的99％，而细胞间隙仅占1％。皮肤限制体内外物质交流的屏障主要来自角质层，角质层是表皮的最外层，主要作用是保护其皮下组织，防止体液外渗和化学物质内侵。其致密结构使得大多数物质难以透过皮肤被吸收。由于中药成分复杂，纯品含量低，大多不能穿透角质层，因此透皮吸收的药物含量非常有限，但部分中药，如肉桂、公丁香等有透皮作用。由此看来，天灸通过局部药物的透皮吸收途径产生整体的生物学效应尚缺乏强有力的证据。

三、现代研究结果

（一）岭南传统天灸疗法在肺系疾病中的应用

岭南传统天灸疗法主要应用在哮喘、变应性鼻炎等方面。临床研究表明：岭南传统天灸疗法可降低哮喘患儿血清中IL-4、IL-6和TNF-α的含量，从而起到预防哮喘发作的作用[1]。同时，岭南传统天灸疗法可明显降低哮喘患者嗜酸性粒细胞计数和缓解期复发率[2]；岭南传统天灸疗法对变应性鼻炎的预防和治疗具有明显作用[3]，通过兴奋β肾上腺素，同时抑制α肾上腺素能及胆碱能受体，增加cAMP（环磷腺苷）的含量，最终起到降低炎症反应的效果[4]。基础研究表明：岭南传统天灸疗法改善哮喘大鼠的症状，延长哮喘的潜伏期，明显降低哮喘大鼠EOS和淋巴细胞数，减轻肺组织局部炎症[5]。同时，岭南传统天灸疗法也可以提高哮喘大鼠IFN-γ和T-bet mRNA表达水平，降低IgE、GATA-3 mRNA的表达水平[6]；岭南传统天灸疗法可以减轻变应性鼻炎小鼠EOS、MC数，降低炎症反应[7]。在其他肺系疾病研究中，岭南传统天灸疗法使外周T淋巴细胞亚群产生变化，提高机体免疫力来达到影响COPD的疗效[8]。

（二）岭南传统天灸疗法在痛症中的应用

岭南传统天灸疗法已经被广泛地应用于痛症的治疗。一项高原牧区研究发现，岭南传统天灸疗法可缓解骨关节疼痛[9]，联合中药可以有效缓解神经根型颈椎病患者的局部疼痛，改善上肢麻木症状，提高患者生活质量[10]，还可以降低IL-1、IL-6细胞因子，升高β-EP因子的含量，对腰椎间盘突出症起到消炎镇痛的作用[11]。岭南传统天灸疗法通过药物刺激对穴位局部的皮肤神经末梢产生影响，调节了神经和免疫系统，对脑卒中后肩手综合征产生较好的疗效[12]。

（三）岭南传统天灸疗法在胃肠疾病中的应用

胃肠疾病方面，岭南传统天灸疗法的研究多集中在功能性便秘、腹泻、浅表性胃炎方面。岭南传统天灸疗法改善老年功能性便秘，避免了药物引起的胃肠道不适，以及肝肠循环的分解破坏过程[13]。另外，岭南传统天灸疗法配合隔盐灸能明显改善小儿秋季腹泻患儿的大便性状和大便频率[14]。浅表性胃炎方面，岭南传统天灸疗法可以改善胃痛症状，减少复发率，疗效优于西药治疗[15]。

（四）岭南传统天灸疗法在肝胆疾病中的应用

在肝胆疾病方面，岭南传统天灸疗法可预防大鼠肝脏纤维化的作用，降低了血清中AST及ALT的含量，同时在肝脏HA、PC3、IV-C、LN水平方面，也均有下降，这种现象可能与岭南传统天灸疗法药物抑制活化HSCs增加，改善HF有关[16]。

（五）岭南传统天灸疗法在其他疾病中的应用

岭南传统天灸疗法可以减轻类风湿关节炎的局部不适症状，可以降低免疫因子，调节ESR、CRP等指标[17]。皮肤疾病方面，岭南传统天灸疗法结合自血疗法结合改善荨麻疹症状，通过抑制身体变态反应，收缩毛细血管以减少血管充血扩张，同时可以降低细胞的渗透性等方面[18]。岭南传统天灸疗法配合芒针治疗慢性前列腺炎具有较好疗效，有效减少给药次数，延长治疗效果[19]。

参 考 文 献

［1］万力生，温鹏强，陈争光，等．天灸疗法对支气管哮喘患儿血清中IL-4，IL-6和TGF-α的影响［J］．时珍国医国药，2016（04）：888-890.

［2］吕俊彪，柯伟明，周小鸿，等．天灸疗法治疗支气管哮喘的规范化研究［J］．上海针灸杂志，2014（11）：1013-1015.

［3］方美善，窦逾常，姚嵩梅．天灸疗法治疗常年性变应性鼻炎的临床研究［J］．中国针灸，2014（09）：857-860.

［4］张新怡，吴莉，刘智艳，等．天灸治疗肺气虚寒型变应性鼻炎临床观察［J］．上海针灸杂志，2014（10）：906-909.

［5］凌翠敏，李月梅，何挺，等．天灸对哮喘大鼠引喘潜伏期及肺组织病理变化的影响［J］．广州中医药大学学报，2014（03）：380-384.

［6］李月梅，凌翠敏．天灸对哮喘模型大鼠细胞因子及特异性转录因子的影响［J］．中国针灸，2014（04）：379-383.

［7］闫建纯，汪建平，刘洋，等．鹅蝥藿香粒天灸对过敏性鼻炎小鼠的EOS、MC计数的影响［J］．中国医学前沿杂志（电子版），2013（07）：23-25.

［8］钟美容，朱英，陈斯宁，等．天灸疗法技术防治慢性阻塞性肺疾病缓解期的研究［J］．现代中西医结合杂志，2014（23）：2519-2520.

［9］孙殿统，安雪莲，安娜．"天灸"治疗高原牧区风湿寒性关节痛238例［J］．中国中医药科技，2016（03）：366-367.

［10］贺敏，吕武宾，姜兴鹏．天灸联合中药治疗风寒湿痹证神经根型颈椎病临床研究［J］．亚太传统医药，2016（16）：119-120.

［11］洪昆达，朱雅雅，万甜，等．天灸治疗阳虚寒凝型腰椎间盘突出症52例［J］．福建中医药，2016（05）：1-2.

［12］陈小波，周小斌，李祖健．日常天灸治疗脑卒中后肩手综合征的临床观察［J］．光明中医，2017（24）：3598-3600.

［13］宁余音，刘春强，韦衡秋，等. 天灸疗法治疗老年功能性便秘的随机对照研究［J］. 实用老年医学，2016（01）：34-36.

［14］陈劲松，胡春生. "蕲艾天灸膏"配合神阙穴隔盐灸治疗小儿秋季腹泻［J］. 湖北中医杂志，2015（08）：56-57.

［15］江莉君. 天灸治疗脾胃虚寒型慢性浅表性胃炎30例总结［J］. 湖南中医杂志，2016（01）：69-70.

［16］刘文吉，李胜杰，罗钦，等. 天灸防治大鼠肝纤维化的实验研究［J］. 上海针灸杂志，2015（05）：460-463.

［17］吴志强，张剑勇，陶加平，等. 药物加天灸发泡法治疗类风湿性关节炎细胞因子影响的临床研究［J］. 中医学报，2013（06）：915-917.

［18］彭美芳，吴华，杨为兵，等. 天灸配合自血疗法治疗慢性荨麻疹31例［J］. 湖南中医杂志，2015（03）：98-99.

［19］鲍毅梅，景福权，屠江丽，等. 芒针配合天灸治疗Ⅲ型慢性前列腺炎的疗效观察［J］. 针灸临床杂志，2015（05）：50-51.

（刘健华　李声　蒋丽）

岭南 天灸疗法精要

第三章 岭南天灸疗法

种类和材料

第一节　种类

　　岭南天灸通过将特殊调配的药物贴敷于特定的穴位，一方面可使药物持续刺激穴位，通经入络，达到温经散寒、活血通络、调节脏腑功能的效果；另一方面，药物的有效成分通过穴位透皮吸收进入体内，循经络通道到达并作用于病灶，从而达到治病疗疾的目的。在日本民间，有类似于天灸的药物灸，如墨灸、红灸、漆灸、水灸、膏灸等。

　　岭南天灸的种类按照所使用的药物不同，可以分为白芥子灸、墨旱莲灸、蒜泥灸、斑蝥灸、细辛灸、甘遂灸、威灵仙灸等。

一、白芥子灸

　　方药：白芥子30克，延胡索30克，甘遂15克，细辛15克，麝香1.5克，姜汁调和。

　　按照上方比例将白芥子、延胡索等研末，加入麝香和姜汁调和，每次用0.3～0.5克，放置于直径约3.5厘米的圆形胶布中央，直接贴敷在穴位之上。此法最早记载于张璐的《张氏医通》："冷哮灸肺俞、膏肓、天突……夏月三伏中，用白芥子涂法，往往获效……涂后麻瞀疼痛，切勿便去，候三炷香足，方可去之。十日后涂一次，如此三次，病根去矣。"现代运用不必以"三炷香"来计算贴敷时间，每次贴敷30分钟到1小时即可。贴敷过程中会有麻木疼痛的感觉，贴敷以局部皮肤充血潮红为度。白芥子灸主要用于治疗风寒湿痹、咳嗽、过敏性哮喘、过敏性鼻炎、体虚感冒等症。

二、墨旱莲灸

方药：墨旱莲适量。

用新鲜墨旱莲捣烂成泥状，挑取适量贴敷于穴位之上，用胶布固定。此法出自王执中的《针灸资生经》："乡居人用旱莲草椎碎，置在手掌上一夫，当两筋中，以古文钱压之，击之以故帛，未久即起小泡，谓之天灸。"现代运用不必强求必须用古文钱压在穴位之上和以故帛拍打，使用时可在贴敷后用手轻拍所贴敷穴位，以促进药物吸收即可。每次贴敷1～4小时，以局部充血潮红或起小泡为度。墨旱莲灸主要用于治疗疟疾等症。

三、蒜泥灸

方药：紫皮蒜适量。

用紫皮蒜捣烂成泥状，挑取3～5克贴敷在穴位上，每次贴敷1～3小时，以局部皮肤发痒、充血潮红或发热起泡为度。蒜泥灸可选取不同的穴位贴敷而治疗多种疾病，如贴敷涌泉穴治疗咯血，贴敷合谷穴治疗扁桃体炎，贴敷鱼际穴治疗喉痹等。

四、斑蝥灸

方药：斑蝥、醋或甘油各适量。

取斑蝥适量研为细末，以醋或甘油调和，敷在穴位上。斑蝥（主要是其所含斑蝥素）对皮肤、黏膜有发赤、发泡作用，刺激性很强，但其组织穿透力却较弱，因此作用较缓慢，仅有中度疼痛，通常不涉及皮肤深层，所成的泡很快痊愈而不留瘢痕。每次贴敷以局部起泡为度。斑蝥灸主要用于银屑病、神经性皮炎、关节疼痛等症。斑蝥有毒，皮肤能少量吸收，经肾排泄，肾病患者禁用。

五、细辛灸

方药：细辛适量，醋少许。

取细辛适量研末，以醋调为泥状，挑取少许贴敷于穴位。每次贴敷1～2小时。细辛灸主要用于贴敷涌泉穴治疗口腔炎，或贴敷于神阙穴治疗胃寒腹泻、脾阳不足之证等。

六、甘遂灸

方药：甘遂适量，姜汁少许。

取甘遂适量研末，用温开水调成膏状，敷于穴位上，另用胶布固定。每次贴敷以皮肤潮红充血为度。甘遂灸因贴敷穴位的不同而具有不同的疗效，如贴敷肺俞穴可治疗哮喘和咳嗽，贴敷中极穴可治疗尿潴留，贴敷大椎穴治疗疟疾等。

七、威灵仙灸

方药：威灵仙适量，红糖少许。

取威灵仙嫩叶捣成泥状，用少许红糖调和均匀，敷于穴位后用胶布固定。每次贴敷以皮肤充血潮红或起泡为度，若局部出现蚁走感后，必须在5分钟内取下，避免过强刺激。威灵仙灸因贴敷穴位不同而表现出不同功效，如贴敷足三里穴治疗痔疮下血，贴敷太阳穴治疗急性结膜炎，贴敷身柱穴治疗咳嗽，贴敷天容穴治疗扁桃体炎等。

八、吴茱萸灸

方药：吴茱萸、醋各适量。

取吴茱萸研末，加入适量醋调和均匀，贴敷穴位上，用胶布固定。每日敷灸1次。吴茱萸灸主要用于贴敷涌泉穴治疗高血压、口腔溃疡及小儿水肿等。必要时，可取适量黄连研末加入调和成膏状，贴敷涌泉穴治疗急性扁桃体炎。

九、五倍子灸

方药：五倍子、何首乌各等分，醋适量。

取五倍子、何首乌研末，加入醋调和成膏状，贴敷于穴位上，用胶布固定。五倍子灸可用于小儿遗尿的治疗，于晚上临睡前将药物贴敷于小儿肚脐（神阙穴）上，次日起床时取下。

十、丁桂散灸

方药：丁香、肉桂各等分，醋适量。

取丁香和肉桂研末后，用适量醋调和成膏状，贴敷于穴位，用胶布固定。丁桂灸主要用于治疗小儿腹泻，把药物贴敷于神阙穴中，每次贴敷1～2小时，自行取下。

十一、葱白灸

方药：葱白适量。

取葱白捣成泥状，贴敷穴位上，用胶布固定。葱白灸可贴敷在患病部位，治疗急性乳腺炎，也可贴敷于肺俞穴治疗咳嗽。对于小儿营养不良，可在上药中加入生姜及鲜疳积草适量，共捣成泥状，于晚上临睡前贴敷于涌泉穴，次日起床时取下。

十二、小茴香灸

方药：小茴香100克，干姜50克，醋糟500克。

将上药炒热后装入布袋中，待温度合适，敷于穴位或病患处，每次10～15分钟。小茴香灸可用于治疗脘腹寒痛、寒痹等寒性疾病。

（刘健华　李声　蒋丽）

第二节　常用药物与材料

岭南天灸所选取的药物多为辛温走窜之品，具有温经通脉、活血祛瘀之功效，使经络通畅、脏腑调和，达到防病治病的目的。岭南天灸所用的药物一般都有较强的刺激性，可引起皮肤发红或发泡。现就相关药物按照是否有毒性来分类做进一步介绍。

一、无毒药物

（一）蒜

又称蒜头，古代称作葫蒜。本品为百合科多年生草本大蒜*Allium sativum* L. 的干燥鳞茎。全国各地均有栽培。5月叶枯时采挖。

【性味归经】辛，温。归脾、胃、肺经。

【功效主治】解毒杀虫，消肿，止痢，辟邪恶，破冷气，健脾开胃。岭南天灸中的蒜泥灸，主治止霍乱吐泻、解腹中不安、消积食、温中调胃等，敷贴皮肤有发泡的作用。

【本草文献】

《简要济众方》鼻血不止，服药不应：用蒜一枚，去皮，研如泥，作钱大饼子，浓一豆许。左鼻血出，贴左足心；右鼻血出，贴右足心；两鼻俱出，俱贴之，立瘥。

《摘玄方》脑泻鼻渊：大蒜切片贴足心，取效止。

（二）生姜

本品为姜科植物姜 *Zingiber officinale* Rosc. 的新鲜根茎。秋、冬二季采挖，除去须根及泥沙。

【性味归经】辛，微温。归肺、脾、胃经。

【功效主治】解表散寒，温中止呕，化痰止咳。主治风寒感冒、胃寒呕吐、寒痰咳嗽。

【本草文献】

《梅师集验方》治腹满不能服药：煨生姜，绵裹纳下部中，冷即易之。

《贵州中医验方》治秃头：生姜捣烂，加温，敷头上，约两三次。

《易简方》治跌扑伤损：姜汁和酒调生面贴之。

（三）葱白

本品为百合科多年生草本葱 *Allium fistulosum* L. 的近根部的鳞茎。全国各地均有栽培，随时采收。

【性味归经】辛，温。归肺、胃经。

【功效主治】发汗解表，散寒通阳。主治感冒风寒、阴寒腹痛、二便不通、痢疾、疮痈肿痛、虫积腹痛。

【本草文献】

《神农本草经》主伤寒、寒热，出汗，中风，面目肿。

《本草备要》轻，发表和里；宣，通阳活血……治伤寒头痛，时疾热狂，阴毒腹痛。阴证厥逆，用葱白安脐上熨之。

（四）胡椒

又名玉椒、浮椒、古月。本品为胡椒科植物胡椒 *Piper nigrum* L. 的干燥近成熟或成熟果实。果实开始变红时剪下的果实，称之为黑胡椒；果实全部变红时采收，用水浸泡后晒干的果实，称之为白胡椒。外用可使皮肤发红、发泡。

【性味归经】辛，热。归胃、大肠经。

【功效主治】温中散寒，下气，消痰。主治胃寒呕吐、腹痛泄泻、食欲不振、癫痫痰多。

【本草文献】

《多能鄙事》治蜈蚣咬伤：胡椒，研末调敷。

（五）醋

别名苦酒（《伤寒论》），淳酢（《本草经集注》），酰（《别录》），米醋（《食疗本草》）。本品为以米、麦、高粱或酒、酒糟等酿成的含有乙酸的液体。

【性味归经】酸苦，温。归肝、胃经。

【功效主治】散瘀，止血，解毒，杀虫。内服：入汤剂或拌制药物。外用：烧热熏嗅、含漱或和药调敷。主治产后血晕、症瘕癥瘕、黄疸、黄汗、吐血、衄血、大便下血、阴部瘙痒、痈疽疮肿，解鱼肉菜毒。

【本草文献】

《千金方》治霍乱转筋入腹：酢煮青布搨之，冷复易之。

（六）白砂糖

本品为食糖的一种，是由甘蔗*Saccharum officinarum* L. 和甜菜*Beta vulgaris* L. 榨出的糖蜜制成的精糖。其颗粒为结晶状，均匀，颜色洁白。

【性味归经】甘，平。《本草衍义补遗》："入脾。"

【功效主治】润肺，生津。主治肺燥咳嗽、口干燥渴、中脘虚痛。

【本草文献】

《河北中医药集锦》治烫火伤：白糖一两，梅片一钱。用砂锅将白糖炒黑，成块为度，加冰片研细末，用香油调涂伤处。

《内病外治敷贴灵验方集》降温退热：鲜地龙数条，白糖适量，将地龙洗净，放入碗内，撒入白糖，地龙溶解再加面粉适量，共调捣成膏，纱布包裹，敷头顶百会穴和肚脐，干后取下，加水调稀再敷。

（七）地龙

本品为巨蚓科动物参环毛蚓*Pheretima aspergillum*（E. Perrier）、通俗环毛蚓*Pheretima vulgaris* Chen、威廉环毛蚓*Pheretima guillelmi*（Michaelsen）或栉盲环毛蚓*Pheretima pectinifera* Michaelsen 的干燥体。前一种习称"广地龙"，后三种习称"沪地龙"。广地龙春、秋季捕捉，沪地龙夏季捕捉，及时剖开腹部，除去内脏及泥沙，洗净，晒干或低温干燥。

【性味归经】咸，寒。归肝、脾、膀胱经。

【功效主治】清热定惊，通络，平喘，利尿。外用时，鲜品捣烂敷或取汁涂敷；研末撒或调涂。主治高热神昏、惊痫抽搐、关节痹痛、肢体麻木、半身不遂、肺热喘咳、尿少水肿、高血压。

（八）白芥子

本品为十字花科一至二年生草本白芥*Sinapis alba* L. 或芥*Brassica juncea*（L.）Czern.et Coss. 的干燥成熟种子。前者习称"白芥子"，后者习称"黄芥子"。主产于安徽、河南等地。夏末秋初时采收。

【性味归经】辛，温。归肺经。

【功效主治】温肺化痰，利气散结，通络止痛。主治咳喘痰多、胸满胁痛、胃寒吐食、肢体麻木、寒湿痹痛、瘰疬、湿痰流注、阴疽肿毒。本品刺激性较强，孕妇不宜施用。

【本草文献】

《本草纲目》利气豁痰，除寒暖中，散肿止痛。治喘嗽反胃，痹木脚气，筋骨腰节诸痛。

《生生编》治阴证伤寒，腹痛厥逆：芥菜子研末，水调贴脐上。

《补缺肘后方》治肿及瘰疬：小芥子捣末，醋和作饼子，贴。数看，消即止，恐损肉。

《孙天仁集效方》治眉毛不生：芥菜子、半夏等分。为末，生姜自然汁调搽。

《圣济总录》治疗伤寒后肺中风冷失音不语：白芥子五合（研碎），用酒煮令半熟，带热包裹熨项颈周，延冷则易之。

（九）延胡索

本品为罂粟科多年生草本延胡索*Corydalis yanhusuo* W. T. Wang 的干燥块茎。主产于浙江、江苏、湖北、湖南等地。夏初挖采。

【性味归经】辛、苦，温。归心、肝、脾经。

【功效主治】活血，行气，止痛。主治胸痹心痛、胁肋、脘腹诸痛、痛经、经闭、产后瘀腹痛、跌打损伤。孕妇慎用。

【本草文献】

《本草纲目》破血：妇人、月经不调、腹中结块，崩中淋露，产后诸血病，血运，暴血冲上，因损下血、治心气小腹痛。

《普济方》鼻出衄血：玄胡索末，绵裹塞耳内，左衄塞右，右衄塞左。

（十）麝香

本品为鹿科动物林麝*Moschus berezovskii* Flerov.、马麝*M.sifanicus Przewalski*或原麝*M.Moschiferus* Linnnaeus 成熟雄体香囊中的干燥分泌物。主产于四川、西

藏、云南、陕西、甘肃、内蒙古等地。多在冬季至次春割取香囊，阴干，俗称"毛壳麝香"；剖开香囊，除去囊壳，习称"麝香仁"。

【性味归经】辛，温。归心、脾经。

【功效主治】开窍醒神，活血通经，止痛、催产。主治神昏热病、中风痰厥、气郁暴厥、中恶昏迷、血瘀经闭、痛经、积聚、心腹暴痛、风湿痹痛、跌打损伤、痈疽恶疮、喉痹、口疮、牙疳、虫蛇咬伤、难产、死胎、胞衣不下。

【本草文献】

《神农本草经》主辟恶风，杀鬼蛇物，温疟，蛊毒，痫痓，去三虫。

（十一）鹅不食草

本品为菊科植物石胡荽*Centipeda minima*（L.）A.Braun et Aschers. 的干燥全草。我国南北多数地区均有分布。5—6月采集，洗去泥沙。鲜用或晒干生用。

【性味归经】辛，温。归肺、肝经。

【功效主治】通鼻窍，止咳。主治风寒头痛、咳嗽痰多、鼻塞不通、鼻渊流涕。

【本草文献】

《医林纂要》通郁，去寒，截疟，止痢。以于末搐鼻，可发嚏去寒郁。

《广西民间常用草药》治跌打肿痛：鹅不食草适量，捣烂，炒热，敷患处。

（十二）墨旱莲

本品为菊科一年生草本鳢肠*Eclipta prostrata* L. 的干燥地上部分。主产于浙江、江西、江苏、广东等地。花开时采割。

【性味归经】甘、酸，寒。归肝、肾经。

【功效主治】补肝肾阴，凉血止血。主治乌须固齿、偏正头痛、疟疾、尿血、痔漏痔发、风牙疼痛。

【本草文献】

《本草纲目》乌黑须发，益肾阴。

（十三）大黄

本品为蓼科植物掌叶大黄*Rheum palmatum* L.、唐古特大黄*R.tanguticum* Maxim.ex Balf.或药用大黄*R.officinale* Baill.的根茎。9—10月间选择生长3年以上的植株，挖取根茎，切除茎叶、支根，刮去粗皮及顶芽，风干、烘干或切片晒干。

【性味归经】苦，寒。归胃、大肠、肝经。

【功效主治】泻热毒，破积滞，行瘀血。主治实热便秘、谵语发狂、食积痞满、痢疾初起、里急后重、瘀停经闭、癥瘕积聚、时行热疫、暴眼赤痛、吐血、衄血、阳黄、水肿、淋浊、溲亦、痈疡肿毒、疔疮、烫火伤。

【本草文献】

《濒湖集简方》治打扑伤痕，瘀血滚注，或作潮热者：大黄末、姜汁调涂。一夜，黑者紫；二夜，紫者白也。

《补缺肘后方》治痈肿振焮不可触：大黄捣筛，以苦酒和贴肿上，燥易，不过三，即瘥减不复作，脓自消除。

《理瀹骈文》大黄，芒硝，上药共研细末，用井底泥适量，入药末调匀，加少量水做成年饼状，贴敷太阳穴，主治小儿高热。

（十四）威灵仙

本品为毛茛科草质藤本威灵仙*Clematis chinensis* Osbeck、棉团铁线莲*C.hexapetala* Pall.或东北铁线莲*C.manshurica* Rupr.的干燥根及根茎。前一种主产于江苏、安徽、浙江等地，应用较广。后两种部分地区应用。秋季采挖。

【性味归经】辛、咸，温。归膀胱经。

【功效主治】祛风湿，通经络，消痰水，治骨鲠。主治痛风顽痹、风湿痹痛、肢体麻木、腰膝冷痛、筋脉拘挛、屈伸不利、脚气、癥瘕积聚、破伤风、扁桃体炎、诸骨鲠。

【本草文献】

《新修本草》腰肾脚膝，积聚，肠内诸冷病，积年不瘥，服之效。

（十五）五倍子

本品为漆树科落叶灌木或小乔木盐肤木 *Rhus chinensis* Mill.、红麸杨 *R.punjabensis* Stew. val. sinica（Diels）Rchd.et Wils.或青麸杨 *R.potaninii* Maxim.虫瘿，主要为山五倍子蚜 *Melaphis chinensis*（Bell）Baker 寄生形成。主产于四川。秋季采摘置于沸水中略煮，杀死蚜虫，备用。

【性味归经】酸、涩，寒。归肺、大肠、肾经。

【功效主治】敛肺降火，涩肠止泻，固精止遗，敛汗止血。主治肺虚久咳、自汗盗汗、久泻久痢、脱肛、遗精、白浊、各种出血、痈肿疮疖。

【本草文献】

《本草纲目》：敛肺降火，化痰饮，止咳嗽、消渴、盗汗、呕吐、失血、久痢，治眼赤湿烂、消肿毒、喉痹，敛溃疮、金疮，收脱肛、子肠坠下。

（十六）何首乌

本品为蓼科多年生缠绕草本何首乌*Polygonum multiflorum* Thunb. 的干燥块根，产于河南、湖北、广西、广东、贵州、四川、江苏等地。秋冬叶枯萎时挖采，称"生首乌"；以黑豆汁为敷料，照炖法或蒸法炮制，为"制首乌"。

【性味归经】制何首乌甘、涩，微温；归肝、肾经。生何首乌甘、苦，平；归心、肝、大肠经。

【功效主治】制何首乌补益精血，固肾乌须。生何首乌截疟，解毒，润肠通便，主治血虚头晕目眩、心悸、失眠、肝肾阴虚之腰膝酸软、须发早白、耳鸣、遗精、肠燥便秘、久病体虚、风疹瘙痒、疮痛、瘰疬、痔疮。

【本草文献】

《本草纲目》此物气温味苦涩，苦补肾，温补肝，涩能收敛精气，所以能养血益肝，固精益肾，健筋骨，乌髭发，为滋补良药。不寒不燥，功在地黄、天门冬诸药之上。

（十七）丁香

本品为桃金娘科常绿乔木丁香*Eugenia caryophyl lata* Thunb. 的干燥花蕾，习称公丁香。主产于坦桑尼亚、马来西亚、印度尼西亚，我国海南也有栽培。通常在9月至次年3月，花蕾由绿转红时采收。

【性味归经】辛，温。归脾、胃、肾经。

【功效主治】温中降逆，散寒止呕，温肾助阳。主治胃寒痛胀、呃逆、吐泻、痹痛、疝痛、口臭、牙痛。

【本草文献】

《本草纲目》：治虚哕，小儿吐泻，痘疮胃虚。

（十八）肉桂

本品为樟科常绿乔木肉桂*Cinnamomum cassia* Presl 的干燥树皮。主产于广东、广西、海南、云南等地。多于秋季采收。

【性味归经】辛、甘，热。归肾、脾、心、肝经。

【功效主治】补火助阳，散寒止痛，温经通脉。主治阳痿、宫冷、心腹冷痛、虚寒吐泻、经闭、痛经，温经通脉。

【本草文献】

《本草纲目》治寒痹风喑，阴盛失血，泻痢惊痫。

（十九）爵床［金钟茵陈（滇南）］

本品为爵床科植物孩儿草*Rungia pectinata*（L.）Nees. 的全草。主产于广东、海南、广西、云南等地。全年可采。

【性味归经】甘、淡，微寒。归脾、胃、肝经。

【功效主治】清肝消疳，利湿消食。主治小儿疳积、消化不良、肝炎、肠炎、感冒、喉痛、眼结膜炎、颈淋巴结结核、痢疾，外用治疖肿。

【本草文献】

《本经》主腰脊痛不可着床，俯仰艰难，除热，可做浴汤。

《唐本草》疗血胀下气。

《本草汇言》解毒，杀疳，清热。治疳热，退小儿疹后骨蒸，止血痢，疗男子酒积肠红。

《纲目拾遗》理小肠火。治小儿疳积，赤目肿痛，伤寒热症，时行咽痛。

《福建民间草药》解疔疮痈疽毒。

《四爪中药志》除风清热，止咳嗽。治风湿头痛及腰痛。

《闽东本草》退寒热，利水湿，截疟疾，疗淋疝，解烦热。

（二十）小茴香

本品为伞形科多年生草本茴香*Foeniculum vulgare* Mill. 的干燥成熟果实。全国各地均有种植。秋季果实成熟时采收。

【性味归经】辛，温。归肝、肾、脾、胃经。

【功效主治】温肾暖肝，行气止痛。主治中焦有寒、食欲不振、恶心呕吐、腹部冷痛、疝气疼痛、睾丸肿痛、脾胃气滞、脘腹胀满作痛。

【本草文献】

《新修本草》主诸瘘，霍乱及蛇伤。

（二十一）干姜

本品为姜科多年生姜*Zingiber Offcinale* Rosc. 的干燥根茎。主产于四川、广东、广西、湖北、贵州、福建等地，冬季采收。

【性味归经】辛，热。归脾、胃、心、肺经。

【功效主治】温中散寒，回阳通脉，温肺化饮。主治脘腹冷痛、呕吐泄泻、亡阳厥逆、寒饮喘咳、寒湿痹痛。

【本草文献】

《神农本草经》主胸闷咳逆上气，温中，止血，出汗，逐风湿痹，肠癖下痢，生者尤良。

（二十二）明矾

别名矾石，本品为硫酸盐类矿物明矾石经加工提炼制成，主要为含水硫酸铝钾 $[KAl(SO_4)_2 \cdot 12H_2O]$。

【性味归经】酸、涩，寒。归肺、脾、肝、大肠经。

【功效主治】外用解毒杀虫，燥湿止痒，主治湿疹、疥癣、聤耳流脓；内服止血止泻，祛除风痰，主治久泻不止、便血、崩漏、癫痫发狂。

【本草文献】

《本草蒙筌》禁便泻，塞齿疼，洗脱肛涩肠。敷脓疮收水。

《医林纂要》生用解毒，煅用生肌却水。

二、有毒药物

（一）土荆芥

又名杀虫芥、火油根。本品为藜科植物土荆芥 *Chenopodium ambrosioides* L. 的全草或鲜叶。于秋季采集。

【性味归经】辛，温；有毒。归脾经。

【功效主治】祛风除湿，杀虫止痒，活血消肿。主治钩虫病、蛔虫病、蛲虫病、头虱、皮肤湿疹、疥癣、风湿痹痛、经闭、痛经、口舌生疮、咽喉肿痛、跌打损伤、蛇虫咬伤。

【本草文献】

《福建中草药》治毒蛇咬伤：土荆芥鲜叶，捣烂，敷患处。

（二）细辛

本品为马兜铃科多年生草本北细辛 *Asarum heterotropoides* Fr.Schmidt var. mandshuricum（Maxim.）kitag.、汉城细辛 *A.sieboldii* Miq.var.seoulense Nakai、华细辛 *A.sieboldii* Miq. 的干燥全草。前两种习称"辽细辛"，主产于辽宁、吉林、黑龙江；后一种主产于陕西等地。夏季采收。

【性味归经】辛，温；有小毒。归肺、肾、心经。

【功效主治】祛风解表，散寒止痛、温肺化饮，通窍。主治外感风寒、头痛、牙痛、风寒湿痛、痰饮咳喘、鼻塞鼻渊。

【本草文献】

《卫生家宝方》治小儿口疮：细辛末，醋调，贴脐上。

（三）吴茱萸

本品为芸香科落叶灌木或乔木吴茱萸*Evodia rutaecarpa*（Juss.）Benth.、石虎*E.rutaecarpa*（Juss.）Benth.var.officinalis（Dode）Huang 或疏毛吴茱萸*E.rutaecarpa*（Juss.）Benth var.bodinier（Dode）Huang 的干燥近成熟果实。主产于贵州、广西、湖南、浙江、四川等地。8—11月果尚未开裂时采收。

【性味归经】辛、苦，热；有小毒。归肝、脾、胃、肾经。

【功效主治】散寒止痛，疏肝降逆，助阳止泻。主治头痛、寒疝腹痛、寒湿脚气，痛经、经行腹痛、脘腹胀痛、呕吐吞酸、五更泄泻。

【本草文献】

《濒湖集简方》治口疮口疳：茱萸末，醋调涂足心。亦治咽喉作痛。

（四）天南星

本品为天南星科植物天南星*Arisaema erubescens*（Wall.）Schott.、异叶天南星*A.heterophyllum* Blume 或东北天南星*A.amurense* Maxim. 的干燥块茎。秋、冬二季茎叶枯萎时采挖，除去须根及外皮，干燥。

【性味归经】苦、辛，温；有毒。归肺、肝、脾经。

【功效主治】燥湿化痰，祛风止痉，散结消肿。主治顽痰咳嗽、风痰眩晕、中风痰壅、口眼歪斜、半身不遂、癫痫、惊风、破伤风。生用外治痈肿、蛇虫咬伤。孕妇慎用。

【本草文献】

《圣济总录》天南星膏：治头面及皮肤生窟，大者如拳，小者如栗，或软或硬，不疼不痒，不可辄用针灸：生天南星一枚（洗，切。如无生者，以干者为末），滴醋研细如膏，将小针刺病处，令气透，将膏摊贴纸上如瘤大，贴之，觉痒即易，日三、五上。

（五）巴豆

本品为大戟科植物巴豆*Croton tiglium* L. 的干燥成熟果实，根及叶亦供药用。秋季果实成熟时采收，堆置2～3日，摊开，干燥。根、叶全年可采，根切片，叶晒干备用。

【性味归经】种子：辛，热；有大毒。归胃、大肠经。根、叶：辛，温；有毒。

【功效主治】种子：泻下祛积，逐水消肿。主治寒积停滞、胸腹胀满。外用蚀疮。主治恶疮疥癣、疣痣、白喉、疟疾、肠梗阻。根：温中散寒，祛风活络。主治风湿性关节炎、跌打肿痛、毒蛇咬伤。叶：外用治冻疮，并可杀孑孓、蝇蛆。

【本草文献】

《仁斋直指方》治阴毒伤寒心结，按之极痛，大小便秘，但出气稍暖者：巴豆十粒，研，入面一钱，捻作饼，安脐内，以小艾炷灸五壮，气达即通。

（六）甘遂

本品为大戟科多年生草本甘遂*Euphorbia kansui* T. N. Liou ex T.P. Wang 的干燥块根。主产于陕西、山西、河南等地。春季开花前或秋末茎叶枯萎后采挖。

【性味归经】苦，寒；有毒。归肺、肾、大肠经。

【功效主治】泻下逐饮，消肿散结。主治水肿、腹水、留饮结胸、喘咳、大小便不通。

【本草文献】

《神农本草经》主大腹疝瘕，腹满，面目浮肿，留饮宿食，破癥坚积聚、利水谷道。

（七）斑蝥

本品为芫青科昆虫南方大斑蝥*Mylabris phalerata* Pallas 或黄黑小斑蝥*M.cichorii* Linnaeus 的干燥虫体。主产于辽宁、河南、山东、江苏等地。于夏秋时在晨露未干时捕捉。

【性味归经】辛，寒；有大毒。归肝、肾、胃经。

【功效主治】破血逐瘀消癥，攻毒蚀疮散结。主治癥瘕肿块、积年顽癣、瘰疬、赘疣、痈疽不溃、恶疮死肌。

【本草文献】

《神农本草经》主寒热邪症，蛊毒，鼠恶疮，蚀死肌，破石癃。

三、医用透皮剂

透皮剂是一种可以提高产品在人体皮肤表面吸收和渗透速度的原料，一般不能单独使用，需要和其他产品搭配使用。比如常用的天灸制品，可以在制作天灸药物的基础上添加一些透皮剂，提高天灸疗法的药效，使其发挥更好的效果。例如月桂氮酮等药物。

（刘健华　李声　蒋丽）

第三节　岭南天灸拓展系列方

一、痛症方

1号方：黄芥子、姜黄、白芷，主治头痛。

2号方：熟附子、川芎、姜黄，主治偏头痛。

3号方：黄芥子、郁金、白芷，主治紧张性头痛。

4号方：黄芥子、半夏、桂枝，主治颈痛。

5号方：黄芥子、姜黄、桂枝，主治肩痛。

6号方：黄芥子、熟附子、桂枝，主治腰痛。

7号方：黄芥子、熟附子、牛膝，主治膝痛。

8号方：黄芥子、细辛、连翘，主治面痛。

9号方：黄芥子、细辛、石膏，主治牙痛。

10号方：黄芥子、郁金、黄芩，主治急性咽喉肿痛。

11号方：熟附子、莱菔子、厚朴，主治慢性咽喉炎。

12号方：黄芥子、桂枝、茯苓，主治肘痛。

13号方：黄芥子、桂枝、桑枝，主治腕关节痛（腕管综合征）。

14号方：黄芥子、郁金、两面针，主治胁痛。

15号方：熟附子、乌药、两面针，主治寒性胃痛。

16号方：黄芥子、石膏、乌药，主治热性胃痛。

17号方：黄芥子、香附、吴茱萸，主治腹痛。

18号方：熟附子、白术、川萆薢，主治痛风性关节炎。

19号方：黄芥子、制川乌、制草乌，主治类风湿关节炎及癌痛。

20号方：熟附子、威灵仙、补骨脂，主治骨质疏松症。

21号方：黄芥子、小茴香、香附，主治痛经。

22号方：细辛、当归、丹参，主治产后身痛。

23号方：黄芥子、柴胡、延胡索，主治胆绞痛。

24号方：黄芥子、商陆、荔枝核，主治肾绞痛。

25号方：黄芥子、桂枝、九节菖蒲、川芎，主治心绞痛。

26号方：黄芥子、白芷、香附、当归，主治经行头痛。

27号方：黄芥子、桂枝、川木瓜，主治踝关节痛。

28号方：黄芥子、威灵仙、透骨消，主治足跟痛。

29号方：威灵仙、熟附子、细辛，主治背痛。

二、心脑病症方

1号方：熟附子、桂枝、威灵仙，主治中风偏瘫。

2号方：细辛、牛大力、桂枝，主治脑病乏力。

3号方：黄芥子、吴茱萸、郁金，主治抑郁、神经官能症。

4号方：黄芥子、黄连、肉桂，主治焦虑、失眠。

5号方：细辛、熟附子、桂枝，主治中风肌张力高、帕金森病、帕金森综合征、肌张力障碍、老年性震颤。

6号方：黄芥子、川芎、半夏，主治共济失调、眩晕。

7号方：黄芥子、巴戟、川芎，主治吞咽障碍。

8号方：黄芥子、黄芪、熟附子，主治低血压。

9号方：熟附子、石决明、钩藤，主治高血压。

10号方：熟附子、桂枝、石菖蒲，主治记忆力下降、健忘、血管性痴呆。

11号方：黄芥子、黄芪、陈皮，主治嗜睡。

12号方：黄芥子、川芎、白芷，主治面瘫。

13号方：黄芥子、防风、白芷，主治面肌痉挛。

14号方：黄芥子、半夏、仙鹤草，主治梅尼埃综合征。

15号方：黄芥子、熟附子、桂枝、细辛，主治外伤性截瘫。

16号方：黄芥子、桂枝、牛大力、苍术，主治痿证（周围神经损伤、肌萎缩、多发性神经病、周期性瘫痪等引肌萎缩、肌无力）。

17号方：熟附子、郁金、吴茱萸、黄连，主治慢性疲劳综合征。

18号方：黄芥子、肉桂、丁香、黄连，主治戒断综合征。

19号方：黄芥子、黄连、肉桂、磁石，主治心悸。

20号方：黄芥子、川芎、薤白、郁金，主治胸闷。

三、肺系病症方

1号方：黄芥子、延胡、甘遂、细辛，主治过敏鼻炎、虚人感冒、慢性哮喘、过敏性鼻炎。

2号方：黄芥子、防风、细辛，主治风寒感冒。

3号方：黄芥子、防风、连翘，主治风热感冒。

4号方：黄芥子、防风、细辛、北杏仁，主治气管-支气管炎咳嗽、变应性咳嗽。

5号方：黄芥子、鱼腥草、连翘，主治呼吸道感染、支气管扩张引起的咳嗽。

6号方：细辛、五倍子、煅龙骨，主治多汗、自汗。

7号方：黄芥子、地骨皮、肉桂，主治盗汗。

8号方，黄芥子、细辛、五味子，主治肺胀（慢性阻塞性肺病）。

9号方：黄芥子、沉香、补骨脂，主治气短。

10号方：黄芥子、苍耳子、肉桂，主治鼻塞。

11号方：黄芥子、防风、熟附子，主治流清涕。

12号方：黄芥子、防风、麻黄，主治打喷嚏。

13号方：黄芥子、白及、连翘，主治鼻出血。

14号方：黄芥子、白及、独头蒜，主治咳血（支气管扩张并咯血）。

15号方：黄芥子、莱菔子、紫苏子，主治喘证。

四、肝胆脾胃方

1号方：细辛、青皮、佛手、茯苓，主治痞满。

2号方：黄芥子、青皮、桑螵蛸，主治反胃、反酸、嗳气。

3号方：黄芥子、青皮、五倍子，主治寒性泄泻。

4号方：黄芥子、青皮、黄连，主治热性泄泻。

5号方：黄芥子、青皮、黄连、葛根，主治胃肠炎引起泄泻。

6号方：黄芥子、青皮、黄连、郁金，主治肠易激综合征引起泄泻。

7号方：黄芥子、青皮、黄连、白及，主治慢性结肠炎引起泄泻。

8号方：黄芥子、青皮、黄精、茯苓，主治酒精性肝硬化。

9号方：黄芥子、青皮、鸡骨草、土鳖虫，主治病毒性肝炎肝硬化。

10号方：黄芥子、青皮、山栀子、川芎，主治原发性胆汁性肝硬化。

11号方：黄芥子、青皮、苦楝子，主治胆道蛔虫。

12号方：黄芥子、青皮、龙胆草，主治黄疸。

13号方：熟附子、大黄、枳实，主治实性便秘。

14号方：熟附子、青皮、白术，主治虚性便秘。

15号方：黄芥子、青皮、吴茱萸，主治神经性呕吐。

16号方：黄芥子、丁香、黄连、葛根，主治急性胃炎引起呕吐。

17号方：黄芥子、厚朴、大黄、台乌，主治肠梗阻引起呕吐。

18号方：黄芥子、莱菔子、丁香，主治呃逆。

19号方：熟附子、肉豆蔻、吴茱萸，主治胃寒。

五、肾膀胱方

1号方：黄芥子、芫花、防己，主治实证水肿。

2号方：黄芥子、熟附子、车前子，主治虚证水肿。

3号方：熟附子、白花蛇舌草、香附，主治热淋、前列腺炎。

4号方：黄芥子、苍耳子、香附，主治劳淋。

5号方：小茴香、熟附子、香附，主治下尿道综合征。

6号方：黄芥子、熟附子、小茴香、细辛，主治神经源性膀胱、无力性膀胱。

7号方：熟附子、穿破石、香附，主治前列腺肥大。

8号方：黄芥子、熟附子、五倍子，主治夜尿多、遗尿。

9号方：熟附子、细辛、麻黄，主治尿失禁、漏尿。

10号方：黄芥子、香附、大黄，主治血尿。

11号方：黄芥子、熟附子、荔枝核、阳起石，主治阳痿、性欲减退。

12号方：黄芥子、五味子、煅牡蛎，主治遗精、早泄。

13号方：黄芥子、熟附子、桂枝、苍耳子，主治不育症。

六、气血津液方

1号方：熟附子、苍术、鬼箭羽，主治消渴病。

2号方：黄芥子、防己、巴豆，主治肥胖症。

3号方：黄芥子、白术、羌活，主治消瘦。

4号方：黄芥子、桂枝、威灵仙，主治麻木。

5号方：黄芥子、吴茱萸、北杏仁，主治放射后不良反应。

6号方：黄芥子、郁金、桂枝，主治单纯性甲状腺肿。

7号方：黄芥子、黄连、郁金，主治甲状腺功能亢进症。

8号方：黄芥子、仙茅、郁金，主治甲状腺功能减退症。

9号方：熟附子、大黄、郁金，主治高脂血症。

10号方：熟附子、桂枝、走马胎，主治高尿酸血症。

11号方：黄芥子、半夏、厚朴，主治痰证。

七、皮肤外科方

1号方：黄芥子、丹参、郁金，主治斑秃。

2号方：熟附子、当归、郁金，主治黄褐斑。

3号方：黄芥子、桑白皮、苦参，主治粉刺。

4号方：黄芥子、大青叶、虎杖，主治痄腮。

5号方：黄芥子、蒲公英、连翘，主治乳痈。

6号方：熟附子、郁金、莱菔子，主治乳腺增生。

7号方：黄芥子、皂角、胆南星，主治腱鞘囊肿。

8号方：黄芥子、蒲公英、紫花地丁，主治丹毒。

9号方：黄芥子、龙胆草、郁金，主治带状疱疹恢复期。

10号方：黄芥子、两面针、郁金，主治带状疱疹后遗症期。

11号方：黄芥子、苍术、苦参，主治湿疹。

12号方：黄芥子、丹参、防风，主治瘾疹（荨麻疹）。

13号方：黄芥子、贯众、藿香，主治疣疮（扁平疣）。

14号方：黄芥子、丹参、半枫荷，主治牛皮癣（神经性皮炎）。

15号方：黄芥子、大黄、桃仁，主治痔疮。

16号方：熟附子、丹参、苦参，主治皮肤瘙痒。

17号方：黄芥子、丹参、北杏仁，主治皮肤皱纹。

八、妇儿方

1号方：黄芥子、香附、当归，主治月经先后无定期。

2号方：黄芥子、香附、柴胡、当归，主治月经先期、经期延长。

3号方：黄芥子、川芎、益母草，主治月经后期。

4号方：熟附子、川芎、穿破石，主治多囊卵巢综合征。

5号方：黄芥子、丹参、当归，主治月经过少。

6号方：黄芥子、茜草、当归，主治月经过多。

7号方：黄芥子、地榆炭、当归，主治功能性子宫出血。

8号方：黄芥子、郁金、当归，主治经前期综合征。

9号方：黄芥子、丹参、续断，主治经行眩晕。

10号方：黄芥子、郁金、半枝莲，主治经行乳房胀痛。

11号方：黄芥子、补骨脂、五味子，主治经行腹泻。

12号方：熟附子、吴茱萸、郁金，主治围绝经期综合征。

13号方：黄芥子、苍术、续断，主治白带过多。

14号方：黄芥子、王不留行、通草，主治产后缺乳。

15号方：熟附子、郁金、吴茱萸、合欢皮，主治产后抑郁。

16号方：黄芥子、桃仁、当归、川芎，主治产后恶露不绝。

17号方：熟附子、三棱、莪术、香附，主治子宫肌瘤。

18号方：熟附子、当归、小茴香，主治子宫内膜异位症。

19号方：黄芥子、续断、郁金，主治不孕症。

20号方：熟附子、鸡血藤、大黄，主治慢性盆腔炎。

21号方：黄芥子、麻黄、北杏仁，主治小儿咳嗽。

22号方：黄芥子、鸡骨香、藿香，主治小儿消化不良。

23号方：黄芥子、黄连、车前子，主治小儿腹泻。

24号方：黄芥子、肉桂、丁香，主治小儿腹痛。

25号方：黄芥子、麻黄、细辛，主治小儿哮喘。

26号方：黄芥子、北芪、防风、白术，主治小儿体虚。

27号方：黄芥子、火麻仁、枳实，主治小儿便秘。

28号方：黄芥子、干姜、半夏，主治小儿呕吐。

29号方：黄芥子、熟附子、五味子，主治小儿遗尿。

30号方：黄芥子、磁石、茯神，主治小儿惊风。

31号方：黄芥子、草豆蔻、厚朴，主治小儿疳积。

32号方：黄芥子、熟附子、桂枝、细辛，主治小儿脑性瘫痪。

33号方：黄芥子、钩藤、磁石，主治儿童多动综合征。

34号方：黄芥子、郁金、合欢皮、石菖蒲，主治儿童孤独症。

35号方：黄芥子、菟丝子、续断、厚朴，主治发育不良。

36号方：黄芥子、川楝子、使君子，主治小儿蛔虫。

九、五官美容方

1号方：黄芥子、大青叶、贯众，主治目赤肿痛。

2号方：黄芥子、蒲公英、黄连，主治麦粒肿（睑腺炎）。

3号方：黄芥子、防风、桑叶，主治迎风流泪。

4号方：黄芥子、密蒙花、茺蔚子，主治近视。

5号方：黄芥子、丹参、黄精，主治视瞻昏渺（黄斑变性）。

6号方：黄芥子、丹参、细辛，主治青盲（视神经萎缩）。

7号方：黄芥子、北芪、防风，主治眼疲劳。

8号方：黄芥子、丹参、麻黄，主治嗅觉下降。

9号方：黄芥子、龙胆草、北杏仁，主治急性鼻窦炎。

10号方：黄芥子、苍耳子、北杏仁，主治慢性鼻炎。

11号方：黄芥子、丹参、苍耳子，主治鼻鼽（过敏性鼻炎）。

12号方：黄芥子、黄连、厚朴，主治口臭。

13号方：黄芥子、黄连、赤石脂，主治口疮（口腔溃疡）。

14号方：黄芥子、黄连、白及，主治牙龈出血。

15号方：黄芥子、黄芩、北杏仁，主治急性咽喉炎、咽喉肿痛。

16号方：黄芥子、郁金、北杏仁，主治慢性咽喉炎。

17号方：黄芥子、磁石、石菖蒲，主治耳鸣、耳聋。

18号方：黄芥子、虎杖、石菖蒲，主治耳痛（慢性中耳炎）。

十、流行病方

1号方：黄芥子、贯众、北芪，主治流感预防。

2号方：黄芥子、贯众、菊花，主治红眼病。

3号方：黄芥子、白头翁、鸭胆子、黄连，主治痢疾（恢复期）。

4号方：黄芥子、槟榔、厚朴、白果，主治疟疾。

5号方：黄芥子、苍术、厚朴、藿香，主治病毒性肺炎预防。

6号方：黄芥子、北芪、厚朴、郁金，主治病毒性肺炎恢复期。

7号方：黄芥子、白蔻仁、厚朴、白果，主治登革热。

8号方：黄芥子、北杏仁、白果、十大功劳，主治肺结核。

十一、其他方

1号方：熟附子、郁金、北芪，主治易疲劳。

2号方：熟附子、桂枝、细辛，主治背冷。

3号方：黄芥子、熟附子、泽泻，主治腰重。

4号方：熟附子、肉桂，主治腰冷。

5号方：黄芥子、北芪、续断，主治体虚体弱。

6号方：熟附子、细辛、北杏仁，主治空调病。

7号方：熟附子、桂枝、牛膝、肉桂，主治手脚冷。

8号方：熟附子、苍术、川芎，主治头重。

（符文彬）

第四章 岭南天灸疗法药物的制作与操作

第一节　常用工具

一、粉碎工具

（一）铡刀

指的是切草、树枝、根茎等的五金刀具，可将药物切成碎块以方便进一步加工（图4-1）。

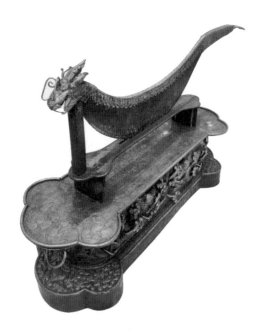

图4-1　合金铡刀

（二）乳钵和杵棒

常见的有瓷制、玻璃制、金属制等。瓷制乳钵内壁较粗糙可加强研磨的效能；玻璃制乳钵内壁较光滑，不易黏着药物，适用于剧毒药物的粉碎（图4-2）。

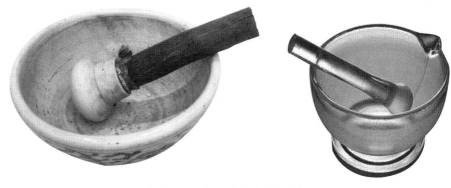

图4-2　瓷制乳钵和玻璃制乳钵

（三）研船

一种以研磨为主兼有切割作用的粉碎工具，常用的研船为铁材质，适用于粉碎质地松脆、不易吸湿及不与铁发生反应的药物（图4-3）。

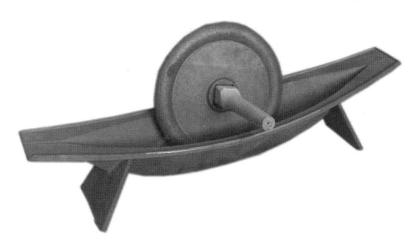

图4-3　铁研船

（四）冲钵

常为金属制，为最简单的撞击粉碎工具，适用于芳香性或含挥发油的药物（图4-4）。

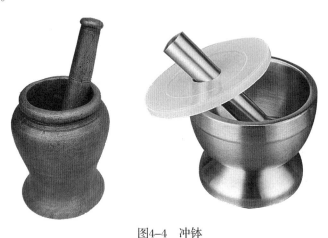

图4-4　冲钵

（五）研磨盘

旋转工作的摩擦元件，通常由两个圆石做成，是用于将药物加工成粉、浆的工具（图4-5）。

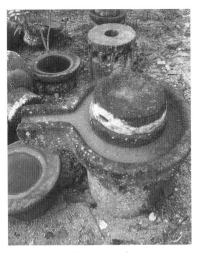

图4-5　石磨

（六）家用粉碎机

现代化机器，药材粉碎细度高，粉碎范围广、快速（图4-6）。

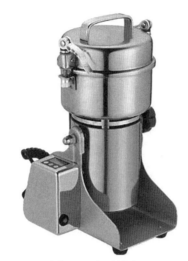

图4-6　家用粉碎机

（七）榨汁机

将药物压榨出汁液的工具，适用于取汁液作治疗的药物加工（图4-7）。

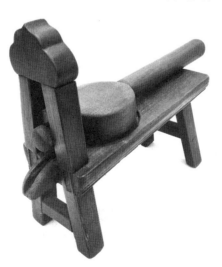

图4-7　木制榨汁机

二、筛滤工具

（一）编织筛

主要作用是分离药粉中的残渣，由于各种制剂所需药物的粉碎度不同，所以要根据需求选择不同筛目的筛子（图4-8）。

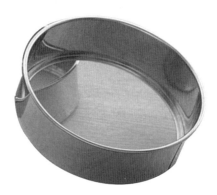

图4-8　编织筛

（二）滤袋

主要作用是过滤掉药汁中的残渣（图4-9）。

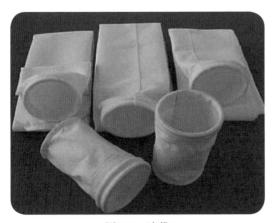

图4-9　滤袋

（徐振华　古志林　谢煜　朱杰彬　刘纯燕）

第二节 药物粉碎方法

粉碎有利于药物的调剂，便于药物中有效物质的提取与吸收，为制备散剂、丸剂、饼剂、酊剂、膏剂等多种剂型奠定基础。药物的粉碎方法主要包括干法粉碎及湿法粉碎两种。天灸药物加工制剂时，应根据处方中药料的性质和制药剂型选取相适用的方法，并控制粉碎程度。

一、干法粉碎

指将药物适当干燥，使药物中的水分降低到一定限度再粉碎的方法。除特殊中药外，一般药物均采用干法粉碎。

（一）混合粉碎

指将处方中的药料经过炮制等处理后，将全部或部分药物混合均匀后一起粉碎。此方法适用于药味质地相似的群药粉碎，也可掺入一定比例的黏性油性药料，可以避免这些药料单独粉碎的困难，如熟地黄、当归等。

（二）单独粉碎

多数中药细料药（中药细料药是指用量较少、疗效显著、价格较贵的品种）常采用单独粉碎，如牛黄、羚羊角、鹿茸、珍珠、人参、三七、沉香等。含剧毒成分的药物应单独粉碎，如马钱子、雄黄、红粉、轻粉等。某些含大量胶树脂的药物，在湿热季节难以粉碎，常在冬春季先单独粉碎备用，如乳香、没药等。

（三）另加处理

串油：在处方中含有大量脂性药料，如桃仁、杏仁、柏子仁、紫苏子、牛蒡子、核桃仁等种子果仁类药物时，应先将其他药物混合粉碎成细粉，然后在混合药粉中陆续掺入"油性"药物再次粉碎。

串料：在处方中包括有大量含黏液质、糖分或胶树脂等成分的药料，如天冬、麦冬、肉苁蓉、山萸肉、生地黄、熟地黄等药物时，应先将其他药物混合粉碎成粗粉，然后在混合药粉中陆续掺入"粘性"药物再次粉碎。

二、湿法粉碎

是指往药物中加入适量水或其他液体并与之一起研磨粉碎的方法。通常只对一种药物进行粉碎，因此是单独粉碎。常见的有水飞法、加液研磨法等。

（一）水飞法

将药料先打成碎块，除去杂质，放于乳钵中加入适量清水，用乳锤研细药料，并不断地倾倒出漂浮的细末，反复研磨，直至全部研细为止，再将湿粉干燥、继续研磨得到极细粉末。此法主要用于朱砂、珍珠等不溶于水的矿物类、贝壳类药物。

（二）加液研磨法

是指将药料放入乳钵中，加入少量的挥发性液体（如乙醇），用乳锤轻力研碎药物的方法，适用于樟脑、薄荷脑、冰片、麝香等药物；在研磨麝香时则加入极少量的水。研磨时当注意掌控乳锤力度，如"轻研冰片，重研麝香"。

（徐振华　古志林　谢煜　朱杰彬　刘纯燕）

第三节　多种剂型及制作

一、生药剂

生药剂就是指采用新鲜的具有发泡作用的生药，洗净后切片或捣烂，直接敷贴于相应的穴位或患处上，外覆以纱布，再予胶布固定。如用鲜毛茛叶治疗黄疸。制药过程可描述为：配药–清洗–制药（切片或捣烂）。

二、浸出制剂

指用适当的浸出溶剂和方法，从动植物药材中浸提出有效成分，而制作成的一类制剂。常用的天灸浸出制剂有水浸制剂及酊剂。

（一）水浸制剂

制药过程可描述为：配药–清洗–煎熬–过滤。依照处方配药，清水清洗药物后加水煎熬，一般水位高于药物1.5厘米，熬至原水减至一半时，以纱布2块，浸透药液，轮换渍塌穴位或患处，每次2~3小时，一日1次或3次。

（二）酊剂

酊剂就是将天灸用的药材用规定浓度的酒精浸出或溶解而制得的澄清液体剂

型。制药过程可描述为：配药-清洗-粉碎与混合-浸泡-过滤。依照处方配药，清水清洗药物后晾干，续将药物粉碎成细末混合后，加入溶剂（如75%的医用酒精或白酒）浸泡7~10日或规定的时间后，过滤去渣后得到浸泡液。使用时以棉球蘸取涂穴位或患处，搽至局部发赤或起泡，反复搽至痊愈为度。主要用于治疗寻常型银屑病、神经性皮炎等皮肤科疾病。

三、散剂

又称粉剂，是指一种或数种药物经粉碎、混合而制成的粉末状剂型，直接应用于穴位或患处，也可用姜汁等调和使用。制药过程可描述为：配药-清洗-粉碎-过筛-混合。依照处方配药，清水清洗药物后晾干，续将药物粉碎成细末，然后以60~80目的细筛筛过，混合拌匀而成。使用时取药散适量，以姜汁、醋汁、酒等调和成糊剂后置于胶布或纱布上贴敷于穴位或患处。如用白芥子散贴敷肺俞穴治疗哮喘，贴敷膝眼穴治疗膝关节痛。散剂具有制法简便，剂量可随时增减，药性稳定，储存方便，疗效快捷的优点。

四、饼剂

饼剂是指用药材细粉或药材提取物加适宜的溶剂制成饼形或类饼形的剂型，然后贴敷穴位。制药过程可描述为：配药-清洗-粉碎-过筛-混合-和药制饼-蒸熟。依照处方配药，清水清洗药物后晾干，续将药物粉碎成细末，以筛子筛过混合后，加入适量面粉，以醋汁、蜜汁或姜汁糊和拌匀，捏成小饼形状，置于蒸笼上蒸熟，然后趁热贴敷穴位；对于某些发泡药本身带有黏腻性的，可直接捣烂，搓成饼状，饼体积大小，可根据疾病轻重和穴位的部位而定。如用斑蝥、白芥子等研末加鸡蛋清适量制成药饼贴敷肺俞穴、定喘穴治疗哮喘。

五、丸剂

丸剂是指用药材细粉或药材提取物加适宜的溶剂制成丸状的剂型，然后贴敷穴位。制药过程可描述为：配药-清洗-粉碎与混合-和药-制丸。依照处方配药，清水清洗药物后晾干，续将药物粉碎成细末混合后，拌入适量蜂蜜、醋汁或姜汁等制成小型药丸。如用斑蝥、雄黄研末，加蜂蜜适量制成小药丸治急性风湿骨痛。丸剂体积较小，使用方便。

六、锭剂

锭剂是将药物粉末用黏性浆液和匀而制成。制药过程可描述为：配药-清洗-粉碎-过筛-混合-和药制锭-晾干。依照处方配药，清水清洗药物后晾干，续将药物粉碎成细末，以筛子筛过混合后，加入适量面粉，以醋汁、蜜汁或姜汁糊和拌匀，制成锭形，晾干备用。使用时加水少量磨成糊状，用以涂布穴位。如用毛茛细末制成锭剂于疟疾发作前6小时取加水磨成稠糊状，涂敷于大椎穴治疗疟疾。锭剂多用于慢性病，减少配制麻烦，便于随时应用。

七、膏剂

膏剂是中医传统常用的一种剂型，是运用适宜的基质将药物制作成半固体或近似固体的制剂。常用的有膏药、软膏剂、贴膏剂与贴剂三种。

（一）膏药

分为白膏药、黑膏药两类。中药饮片、食用植物油与官粉炼成的为白膏药，中药饮片、食用植物油与红丹炼成的为黑膏药。制药过程可描述为：配药-清洗-

炸药-炼油-下丹成膏-去火毒-研兑细料-摊膏。依照处方配药,清水清洗药物后晾干,将药物放入如麻油、豆油等植物油中浸泡1~2日。然后移入锅中加热,药物炸枯去滓,油再加慢火熬至滴水成珠时,加入铅丹或铅粉,离火拌匀收膏。膏药制成后将其慢慢倾入冷水中浸渍,去除具有刺激性的物质,后将膏药置于文火或水浴上热熔,加入细料要搅匀。制成后取适量摊于厚皮纸或布料块的中央,折合后置于阴凉处贮藏,使用时需温化。

(二)软膏

制药过程可描述为:配药-清洗-粉碎-过筛-混合-熬膏。依照处方配药,清水清洗药物后晾干,将药物粉碎过细筛混合后,加入适宜的基质调匀并熬成膏状,根据基质的不同可分为水膏和油膏,使用时直接涂于穴位或患处。本剂型的渗透性较强,药物释放缓慢,有黏着性和扩展性。

(三)贴膏剂与贴剂

用中药饮片与适宜的基质和基材制成的供皮肤贴敷,可产生局部或全身性作用的一类片状外用制剂。具有药物容量高、剂量准确,透皮性、贴敷性、保湿性好,贴着舒适,不污染衣物,对人体无致敏与刺激性等特点,是具有发展前景的外用中药新剂型。

八、其他制剂

除上述剂型外,尚有其他制剂,如熨剂,指用药物细粉或药物提取液(多为祛风寒、除湿痹类药)与经煅制的铁砂混成而成的外用药剂。使用时与醋混合后生热,通过热刺激及药物渗透入穴位或患处达到疗效。

(徐振华 古志林 谢煜 朱杰彬 刘纯燕)

第四节　岭南天灸疗法的操作流程

一、药物准备

常用药物包括有：斑蝥、毛茛、生天南星、白芥子、生半夏、生草乌、生附子、甘遂、延胡索、石蒜、吴茱萸、巴豆、蓖麻子、细辛、生姜等，详见本书相关章节。

二、药物制作

将药物按一定比例混合研成细末；新鲜老姜去皮后绞汁过滤出老姜汁，老姜汁用密闭容器低温保存不超过48小时，常温暴露于空气中的姜汁有效使用时间为不超过2小时。使用时将药末与老姜汁以3∶4的比例调和，制成1厘米³的药饼备用。

三、选穴与体位

按不同的疾病情况，每次一般以8~10个穴位为宜，一般双侧选穴，患者取坐位或站位，暴露腹背或四肢皮肤，要求皮肤保持干燥不湿润。

四、药物贴敷

将制作完成的药饼置于约5厘米²的圆形或方形胶布中央，将药物贴敷于选取的穴位之上。

五、贴药时间

成人一般贴敷30~60分钟为宜，部分人皮肤耐受可适当延长时间；青少年一般15~45分钟；儿童时间酌减，儿童一般5~15分钟，婴幼儿一般5分钟之内。以皮肤感觉和耐受程度为观察指标，避免灼伤皮肤。

（徐振华　古志林　谢煜　朱杰彬　刘纯燕）

第五章 岭南天灸疗法的

适应证、禁忌证

及注意事项

第一节 岭南天灸疗法的适应证

一、肺系相关病症

过敏性鼻炎、慢性咳喘（如哮喘、慢性支气管炎、过敏性咳嗽、慢性肺气肿等）、慢性咽炎、虚人感冒等病症。

二、痛症

头痛、牙痛、颈肩腰腿痛、膝骨性关节炎、风湿性关节炎、网球肘、胃痛、癌痛、痛经、腹痛、产后身痛等慢性疼痛疾病。

三、心脑病症

中风、眩晕、颤病、面肌痉挛、面瘫、神经官能症、慢性疲劳综合征、失眠、抑郁障碍、焦虑障碍、惊恐障碍等病症。

四、肝胆脾胃病症

嗳气、反酸、呃逆、便秘、慢性胃炎、慢性肠炎、消化不良、脂肪肝等病症。

五、肾膀胱气血津液病症

肥胖症、甲状腺肿、痛风性关节炎、糖尿病、慢性前列腺炎、前列腺增生、水肿、癃闭、尿失禁、性功能障碍等病症。

六、妇儿科病症

月经不调、闭经、崩漏、经前期综合征、绝经过渡期综合征、子宫肌瘤、乳腺增生、多囊卵巢综合征、产后缺乳、产后抑郁、产后恶露不绝、不孕症、慢性盆腔炎，小儿咳嗽、小儿腹泻、小儿消化不良、小儿体虚、小儿遗尿、小儿惊风等病症。

七、其他类

易疲劳、腰背手脚冷、体虚体弱、空调病等病症。

（徐振华　古志林　谢煜　朱杰彬　刘纯燕）

第二节 岭南天灸疗法的禁忌证

1. 合并严重心脑血管、肝、肾及造血系统等功能障碍疾病。

2. 炎性疾病、发热的患者。

3. 孕妇、月经期女性。

4. 重度糖尿病及糖尿病并发重症患者。

5. 过敏体质患者：对外贴胶布或药物过敏患者慎用。

6. 严重的皮肤病患者、皮肤明显破损的患者。

7. 浅感觉障碍患者。

（徐振华　古志林　谢煜　朱杰彬　刘纯燕）

第三节　岭南天灸疗法的注意事项

1. 成人一般贴药时间以30~60分钟为宜，儿童时间酌减，14岁以下儿童贴药时间不宜超过45分钟，年龄越小则贴药时间相应缩短。所有患者贴药时间均以皮肤所能感受和耐受的灼热感为度，注意避免灼伤皮肤。

2. 天灸药物中含有较强的刺激性药物，药物药性偏温，易动血，故建议月经期妇女不宜贴药。

3. 贴药治疗后皮肤有轻微烧灼感、刺痛感，揭开胶布后见皮肤红晕，均属正常现象，必要时可外涂皮肤软膏以减缓不适症状。如贴药时间过长出现皮肤红肿、瘙痒、水泡，避免搔抓破损；若水泡溃破者，应保护创面，避免感染，必要时前往医院处理。出现皮肤过敏者，可搽抗过敏药膏并及时前往医院处理。

4. 天灸期间应注意饮食控制，贴药当日戒酒，清淡饮食，不宜食用辛辣、海鲜、蘑菇、牛肉、芋头等易致化脓食物，并避免进食生冷食物，以防损伤正气影响疗效。

5. 天灸当天应当避免冷水浴。

6. 贴药时背部皮肤应干燥，贴药后不宜剧烈活动，以免出汗致药膏脱落。

7. 老年人贴药时间可适当延长，但不宜超过2小时。

8. 四肢远端、肚脐等部位，控制贴药时间，不能发泡。

（徐振华　古志林　谢煜　朱杰彬　刘纯燕）

第六章 岭南天灸疗法

的病症治疗

第一节　痛症

一、头痛

头痛是患者自觉头部疼痛的一类病症。头痛的部位多在前额、巅顶、一侧颞额，或左或右或呈全头痛而辗转发作。中医将本病分为外感头痛和内伤头痛两大类，本部分主要讨论内伤头痛，其多因痰湿阻络、气滞血瘀、肝阳上亢、肾精不足、气血亏虚等引起气血失调、脉络不通、脑窍失养所致，可见于现代医学的偏头痛、紧张性头痛、经行头痛等疾病。

主穴

（1）颈百劳、膈俞、胆俞、中脘、合谷、命门、阴陵泉。

（2）新设、神堂、阳纲、上脘、外关、腰阳关、地机。

配穴

辨证：风寒证加风门，风热证加大椎、身柱，风湿证加天枢，痰湿阻络证加脾俞，气滞血瘀证加膈俞，肝火、肝阳上亢证加肝俞，肾精不足证加肾俞，气血亏虚证加足三里。

辨病：颈椎病加肩中俞、肩井，高血压病加足三里、悬钟，偏头痛加阳陵泉，紧张性头痛加肝俞、脾俞，鼻炎加肺俞、心俞，经行头痛加心俞、肾俞。

症状：前额痛者加足三里、胃俞，侧头痛者加阳陵泉，双侧太阳穴头痛者加阳陵泉，后枕痛者加大杼、肾俞，巅顶痛者加肝俞。

方药

头痛：用岭南天灸拓展系列方痛症方1号方。

偏头痛：用岭南天灸拓展系列方痛症方2号方。

紧张性头痛：用岭南天灸拓展系列方痛症方3号方。

经行头痛：用岭南天灸拓展系列方痛症方26号方。

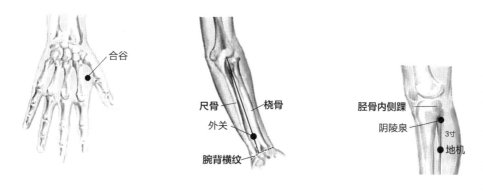

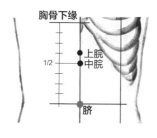

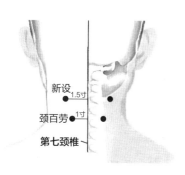

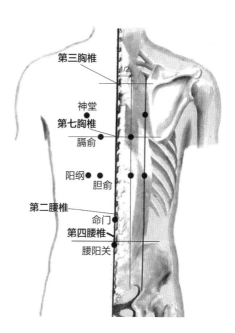

（陈震益）

二、面痛

面痛是以眼、面颊部出现放射性、烧灼样抽掣疼痛，或颞颌关节区疼痛、弹响、发力、张口受限、颞颌关节功能障碍为主症的疾病。多因外感风寒、凝滞筋脉，外感风热、气血壅滞，外伤或情志不调，或气血亏虚、肾气不足，导致面部经络气血痹阻、经脉失养，从而发为本病。可见于现代医学的三叉神经痛、颞下颌关节紊乱综合征等病证。

主穴

（1）翳风、膈俞、胆俞、神堂、足三里、中脘、鸠尾。

（2）颈百劳、胃俞、肺俞、魂门、建里、阳陵泉。

配穴

辨证： 风寒证加列缺，风热证加曲池，气血瘀滞证加血海，肝肾不足证加肝俞、肾俞，气血亏虚证加血海。

辨病： 三叉神经痛加外关，颞下颌关节紊乱加合谷。

症状： 眼部痛者加外关，上颌痛者加养老，下颌痛者加合谷，头晕者加完骨。

方药

岭南天灸拓展系列方痛症方8号方。

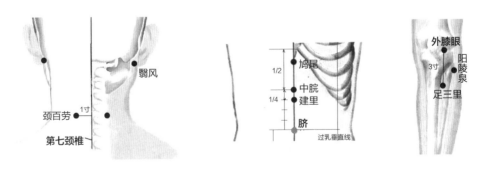

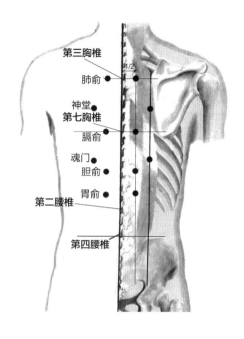

第三胸椎

肺俞

神堂
第七胸椎

膈俞

魂门
胆俞

胃俞

第二腰椎

第四腰椎

（陈震益）

三、牙痛

牙痛是指牙齿因各种原因引起的疼痛，为口腔疾患中常见的症状之一，多因风火外袭、阳明火盛，或肾虚、虚火上炎所致。可见于现代医学的牙周炎、龋齿、牙髓炎和牙本质过敏等。岭南天灸疗法对于牙周炎有较好的治疗作用，对于龋齿、牙髓炎可作为辅助治疗。

主穴

（1）翳风、大杼、合谷、阴陵泉、胃俞。

（2）厥阴俞、命门、中脘、足三里、筑宾、悬钟。

配穴

辨证：风火牙痛证加风门，阳明火邪证加胃俞，肾虚牙痛证加肾俞。

辨病：龋齿加百虫窝，牙周炎加脾俞，牙髓炎加太溪，牙本质过敏加内关、肾俞。

症状：上牙痛者加梁丘，下牙痛者加大肠俞。

方药

岭南天灸拓展系列方痛症方9号方。

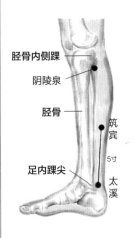

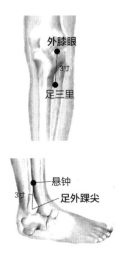

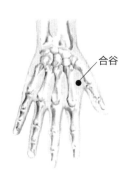

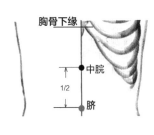

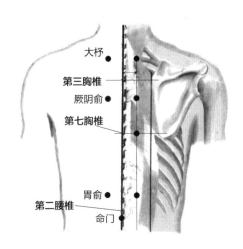

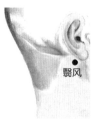

（陈震益）

四、颈痛

颈痛（项痹）是以颈项部疼痛为主症的一类病症，可有头肩部及上肢部疼痛麻木、眩晕等伴随症状。多因风寒湿困、气滞血瘀、痰湿阻络、湿热阻滞等引起经络不通、肝肾不足或气血亏虚导致经络失养所致，可见于现代医学的颈椎病、颈肌膜纤维织炎、颈部扭伤、颈纤维肌痛症等疾病。

主穴

（1）颈百劳、肩井、肩中俞、胆俞、中脘、命门。

（2）新设、肩外俞、大杼、心俞、上脘、至阳。

配穴

辨证：风寒湿证加风门、大椎，气滞血瘀证加膈俞，痰湿阻络证加脾俞，肝肾不足证加肾俞、肝俞，气血亏虚证加足三里。

辨病：颈椎病加悬钟，纤维织炎加曲池，扭伤加神堂。

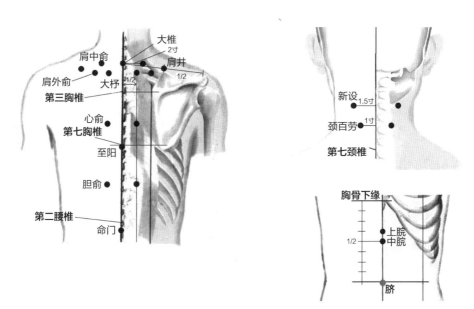

症状：上肢及肩胛部疼痛麻木者加内关，头晕头痛、目眩者加滑肉门，恶

心、呕吐者加内关，局部疼痛明显者加局部压痛点。

方药

岭南天灸拓展系列方痛症方4号方。

（陈震益）

五、肩痛

肩痛属于中医学"痹证""颈肩痛"范畴，是指以肩部疼痛为主的一类病症，大多伴有肩部活动受限症状。多因风寒湿痹、气滞血瘀导致肩部局部经络不通，或气血亏虚导致经络失养所致。可见于现代医学的肩周炎、冈上肌损伤、冈下肌损伤、三角肌滑囊炎、肱二头肌长头腱鞘炎等疾病。

主穴

（1）颈百劳、肩髃、肩前、肩后、肺俞、膈俞、胆俞、中脘。

（2）大椎、心俞、新设、臂臑、手五里、肩井。

配穴

辨证：风寒湿邪侵袭者加外关，气滞血瘀型者加血海、膈俞，气血虚弱者加足三里、气海。

辨病：肩周炎加滑肉门，冈上肌损伤加肩井，冈下肌损伤加天宗，肱二头肌长头腱鞘炎加孔最。

症状：头晕头痛、目眩者加神堂、阳纲，恶心、呕吐者加内关，局部疼痛明显者加局部压痛点。

方药

岭南天灸拓展系列方痛症方5号方。

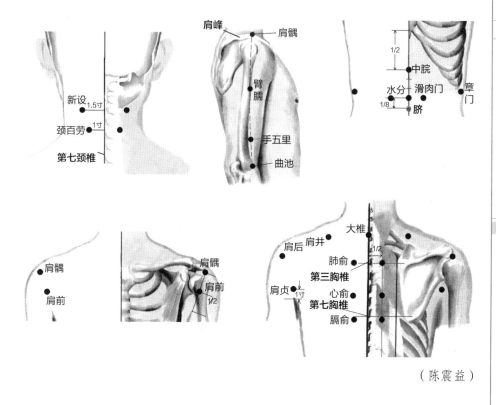

（陈震益）

六、肘关节痛

肘痛是指肘关节疼痛、活动受限为主症的病症。多因肘部长期劳累、筋脉损伤、瘀血内停，风寒湿邪痹阻脉络、湿热内蕴等导致肘部经气不通，或气血亏虚，局部经脉失养，不通则痛，不荣则痛，从而发为本病。可见于现代医学的肱骨外上髁炎（网球肘）、肱骨内上髁炎（高尔夫球肘）、尺骨鹰嘴炎（学生肘）及肘关节肌腱炎、滑囊炎等疾病。

主穴

（1）肺俞、心俞、尺泽、曲池、阳陵泉。

（2）大椎、大杼、中脘、手三里、厥阴俞。

配穴

辨证：风寒湿邪侵袭者加风门，气滞血瘀证加血海、膈俞，气血虚弱证加足三里、肾俞，湿热内蕴证加阳陵泉、脾俞。

辨病：网球肘加曲池，高尔夫球肘加小肠俞，学生肘加三焦俞、天井。

症状：环状韧带处疼痛明显者加阿是穴、小肠俞，肱桡关节处疼痛明显者加天井、三焦俞，前臂放射痛者加外关，抓握乏力者加脾俞。

方药

岭南天灸拓展系列方痛症方12号方。

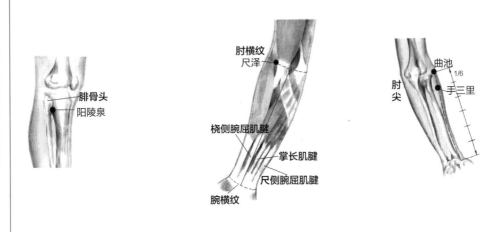

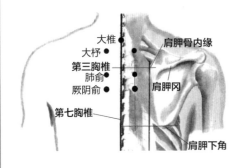

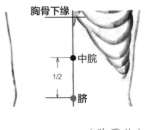

（陈震益）

七、腕关节痛

腕关节痛是指腕关节疼痛、手指乏力麻痛、活动受限为主症的病症。多因外伤瘀血阻滞或长期劳损，气血亏虚、寒邪入侵，痰浊阻络，脉络不通，不通则痛所致。现代医学的腕管综合征可按本病症论治。

主穴

（1）三焦俞、心俞、大椎、阳池、阿是穴。

（2）大杼、中脘、外关、大陵、厥阴俞。

配穴

辨证： 瘀血阻络证加血海、膈俞，气滞血瘀证加足三里、血海，痰浊阻滞证加脾俞，肝肾亏虚证加肝俞、肾俞。

辨病： 外伤所致者加血海、膈俞，慢性劳损所致者加肝俞、肾俞。

症状： 手指麻木者加内关、天井，局部疼痛、麻木明显者加心俞、肺俞，大鱼际萎缩者加肺俞、鱼际，腕部酸痛乏力者加肺俞、脾俞，腕部活动受限者加神门、胆俞，不适偏于手背一侧者加天井、胆俞，不适偏于手掌一侧者加神门、

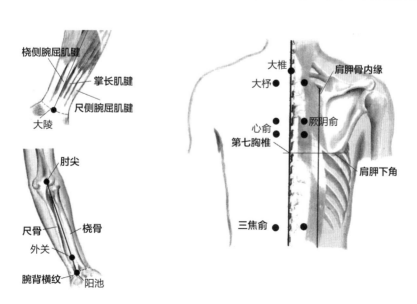

内关。

方药

岭南天灸拓展系列方痛症方13号方。

（陈震益）

八、胁肋痛

胁肋痛又称季胁痛或胁下痛，是以一侧或两侧胁肋部疼痛为主的病症。本病多因情志不畅、跌扑损伤、饮食所伤、外感湿热、虚损久病，引起肝、胆经的脉络不通或脉络失养而致胁痛。可见于肋间神经痛、急慢性肝炎、肝硬化、胆囊炎、胆石症、胆道蛔虫症、胸膜炎等疾病。

主穴

（1）胆俞、支沟、期门、章门、阳陵泉、中脘。

（2）阳纲、至阳、肝俞、心俞、水分、滑肉门、阿是穴。

配穴

辨证：肝气郁结证加魂门、肝俞，肝胆湿热证加水分、阴陵泉、肝俞，气滞血瘀证加膈俞，肝阴不足证加肾俞、三阴交。

辨病：肋间神经痛加相应的夹脊穴、阿是穴，急慢性肝炎加肝俞，胆囊炎、胆石症、胆道蛔虫症加胆囊。

症状：胁肋胀痛者加内关、支沟，恶心呕吐者加内关、足三里。

方药

岭南天灸拓展系列方痛症方14号方。

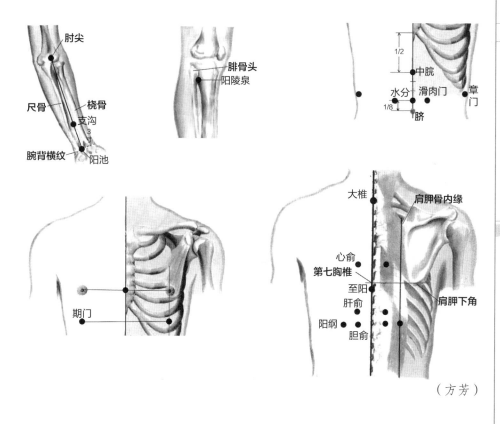

（方芳）

九、腰痛

腰痛又称腰背痛、腰脊痛、腰尻痛，是指腰骶部或下背部疼痛。可见于脊柱、韧带、椎间盘的病变，也可见于肾、前列腺、子宫、盆腔、直肠等邻近脏器的病变。多因寒湿留滞、湿热蕴结、气滞血瘀引起经脉痹阻，导致腰痛；或因肾虚不固，腰脉失养而致腰痛。本病相当于现代医学的腰椎间盘突出症、腰扭伤、强直性脊椎炎、慢性腰肌劳损、腰骶肌筋膜综合征等病证。

主穴

（1）肾俞、命门、腰阳关、腰眼、水分、天枢、气海。

（2）脾俞、膀胱俞、气海俞、带脉、关元、滑肉门、外陵。

配穴

辨证：寒湿证加三焦俞、阴陵泉，湿热证加大肠俞，血瘀证加膈俞，肾阴虚证加三阴交，肾阳虚证加关元。

辨病：急性腰扭伤加腰痛点，强直性脊柱炎加内关、阳陵泉，腰肌筋膜纤维组织炎加秩边，腰椎间盘突出加环跳、阿是穴，慢性腰肌劳损加脾俞、膀胱俞。

症状：腰椎冷痛者加至阳，腰膝酸软者加三阴交，腰痛如刺者加血海、膈俞。

方药

岭南天灸拓展系列方痛症方6号方。

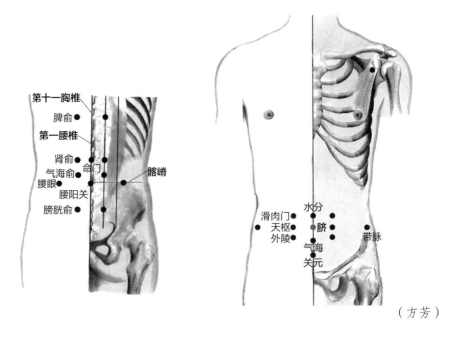

（方芳）

十、背痛

背痛是以项背部为主，涉及肩部、肩胛部、上肢等部位，以疼痛或兼有麻木、无力为主要表现的一类病症。本病多因风寒湿困、气滞血瘀、痰湿阻络、湿热阻滞等引起经络不通而致背痛；或因肝肾不足、气血亏虚等引起经络失养而致背痛。本病相当于现代医学的脊间韧带损伤等病证。

主穴

（1）肾俞、胆俞、悬钟、风门、大椎、身柱、至阳、阿是穴。

（2）气海俞、阳纲、中脘、大杼、神道、中枢、命门、阿是穴。

配穴

辨证：风寒湿痹证加风门，气滞血瘀证加膈俞，痰湿阻络证加中脘，湿热阻滞证加曲池，肝肾不足证加肝俞、悬钟，气血亏虚证加足三里。

辨病：韧带炎加阳陵泉，肌肉劳损加脾俞，脊柱骨关节的增生和退变加志室。

症状：畏寒恶风者加命门，背部刺痛者加膈俞，背部胀痛者加期门。

方药

岭南天灸拓展系列方痛症方29号方。

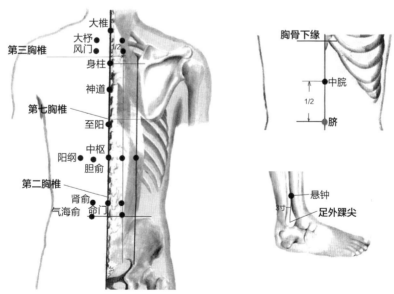

（方芳）

十一、胃痛

胃痛又称胃脘痛，是指上腹胃脘经常出现以反复性、发作性疼痛为主的症状。多由寒邪客胃、饮食伤胃、肝气犯胃、气滞血瘀引起气机阻滞而致胃痛；或因脾胃虚寒、胃阴不足引起胃失温养、胃失滋润而致胃痛。可见于急慢性胃炎、消化性溃疡、胃癌、胃神经官能症、急性胰腺炎、胆囊炎伴结石等疾病。

主穴

●寒性胃痛

（1）肾俞、胃俞、命门、中脘、滑肉门、足三里。

（2）胃仓、志室、关元、建里、上脘、梁门。

●热性胃痛

（1）胃俞、中脘、滑肉门、足三里、曲池。

（2）曲池、内关、上脘、天枢、丰隆。

配穴

辨证：饮食停滞证加公孙，肝胃气滞证加合谷，气滞血瘀证加膈俞、肝俞，胃热滞盛证加尺泽，脾胃虚寒证加脾俞、关元俞，胃阴不足证加太溪、阴陵泉。

辨病：慢性胃炎或胃溃疡加下脘、脾俞，十二指肠溃疡加上风湿点。

症状：胃脘部冷痛加气海俞、关元俞，胃脘部胀痛加内关，胃脘部嘈杂疼痛加下巨虚。

方药

寒性胃痛：岭南天灸拓展系列方痛症方15号方。

热性胃痛：岭南天灸拓展系列方痛症方16号方。

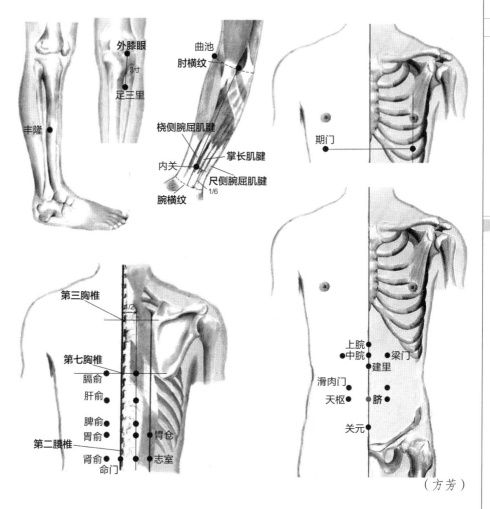

（方芳）

十二、腹痛

　　腹痛是指胃脘以下、耻骨毛际以上部位发生的疼痛，临床上多见于内科、外科等疾病，消化系统和妇科病症也较为常见。多因寒邪内阻、饮食停滞、肝郁气滞引起气机壅滞而致腹痛；或因脾阳不振、肾阳虚衰引起气血不足，命门火衰而致腹痛。多见于现代医学的急慢性胃肠炎、慢性胆囊炎、慢性粘连性肠梗阻、慢性结肠炎、肠易激综合征、慢性盆腔炎等疾病。

主穴

（1）肝俞、中脘、脾俞、天枢、水道、阴陵泉。

（2）魂门、下脘、小肠俞、大横、归来、足三里。

配穴

辨证：寒滞胃肠证加公孙，食滞胃肠证加滑肉门、胃俞，肝气郁结证加膻中、阳陵泉，脾肾阳虚证加肾俞、关元。

辨病：慢性胆囊炎加胆囊穴、阳陵泉，溃疡性结肠炎加小肠俞、下巨虚，肠易激综合征加上巨虚。

症状：腹部冷痛者加关元、命门，腹泻者加上巨虚、大肠俞，腹部胀痛者加阳陵泉。

方药

岭南天灸拓展系列方痛症方17号方。

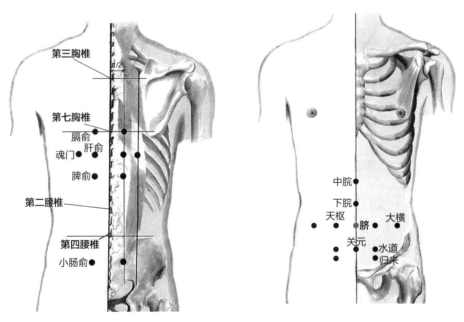

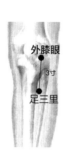
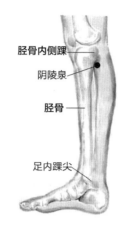

（方芳）

十三、痹证

痹证是以肌肉、筋骨、关节发生疼痛、麻木、重着、屈伸不利甚或关节肿胀灼热等为主要临床表现的病症，是由风、寒、湿等外邪侵袭人体、闭阻经络、气血运行不畅导致的。相当于现代医学的膝骨性关节病、痛风性关节炎、类风湿关节炎、髌骨软化症、关节扭伤（恢复期）、骨质疏松症、纤维肌痛综合征等。

主穴

● 痛风性关节炎

（1）肾俞、中脘、脾俞、水分、膈俞、胆俞、阴陵泉。

（2）三焦俞、下脘、意舍、阴交、肺俞、阳纲、阳陵泉。

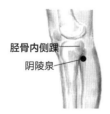
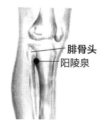

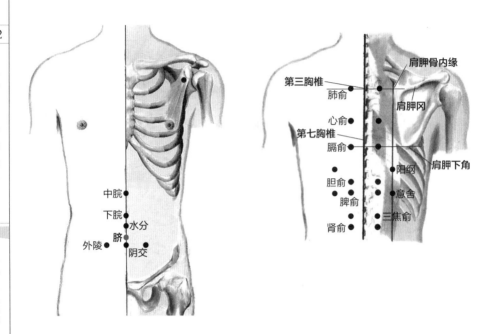

●类风湿关节炎

（1）中脘、下脘、气海、关元、曲池、阳陵泉、脾俞、大杼、大椎、命门。

（2）滑肉门、外陵、大横、水分、风门、肾俞、尺泽、阴陵泉。

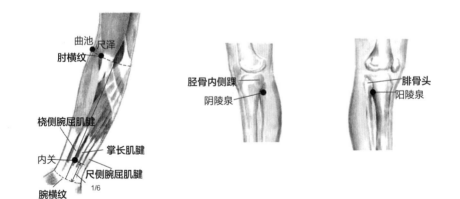

1/6

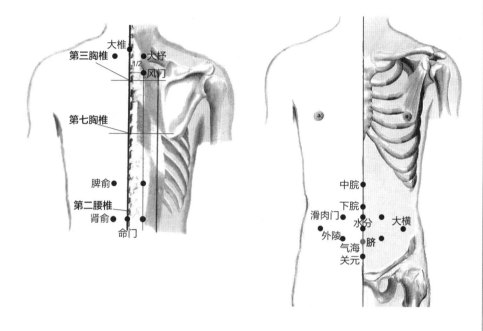

● 骨质疏松症

（1）肾俞、中脘、下脘、气海、关元、膈俞、胆俞、大杼、悬钟。

（2）大椎、至阳、命门、水分、滑肉门、外陵、曲池、膝阳关、三阴交。

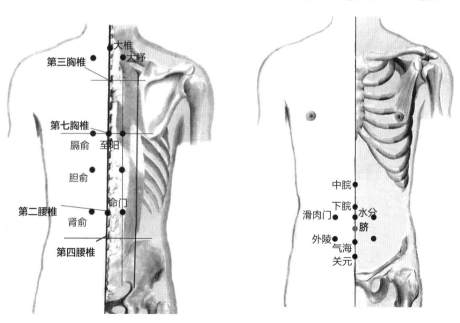

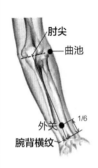
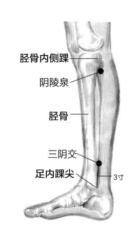
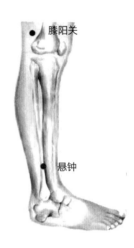

配穴

辨证：行痹加风门，痛痹加命门，着痹加上脘，热痹加曲池，尪痹加阳纲，痰瘀阻络证加膈俞、丰隆，肝肾不足证加肝俞，气血两虚证加足三里，筋痹加阳陵泉，肌痹加章门，骨痹加志室。

辨病：膝骨性关节病加大杼、膝眼，痛风性关节炎加脾俞、膀胱俞、关元，髌骨软化症加大杼，关节扭伤（恢复期）加心俞，纤维肌痛综合征加脾俞、膈俞。

症状：膝关节疼痛者加膝眼、鹤顶，肘关节疼痛者加曲池、天井，掌指关节疼痛者加外关，足趾关节疼痛者加解溪，脊柱疼痛者加大椎，腰膝酸软者加腰阳关，神疲乏力、少气懒言者加足三里，周身困重者加中脘。

方药

痛风性关节炎：岭南天灸拓展系列方痛症方18号方。

类风湿关节炎：岭南天灸拓展系列方痛症方19号方。

骨质疏松症：岭南天灸拓展系列方痛症方20号方。

（李颖　陈秀华）

十四、踝关节痛

踝关节痛属于中医学"痹证""筋痹"范畴，是指以踝关节疼痛为主症的一类病症。多因行走跌扑闪挫，外力撞击导致。可见于现代医学的踝关节软骨损伤、踝扭伤、踝关节撞击综合征等疾病。

主穴

（1）肾俞、胆俞、丘墟、解溪、商丘、阿是穴。

（2）气海俞、阳纲、中脘、水分、太溪、昆仑、阿是穴。

配穴

辨证：风寒湿证加大椎、风门、丰隆，筋脉失养证加悬钟，肝肾不足证加肾俞，气滞血瘀证加膈俞。

辨病：踝关节软骨损伤加膀胱俞，踝关节扭伤加心俞、阳池，踝关节撞击综合征加阳陵泉。

症状：外翻内踝疼痛者加三阴交，内翻外踝者疼痛加悬钟，局部疼痛明显者加局部压痛点。

方药

岭南天灸拓展系列方痛症方27号方。

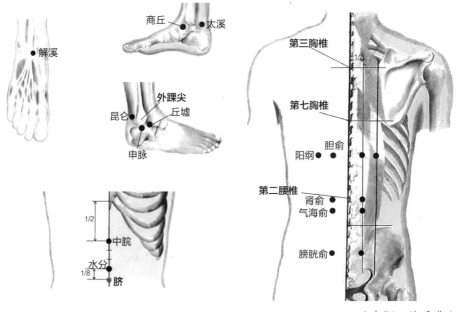

（李颖　陈秀华）

十五、足跟疼痛

足跟疼痛属于中医"骨痹"范畴，是指一侧或双侧足跟部在承重时产生疼痛症状，是由于足跟的骨质、关节、滑囊、筋膜等处病变引起的疾病，其病因复杂，且多缠绵难愈。可见于现代医学的跖腱膜及跖长韧带损害、跟骨骨骺炎、跟骨炎（类风湿或Reiter病）、脂肪垫炎、骨质增生、跟骨结节滑囊炎等。

主穴

（1）肾俞、胆俞、悬钟、水泉、阿是穴。

（2）气海俞、阳纲、中脘、水分、大杼、仆参、阿是穴。

配穴

辨证：气滞血瘀证加血海、膈俞，肝肾不足证加肝俞、志室，阳虚寒凝证加命门、腰阳关。

辨病：足跟周围炎加阳陵泉、心俞，跟骨骨膜炎加然谷、心俞，跟骨骨刺加膈俞，跟骨结节滑囊炎加水泉、阴陵泉。

症状：刺痛者加膈俞，隐隐作痛者加膏肓，重着活动不利疼痛者加气海。

方药

岭南天灸拓展系列方痛症方28号方。

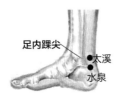

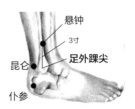

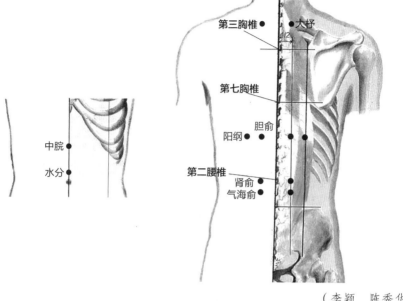

中脘

水分

第三胸椎 ● ●大杼

第七胸椎

阳纲 ● ● 胆俞

第二腰椎

肾俞

气海俞

（李颖　陈秀华）

十六、癌痛

癌性疼痛是由于癌症本身或相关治疗（包括手术、化疗、放疗）导致的精神、心理和社会等原因引起的疼痛，约80％的晚期癌症患者有剧烈疼痛，是癌症患者常见的、令人恐惧的并发症，不仅对躯体有损伤，在心理上还可产生焦虑、抑郁，带来显著的消极作用，严重影响患者的生活质量。外因为感受邪气，内因为脏腑蓄毒、情志不畅、饮食偏嗜和正气不足，正气虚弱，外邪、热毒等内侵与痰瘀互结，毒瘀壅塞经络等形成癌性疼痛。可见于现代医学的肺癌、胃癌、骨癌、肝癌、胰腺癌等。

主穴：

（1）孔最、梁门、章门、中都、中脘、阿是穴。

（2）肺俞、胃俞、肝俞、日月、上脘。

配穴

辨证：气滞证加膻中，血瘀证加血海、膈俞，痰湿证加丰隆，热毒证加曲池、三焦俞，寒凝证加关元、肾俞，气血两亏证加足三里、三阴交。

辨病：肺癌加云门，胃癌加足三里，骨癌加大杼、悬钟，肝癌加期门，胰头癌加胰俞、地机，胆管癌加胆俞、胆囊穴，十二指肠癌加小肠俞、关元、下巨虚，直结肠癌加大肠俞、天枢、上巨虚，宫颈癌、卵巢癌、前列腺癌、膀胱癌加膀胱俞、中极，肾癌加肾俞、京门、太溪。

症状：刺痛，痛处固定者加膈俞；紧痛感，甚则手足痉挛，可伴有麻木，遇寒痛增加者关元；肢体末端疼痛，皮肤破损，出现血疱或水疱、渗出者加天枢；神疲乏力、倦怠懒言者加气海 、关元俞。

方药

岭南天灸拓展系列方痛症方19号方。

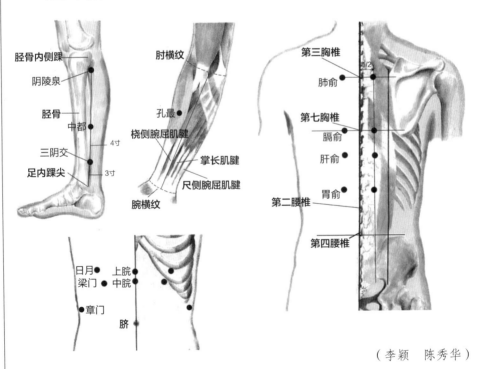

（李颖　陈秀华）

十七、痛经

痛经是指行经前后或月经期出现下腹部疼痛、坠胀，伴有腰酸或其他不适，症状严重影响生活质量者。中医认为痛经由情志所伤，六淫为害，导致冲任受阻；或因素体不足，胞宫失于濡养，导致经期或经行前后呈周期性小腹疼痛的月经病。痛经分为原发性痛经和继发性两类，原发性痛经指生殖器官无器质性病变的痛经，占痛经90%以上；继发性痛经指由盆腔器质性疾病引起的痛经。

主穴

（1）肾俞、肝俞、次髎、天枢、水道、气海、关元。

（2）命门、腰阳关、腰俞、归来、阴交、下脘、地机、肝俞、大巨。

配穴

辨证：气滞血瘀证加膈俞，寒湿凝滞证加中脘，肝郁湿热证加三焦俞，气血亏虚证加足三里、脾俞，肝肾亏损证加关元俞。

辨病：原发性痛经加合谷、太冲，继发性痛经加膈俞、关元俞。

症状：小腹胀痛拒按者加血海；小腹冷痛，得热则舒者加足三里；经期小腹疼痛，或痛及腰骶，或感腹内灼热者加三阴交；小腹隐痛喜按者加列缺；经期或经后小腹绵绵作痛，经行量少者加肓俞。

方药

岭南天灸拓展系列方痛症方21号方。

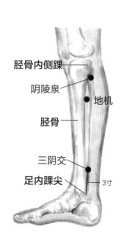

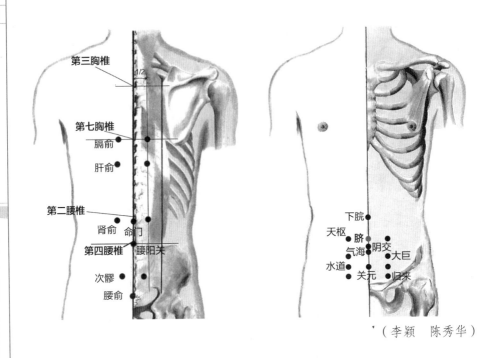

第三胸椎

第七胸椎
膈俞
肝俞

第二腰椎
肾俞　命门
第四腰椎　腰阳关
次髎
腰俞

下脘
天枢　脐
气海　阴交
水道　大巨
关元　归来

（李颖　陈秀华）

十八、产后身痛

产后身痛又称"产后遍身疼痛"，是指妇女产褥期内出现肢体关节酸痛、麻木、重着者。多因血瘀、风寒留滞气血运行不畅，或血虚、肾虚四肢百骸失养所致。可见于现代医学的产褥期中因风湿、类风湿引起的关节痛、产后坐骨神经痛、多发性肌炎等。

主穴

（1）肾俞、胃俞、中脘、下脘、气海、关元、肝俞、曲池、血海。

（2）脾俞、气海俞、滑肉门、外陵、孔最、地机、风门。

配穴

辨证：肾虚证加太溪，血虚证加足三里，风寒证加风门，血瘀证加膈俞。

辨病：产后坐骨神经痛加环跳、委中，产褥期中因风湿、类风湿引起的关节痛加阳陵泉，多发性肌炎加水分。

症状： 上肢疼痛者加外关、合谷，下肢疼痛者加太冲、阳陵泉、申脉，巅顶至颈腰背督脉疼痛者加腰阳关，关节肿胀者加阴陵泉、尺泽，周身骨痛者加悬钟、大杼。

方药

岭南天灸拓展系列方痛症方22号方。

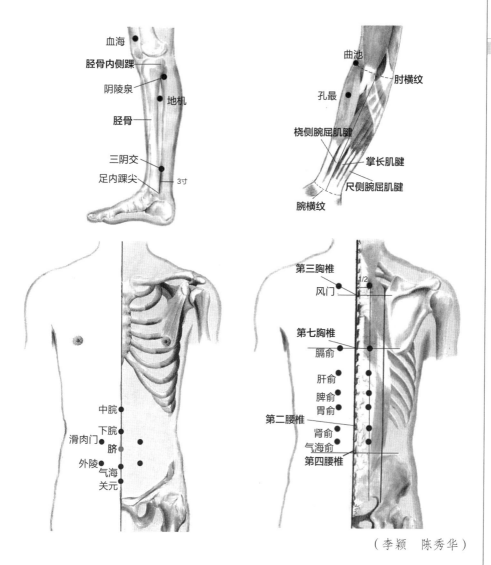

（李颖　陈秀华）

十九、心绞痛（非急性期）

心绞痛是指以胸闷心痛，甚则心痛彻背、短气喘息不得卧等为主症的心脉疾病，具有反复发作的特点，发作持续时间几秒至几十分钟不等，经休息或用药后可缓解。多由寒邪凝滞、痰浊内阻、气滞血瘀、阳气衰微等引起邪痹心络、气血不畅所致，属中医"胸痹""心痛""真心痛""卒心痛""厥心痛"等范畴。可见于现代医学的冠心病、心肌病、慢性阻塞性肺病伴肺气肿等疾病，其急性期的治疗不在本部分讨论范围内。

主穴

（1）心俞、肝俞、俞府、至阳、内关、膻中、中脘。

（2）厥阴俞、噫嘻、神道、期门、巨阙、中庭、屋翳。

配穴

辨证：心血瘀阻证加膈俞，寒凝心脉证加肾俞，痰浊内阻证加脾俞、肺俞，心气虚弱证加气海、关元、命门，心肾阴虚证加三阴交、志室，心肾阳虚证加命门、关元、肾俞。

辨病：冠心病加神堂，心肌病加灵道、脾俞，慢性阻塞性肺病伴肺气肿加肺俞、关元。

症状：胸闷者加肺俞、天府，心悸者加神堂、命门，喘息汗出者加肺俞、关元。

方药

岭南天灸拓展系列方痛症方25号方。

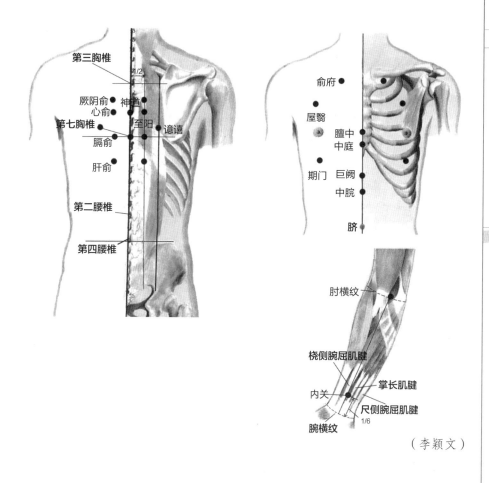

第三胸椎
厥阴俞 神道
心俞
第七胸椎
至阳 谚谑
膈俞
肝俞
第二腰椎
第四腰椎

俞府
屋翳
膻中
中庭
期门 巨阙
中脘
脐

肘横纹
桡侧腕屈肌腱
掌长肌腱
内关
尺侧腕屈肌腱
腕横纹

（李颖文）

二十、胆绞痛

胆绞痛是以右侧胁肋部或上腹部阵发性剧烈疼痛或持续性疼痛为主症，疼痛常放射至肩背部，可伴有恶心、呕吐、畏寒发热，或皮肤黄染等伴随症状。多因胆腑郁热、情志失调、蛔虫、胆石等阻滞胆腑导致湿热郁结、肝郁气滞、腑气不通所致，属于中医的"胁痛""腹痛"等范畴。可见于现代医学的胆囊炎、胆管炎、胆石症、胆道蛔虫病等疾病。

主穴

（1）胆俞、中脘、日月、滑肉门、阳陵泉、支沟。

（2）阳纲、期门、外丘、会宗、梁门、肝俞。

配穴

辨证：肝郁气滞证加太冲、合谷，湿热蕴结证加阴陵泉，蛔虫妄动证加三焦俞，胆石内阻证加支沟。

辨病：胆囊炎加胆囊穴。

症状：恶心呕吐者加内关、公孙。

方药

岭南天灸拓展系列方痛症方23号方。

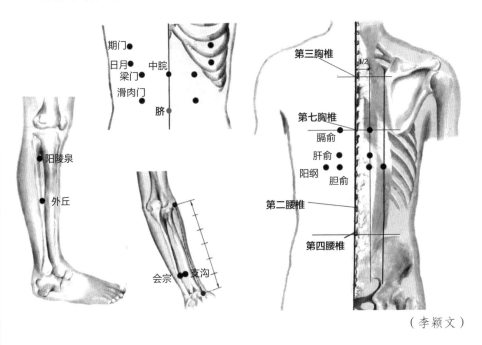

（李颖文）

二十一、肾绞痛

肾绞痛是以腰肾区或侧腹部剧烈绞痛为主要特征，呈阵发性或持续性，伴有血尿、排尿困难等症。多因脾胃受损、情志失调、素体虚弱等引起湿热郁结、气滞血瘀、肾虚石阻导致的不通则痛，属中医"腰痛""石淋""血淋""砂淋"等范畴。可见于现代医学的泌尿系统结石、泌尿系统炎症等疾病。

主穴

（1）肾俞、筑宾、膀胱俞、天枢、足三里、水分。

（2）肺俞、志室、水泉、外陵、气海、京门。

配穴

辨证：湿热蕴结证加阴陵泉、委阳，气滞血瘀证加膈俞、太冲，肾气不足证加气海、水道。

症状：恶心呕吐者加内关、公孙，尿中砂石者加秩边、水道，尿血者加血海、地机。

方药

岭南天灸拓展系列方痛症方24号方。

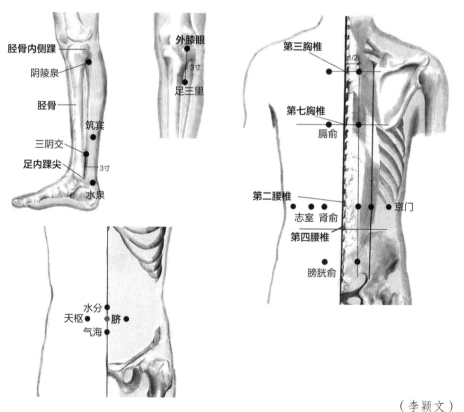

胫骨内侧踝
阴陵泉
胫骨
筑宾
三阴交
足内踝尖　3寸
水泉

外膝眼
3寸
足三里

第三胸椎　1/2

第七胸椎
膈俞

第二腰椎　　京门
志室　肾俞
第四腰椎

膀胱俞

水分
天枢　脐
气海

（李颖文）

第二节　心脑病症

一、中风病

中风是以猝然昏仆、不省人事、半身不遂、口眼㖞斜、言语不利为主证的病证。病轻者可无昏仆，仅见半身不遂及口眼㖞斜等症。实者多由肝阳动风、风火相煽、聚湿生痰引起气血上逆或痰郁化热导致上蒙清窍所致，虚者多因气虚血瘀导致清窍失养所致。可见于现代医学的缺血性脑梗死、脑出血、短暂性脑缺血发作等疾病。

主穴

● 中风偏瘫

（1）完骨、翳风、颈百劳、中脘、下脘、气海、关元、膈俞、胆俞、曲池、阳陵泉。

（2）新设、肺俞、膏肓、肾俞、滑肉门、外陵、上脘、手三里、足三里、关元、胃俞。

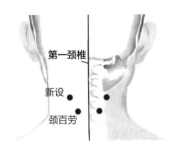

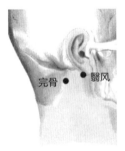

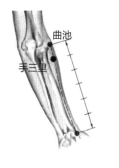

曲池
手三里

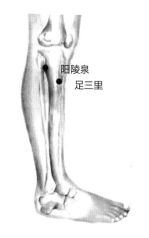

阳陵泉
足三里

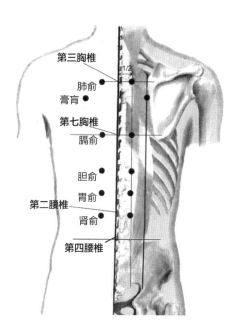

第三胸椎
肺俞
膏肓
第七胸椎
膈俞
胆俞
胃俞
第二腰椎
肾俞
第四腰椎
1/2

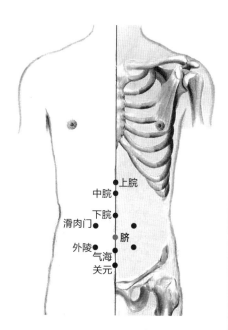

上脘
中脘
下脘
滑肉门
外陵
气海
关元
脐

● **中风乏力**

（1）完骨、翳风、颈百劳、中脘、下脘、气海、关元、足三里、手三里。

（2）大椎、至阳、肩井、肺俞、肝俞、脾俞、心俞、三阴交。

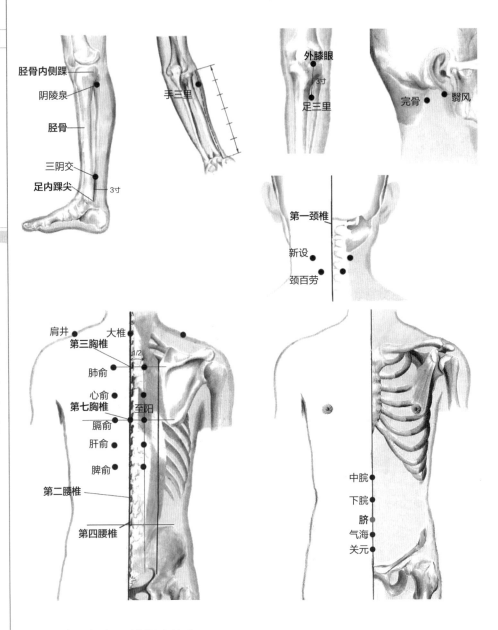

● 中风抑郁、神经官能症

（1）完骨、颈百劳、中脘、滑肉门、膈俞、胆俞、肝俞、涌泉。

（2）肺俞、神堂、魂门、肾俞、鸠尾、期门、膻中、气海、天枢。

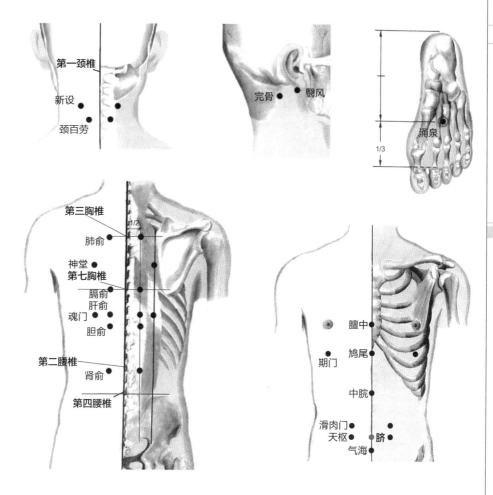

●中风焦虑、失眠

（1）肺俞、中脘、下脘、气海、关元、膻中、神堂、志室、命门、涌泉。

（2）魄户、鸠尾、建里、太乙、肾俞、阳纲、三阴交、至阳。

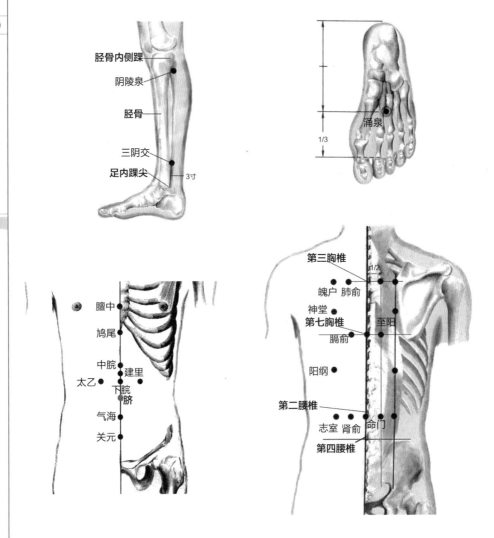

●中风肌张力高、帕金森病、帕金森综合征、肌张力障碍、老年性震颤

（1）大椎、翳风、颈百劳、身柱、至阳、中脘、下脘、气海、关元、肾俞、命门、足三里、手三里。

（2）陶道、安眠、神道、肺俞、腰阳关、脾俞、天枢、滑肉门、外陵、曲池、阴陵泉。

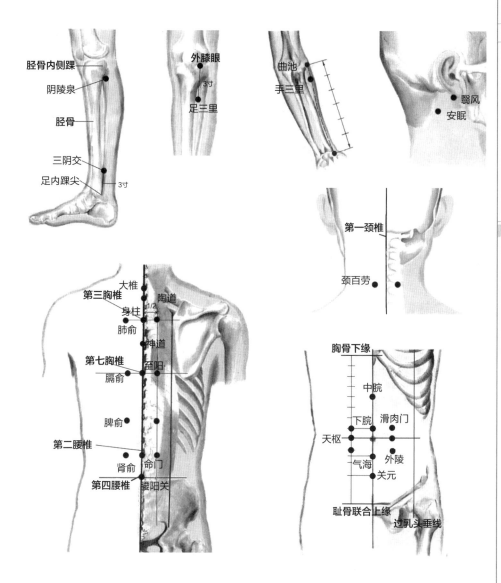

● 中风共济失调、眩晕

（1）翳风、颈百劳、中脘、下脘、气海、关元、膈俞、胆俞、内关、阳陵泉。

（2）完骨、新设、鸠尾、滑肉门、建里、心俞、阳纲、外关、悬钟。

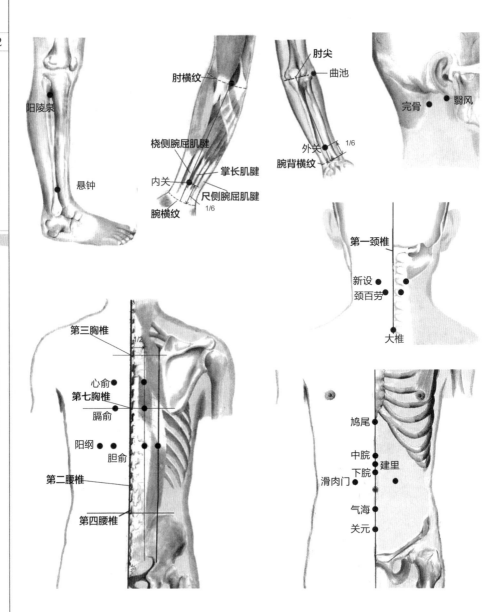

●中风吞咽障碍

（1）完骨、翳风、肺俞、天突、中脘、脾俞、膻中、关元。

（2）新设、颈百劳、扶突、璇玑、膏肓、至阳、鸠尾、肾俞。

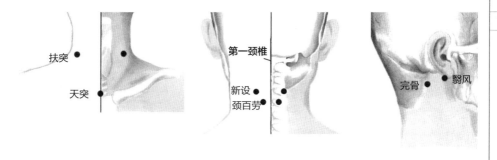

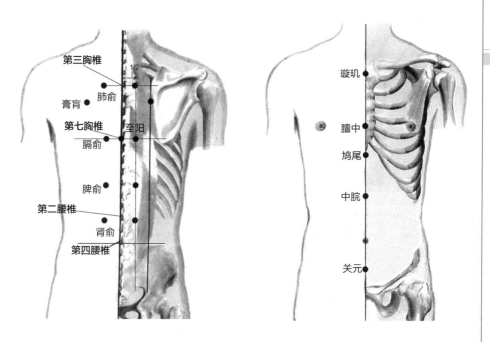

●中风记忆力下降、健忘、血管性痴呆

（1）完骨、肺俞、肾俞、心俞、命门、足三里、中脘。

（2）安眠、颈百劳、胃俞、悬钟、志室、厥阴俞。

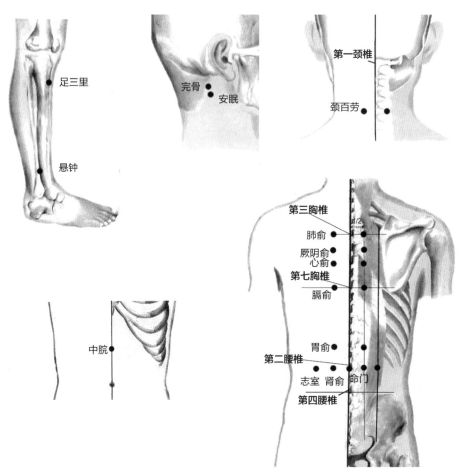

配穴

辨证：肝阳暴亢证加太溪，风痰阻络证加丰隆，痰热腑实证加曲池，气虚血瘀证加气海、血海，阴虚风动证加肾俞、太溪。

症状：上肢不遂者加肩髃、手三里、外关，下肢不遂者加环跳、阳陵泉、悬钟，头晕者加颈百劳、风门，便秘者加天枢、归来、上巨虚，尿失禁或尿潴留者加中极、关元。

方药

中风偏瘫：岭南天灸拓展系列方心脑病症方1号方。

中风乏力：岭南天灸拓展系列方心脑病症方2号方。

中风抑郁、神经官能症：岭南天灸拓展系列方心脑病症方3号方。

中风焦虑、失眠：岭南天灸拓展系列方心脑病症方4号方。

中风肌张力高、帕金森病、帕金森综合征、肌张力障碍、老年性震颤：岭南天灸拓展系列方心脑病症方5号方。

中风共济失调、眩晕：岭南天灸拓展系列方心脑病症方6号方。

中风吞咽障碍：岭南天灸拓展系列方心脑病症方7号方。

中风记忆力下降、健忘、血管性痴呆：岭南天灸拓展系列方心脑病症方10号方。

（李颖文）

二、骨摇

骨摇是指骨节弛缓不收、动摇不定的病症，以走路不稳、运动迟缓、动作笨拙等共济运动障碍、辨距不良症状为主要表现。多由先天禀赋不足、后天失养导致肝肾亏虚、脾肾亏虚所致，或因气虚痰瘀阻络、清窍失养所致。可见于现代医学中的小脑性共济失调、遗传性共济失调等疾病。

主穴

● 小脑性共济失调、遗传性共济失调

（1）翳风、颈百劳、中脘、下脘、气海、关元、膈俞、胆俞、内关、阳陵泉。

（2）完骨、新设、鸠尾、滑肉门、建里、心俞、阳纲、外关、悬钟。

配穴

辨证：肝肾亏虚证加肝俞、肾俞、太溪，脾肾亏虚证加脾俞、肾俞，痰瘀阻络证加丰隆，气虚血瘀证加气海、血海。

辨病：小脑性共济失调引起者加完骨，遗传性共济失调引起者加肝俞、肾俞、太溪。

症状：平衡障碍者加外关，构音障碍及吞咽困难者加天突、肺俞、颈百劳，眼球运动障碍者加翳风或翳明。

方药

岭南天灸拓展系列方心脑病症方6号方。

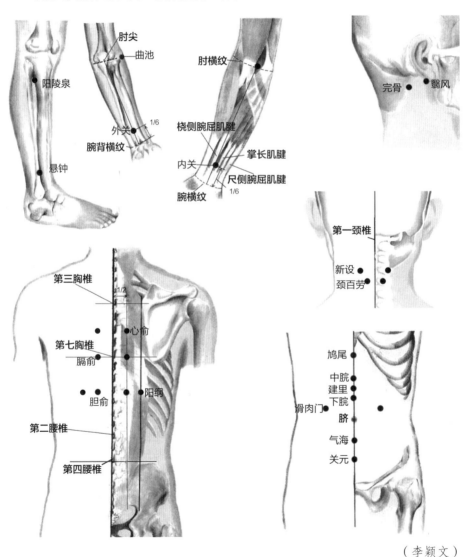

（李颖文）

三、眩晕

眩是指眼花或眼前发黑，晕是指头晕甚或自身或外界景物旋转，二者常同时并见，故统称为"眩晕"。轻者闭目即止；重者如坐车船，旋转不定，不能站立，或伴有恶心、呕吐、汗出，甚至有昏倒等症状。实者多因肝阳上亢、风痰上扰、痰阻脑络等导致扰动清窍所致；虚症者多由气血不足、肝肾阴虚导致清窍失养引起。常见于脑动脉硬化、椎动脉硬化、颈椎病、低血压病、高血压病、梅尼埃综合征等，晕车、晕船的晕动症也可参考治疗。

主穴

● 椎动脉供血不足

（1）翳风、颈百劳、中脘、下脘、气海、关元、膈俞、胆俞、内关、阳陵泉。

（2）完骨、新设、鸠尾、滑肉门、建里、心俞、阳纲、外关、悬钟。

● 梅尼埃综合征

（1）完骨、风门、心俞、魂门、脾俞、中脘、关元、丰隆。

（2）翳风、膈俞、胆俞、意舍、鸠尾、建里、滑肉门。

配穴

辨证：风阳上扰证加太溪、肾俞，痰浊上蒙证加足三里，气血亏虚证加关元、气海、足三里，肝肾阴虚证加太溪、三阴交。

辨病：脑动脉硬化、椎动脉硬化等脑血管疾病引起者加肾俞，低血压病引起者加中脘、关元、足三里，高血压病引起者加肝俞、肾俞，晕动症加翳风、中脘。

症状：心悸者加心俞，恶心呕吐者加足三里。

方药

岭南天灸拓展系列方心脑病症方6号方。

梅尼埃综合征：岭南天灸拓展系列方心脑病症方14号方。

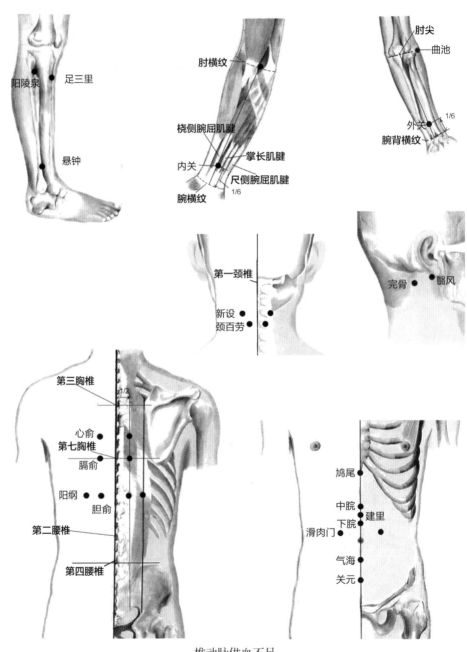

阳陵泉　足三里

悬钟

肘横纹

桡侧腕屈肌腱

掌长肌腱

内关　尺侧腕屈肌腱

腕横纹　1/6

肘尖　曲池

外关　1/6

腕背横纹

第一颈椎

新设　颈百劳

完骨　翳风

第三胸椎　1/2

心俞

第七胸椎

膈俞

阳纲　胆俞

第二腰椎

第四腰椎

鸠尾

中脘　建里

下脘

滑肉门

气海

关元

椎动脉供血不足

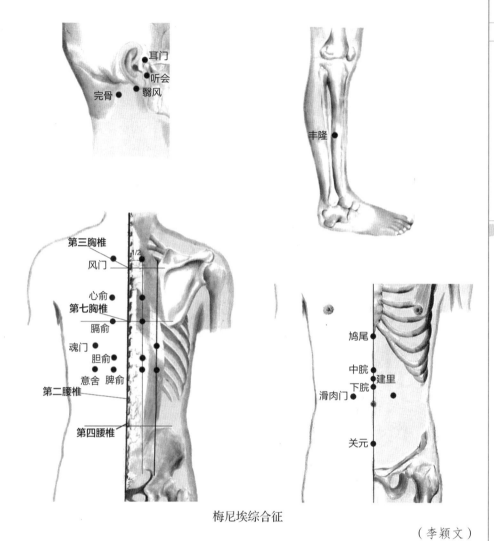

梅尼埃综合征

（李颖文）

四、颤病

颤病是以肢体震颤为主症的一类病症，中医古代文献则描述为颤、战、动摇、振等症。中医学认为风性主动，本病与肝关系密切，多因肝郁易怒，心肝火旺，肝风上扰；或年老肝肾不足、水不涵木、肝风内动；又可因"胆主决断"，若胆怯易惊、少阳不利，引起肢体震颤。可见于现代医学的帕金森病、帕金森综合征、肌张力障碍、震颤麻痹、老年特发性震颤等疾病。

处方

主穴

（1）大椎、翳风、颈百劳、身柱、至阳、中脘、下脘、气海、关元、肾俞、命门、足三里、手三里。

（2）陶道、安眠、神道、肺俞、腰阳关、脾俞、天枢、滑肉门、外陵、曲池、阴陵泉。

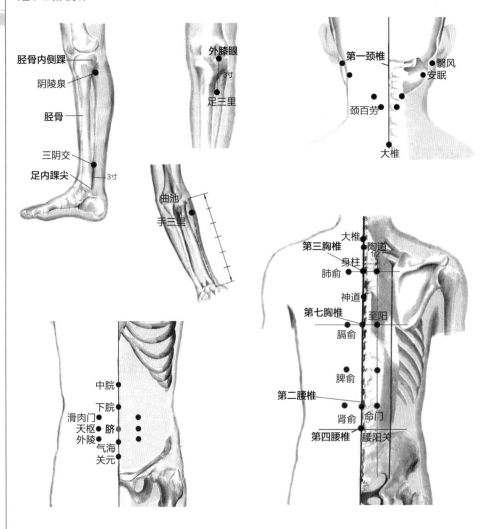

配穴

辨证：风寒袭表证加风门，心虚胆寒证加胆俞，肝肾不足证加关元、气海。

辨病：帕金森病、老年性特发性震颤者加悬钟，肌张力障碍者加曲池。

症状：头部颤摇者加翳风、完骨，肘腕部摇动不可伸者加曲泽、中渚，下肢颤动者加足临泣，手颤者加天井、阳溪。

方药

岭南天灸拓展系列方心脑病症方5号方。

（王聪）

五、郁病

郁病是因情志不舒、气机郁滞所致的一类病症，可表现为心情压抑、情绪不宁、胸胁胀满、沉默内向、甚至善悲易哭等症状，中医文献记载"奔豚气""梅核气""脏躁""百合病"等均属本病范畴。本病与肝、心、脾、肾、脑相关，多因情绪郁滞、肝失疏泄，血不归心、心神失养，木郁克土，脾土失运、气血不足，甚则气郁化火、耗伤肾精所致。多见于现代医学的抑郁症、焦虑症、癔症、更年期综合征、神经官能症等疾病。

主穴

（1）完骨、颈百劳、中脘、滑肉门、膈俞、胆俞、肝俞、涌泉。

（2）肺俞、神堂、魂门、肾俞、鸠尾、期门、膻中、气海、天枢。

配穴

辨证：肝郁气滞证加合谷、太冲，肝郁脾虚证加脾俞，肝肾不足证加志室、肝俞，心血不足证加心俞、巨阙。

辨病：神经官能症者加缺盆、神门，焦虑症者加心俞，更年期综合征者加三阴交、关元、子宫，癔症者加内关、足三里，梅核气者加天突、照海。

症状：失眠者加安眠、神门，头痛者加肩井、太冲，胃肠不适者加内关、上脘，惊悸者加神门、心俞。

方药

岭南天灸拓展系列方心脑病症方3号方。

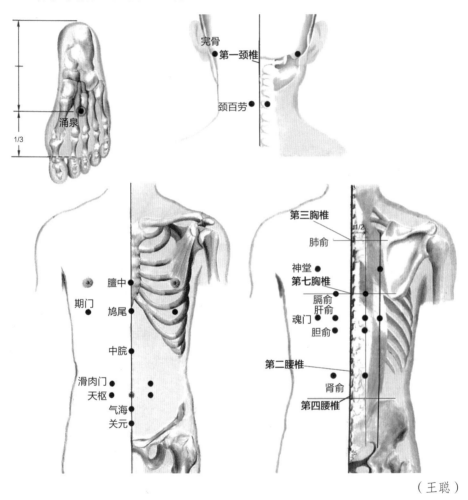

（王聪）

六、不寐

不寐（失眠）是指不能获得正常睡眠的一类病症，包括入睡困难、眠而不

沉、时睡时醒、醒后不能入睡、甚至整夜不能睡等症状。中医认为本病与心、

肝、胆、胃、肾、脑相关，多因思虑劳倦、内伤心脾、心血不足；或心火旺盛、

肾水不足、心肾不交；或心虚胆怯、心神失宁；或胃肠不合，痰热内扰所致。可见于现代医学的失眠、睡眠障碍、睡眠意识障碍、更年期综合征等病证中。

主穴

（1）肺俞、中脘、下脘、气海、关元、膻中、神堂、志室、命门、涌泉。

（2）魄户、鸠尾、建里、太乙、肾俞、阳纲、三阴交、至阳。

配穴

辨证：心脾两虚证加心俞、脾俞，心肾不交证加心俞、志室，心胆气虚证加心俞、胆俞、阳陵泉，胃腑不和、痰湿证加中脘、丰隆、内关。

辨病：焦虑症加肩井、心俞，更年期综合征加关元、子宫，胃肠功能紊乱加内关、足三里、中脘。

症状：惊恐恶寒者加胆俞、期门，烦闷者加公孙、阴陵泉，头痛者加肩井、关元，咳嗽者加璇玑、中脘。

方药

岭南天灸拓展系列方心脑病症方4号方。

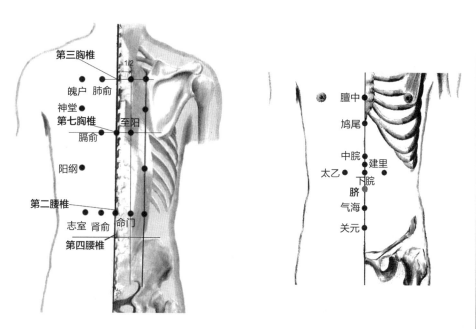

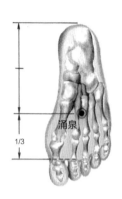
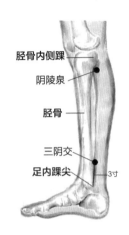

胫骨内侧踝
阴陵泉
胫骨
三阴交
足内踝尖 3寸

涌泉

1/3

（王聪）

七、嗜睡

多寐（多眠症）是以不分昼夜，时时欲睡，呼之即醒，醒后复睡的病证。中医认为阳虚阴盛是本病的主要病机，其与心、脾、肾相关。多因脾气虚弱，运化失司，水津停聚，痰瘀内阻，进一步困滞阳气，导致心阳不振；或阳虚气弱，心神失荣所致。可见于现代医学的嗜睡和疲劳综合征，也可合并于各种临床疾病当中。

主穴

（1）完骨、肺俞、肾俞、脾俞、中脘、关元。

（2）翳风、心俞、肝俞、命门、鸠尾、胃俞。

配穴

辨证：痰湿证加天枢、丰隆，脾气虚弱证加气海、章门，心阳不足证加至阳、巨阙、内关，气血亏虚证加足三里、血海，瘀血阻滞证加膈俞、血海。

辨病：肾病加阴谷、三阴交，疲劳综合征加足三里；膏肓，心脏病加至阳、内关。

症状：头晕者加曲泉、完骨，四肢困重者加滑肉门、外陵，心率缓慢者加神堂、膻中，下肢浮肿者加腰阳关、复溜。

方药

岭南天灸拓展系列方心脑病症方11号方。

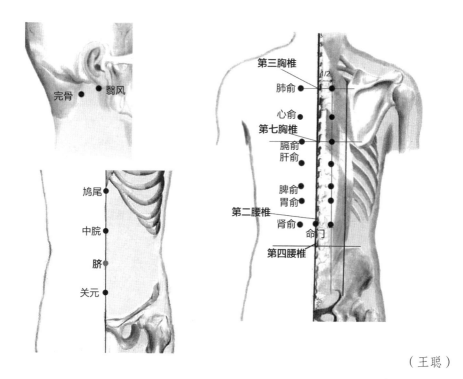

（王聪）

八、面瘫

面瘫（口眼㖞斜）是以口眼向一侧㖞斜为主的病症，表现为一侧面部板滞、麻木、松弛、眼睑闭合不全、口角下垂、不能皱眉、鼓腮、露齿、额纹消失。其发病部位在面部，多因脉络空虚，风寒湿毒之邪乘虚侵袭阳明、少阳脉络，或内热亢盛，以致经气阻滞、经脉失养、纵缓不收所致，可见于现代医学的面神经麻痹、面神经炎、三叉神经损害、乳突炎等引起的周围性面瘫。此处不阐述中风、颅内肿瘤等引起的中枢性面瘫内容，具体可参考中风病症部分。

主穴

（1）完骨、颈百劳、肺俞、胃俞、中脘、关元、牵正、足三里。

（2）翳风、心俞、胆俞、肾俞、风门、大椎、上脘、滑肉门。

配穴

辨证：风寒证加风门、大椎，少阳证加外关、阳陵泉，阳明气虚痰阻证加丰隆，肝血不足证加肝俞、曲泉。

辨病：三叉神经损害加太阳、听宫，乳突炎加阿是穴，面神经麻痹加四关。

症状：鼻唇沟平坦者加偏历，下颌歪斜者加下关，面部麻木者加合谷，面部油脂较多者加曲池、阴陵泉。

方药

岭南天灸拓展系列方心脑病症方12号方。

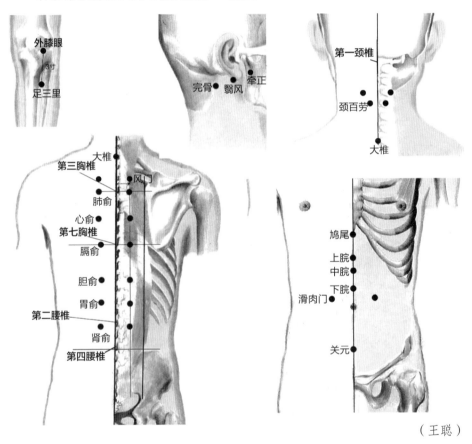

（王聪）

九、面风

面风（面肌痉挛）是以眼、唇、面颊等面部肌肉抽搐或跳动不止等为主要表现的一类病症，多因风寒侵袭、风中经络，或气滞血瘀、经络阻滞，或肝脾不足、风痰上扰，或肝血不足、肝风内动、上扰脉络等所致。现代医学将其分为原发性面肌痉挛和继发性面肌痉挛（面瘫后遗症产生的面肌痉挛），其也可单纯因疲倦、精神紧张及自主运动等而发病或加重。

主穴

（1）完骨、风门、阳纲、脾俞、中脘、关元、阳陵泉。

（2）翳风、膈俞、胆俞、肝俞、命门、鸠尾、涌泉。

配穴

辨证：肝气郁滞证加合谷、太冲，肝血亏虚证加期门、血海，肝风内动证加太冲、曲泉，风痰阻络证加丰隆、滑肉门，风寒侵袭证加金门、风池。

辨病：面瘫者加合谷，疲劳者加气海、足三里，精神紧张者加心俞。

症状：伴头痛者加列缺，心烦者加神门、心俞，胃纳不佳者加内关，颈椎不适者加肩井、颈百劳。

方药

岭南天灸拓展系列方心脑病症方13号方。

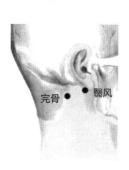

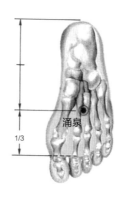

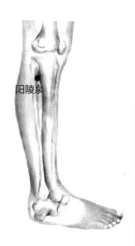

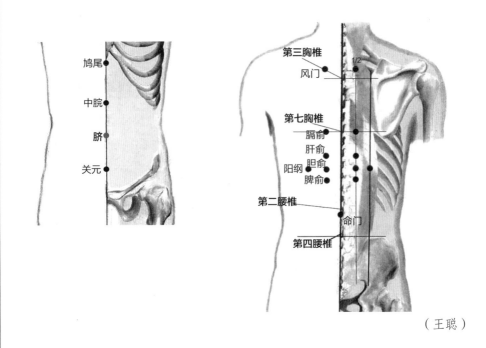

（王聪）

十、健忘

健忘是指记忆力减退、遇事善忘的一种病证。此病属于中医学"喜忘""善忘""多忘"等范畴。多因心脾亏损、年老精气不足，或瘀痰阻痹等引起经脉失养、脑髓空虚所致，可见于现代医学中的神经衰弱、神经官能症、动脉硬化性脑病等疾病。

主穴

（1）完骨、肺俞、肾俞、心俞、命门、足三里、中脘。

（2）安眠、颈百劳、胃俞、悬钟、志室、厥阴俞。

配穴

辨证：心脾两虚证加神堂、脾俞，肝肾不足证加阴陵泉、涌泉，痰浊上扰证加丰隆、章门，血瘀阻络证加膈俞。

辨病：神经衰弱加胆俞，神经官能症加魂门，动脉硬化性脑病加翳风。

症状：心悸者加巨阙，纳呆者加天枢，头晕者加丰隆，言语迟缓者加列缺。

方药

岭南天灸拓展系列方心脑病症方10号方。

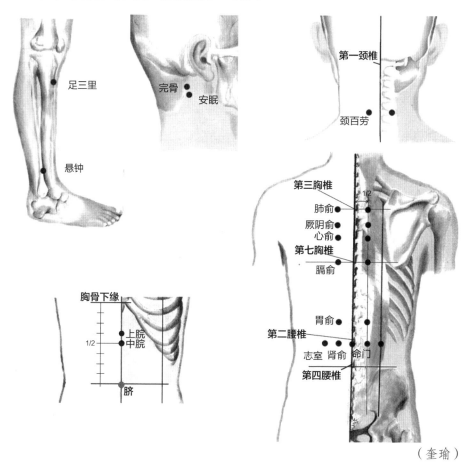

（奎瑜）

十一、心悸

心悸是指病人自觉心中悸动，惊慌不安，不能自主的一种病症。此病属于中医"心动悸""心下悸""心中悸""惊悸"的范畴。多因气血阴阳亏虚或痰饮瘀血阻滞，心失所养，心脉不通所致，可因情志波动或劳累过度而发作，病情较轻者为惊悸，病情较重者为怔忡。心悸可见于现代医学中各种原因引起的心律失常，如心动过速、心动过缓、期前收缩、心房颤动或扑动、房室传导阻滞、病态窦房结综合征、预激综合征、心功能不全及部分神经官能症等。

主穴

（1）心俞、肾俞、膻中、中脘、下脘、气海、关元、三阴交、内关。

（2）厥阴俞、志室、鸠尾、建里、郄门、足三里、涌泉。

配穴

辨证：心虚胆怯证加阳陵泉、胆俞，心脾两虚证加脾俞、巨阙，阴虚火旺证加阴郄，水气凌心证加阴陵泉、气海，心脉瘀阻证加膈俞、通里。

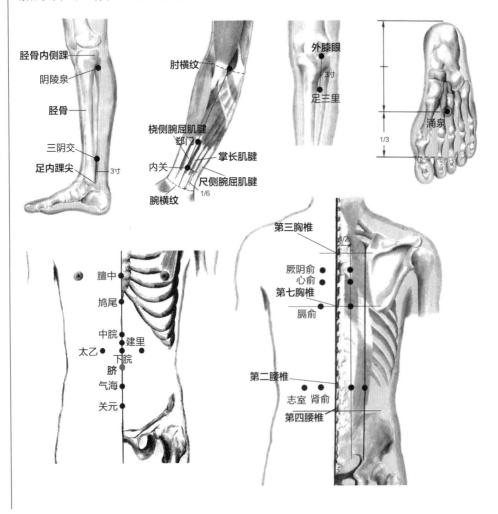

辨病：心动过速、心动过缓者加内关，神经官能症者加期门。

症状：善惊者加大陵，多汗者加膏肓，烦热者加劳宫，耳鸣者加太溪，浮肿者加水分，失眠者加神门。

方药

岭南天灸拓展系列方心脑病症方19号方。

（奎瑜）

十二、瘫证（慢性期）

瘫证是指脊柱由于受外力而导致脊髓损伤部位以下的肢体发生瘫痪的病症。属于中医"体惰""瘫痪风"的范畴，因督脉损伤，而引起相关经络脏腑气血紊乱所致。多为现代医学外伤性截瘫慢性期的主要临床表现，因直接或间接暴力引起，损伤部位易发生在脊柱活动频繁的节段或生理弧度转换处，损伤程度一般与暴力大小成正比。

主穴

（1）颈百劳、大椎、身柱、至阳、中枢、命门、腰阳关、中脘、下脘、气海、关元、曲池、阳陵泉。

（2）心俞、肝俞、脾俞、肺俞、肾俞、鸠尾、滑肉门、外陵、肩髃、髀关、手三里、足三里。

配穴

辨证：气虚证加气海，血瘀证加膈俞，阴虚证加太溪，阳虚证加中脘，血虚证加血海。

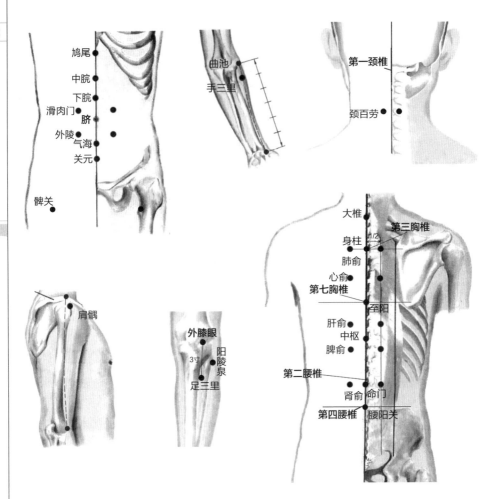

辨病： 合并肺部感染者加孔最、中府，合并泌尿系统感染者加京门。

症状： 下肢肿胀者加水分、丰隆，失眠者加内关、神门，尿失禁者加气海、关元，肩颈酸痛者加肩井，便秘者加天枢、曲池，腹胀者加中脘。

方药

岭南天灸拓展系列方心脑病症方15号方。

（奎瑜）

十三、痿证

痿证是以肢体软弱无力，经脉弛缓，甚则肌肉萎缩或瘫痪为主要表现的肢体病症，其中以下肢痿弱较多见。本病症中医又称"痿躄"，多为邪热伤津或气阴不足而筋脉失养所致。可见于现代医学的周围神经损伤、多发性神经炎、进行性肌萎缩、周期性瘫痪等。

主穴

（1）颈百劳、大椎、肺俞、至阳、中枢、命门、胃俞、中脘、下脘、气海、关元、肩髃、髀关。

（2）膏肓、完骨、脾俞、肾俞、鸠尾、滑肉门、外陵、大横、手三里、足三里。

配穴

辨证：肺热津伤证加鱼际、尺泽，湿热浸淫证加阴陵泉、三焦俞，脾胃两虚证加梁丘、中脘，肝肾亏虚证加太冲、太溪，瘀阻脉络加膈俞、章门。

辨病：周围神经损伤加膻中、至阳、阿是穴，多发性神经炎加心俞、胆俞，肌萎缩加大巨、血海、太溪，周期性瘫痪加至阳、次髎、大包、膻中。

症状：肢体疼痛者加相应部位经络的腧穴。

方药

岭南天灸拓展系列方心脑病症方16号方。

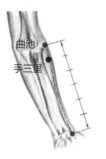
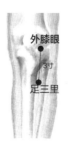

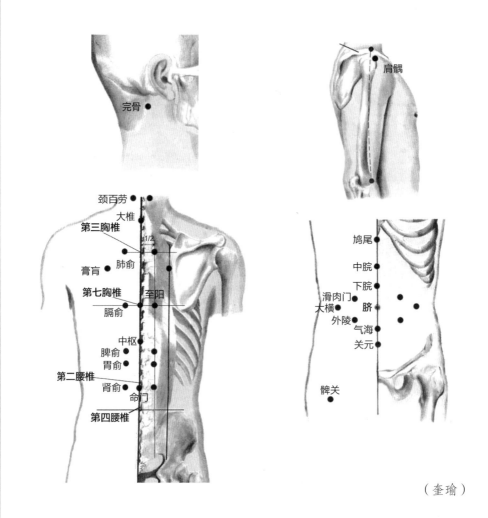

完骨

肩髃

颈百劳
大椎
第三胸椎
膏肓　肺俞
第七胸椎　至阳
膈俞
中枢
脾俞　胃俞
第二腰椎
肾俞　命门
第四腰椎

鸠尾
中脘
下脘
滑肉门
大横　脐
外陵　气海
关元

髀关

（奎瑜）

十四、神经官能症

　　神经官能症，又称神经症，是一组精神障碍的总称，包括神经衰弱、强迫症、焦虑症、恐怖症、躯体形式障碍等，患者深感痛苦且妨碍心理功能或社会功能，但没有任何可证实的器质性病理基础，病程大多持续迁延或呈发作性。本病属于中医学"郁病"范畴，多因情志所伤、气机失调、脏腑功能紊乱所致，且与体质因素有密切关系。现代医学主要包括胃肠神经官能症和心脏神经官能症。

主穴

（1）完骨、颈百劳、中脘、滑肉门、膈俞、胆俞、肝俞、涌泉。

（2）肺俞、神堂、魂门、肾俞、鸠尾、期门、膻中、气海、天枢。

配穴

辨证：脾肾阳虚证加气海、脾俞，心脾两虚证加心俞、大横，肺肾亏虚证加中府、阴谷，肝肾阴虚证加太冲、太溪，肝郁化火证加风池。

辨病：胃肠神经官能症者加内关、胃俞、丰隆，心脏神经官能症者加神门、通里、心俞、厥阴俞。

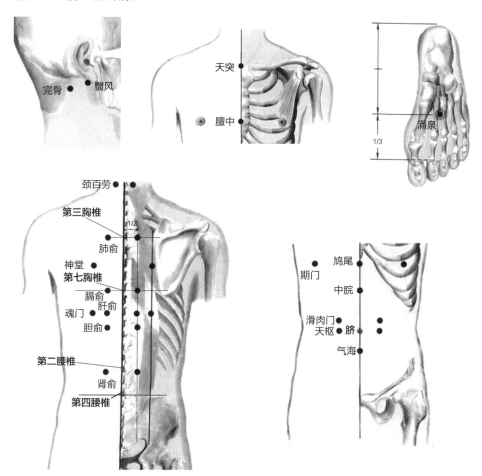

症状：头晕头痛、目眩者加心俞、胆俞，乏力、头晕、多汗、失眠者加太冲、丘墟。

方药

岭南天灸拓展系列方心脑病症方3号方。

（奎瑜）

十五、慢性疲劳综合征

慢性疲劳综合征是指以长时间的疲劳、休息不能缓解且理化检查而无器质性病变为临床特征的一组非特异性综合征。可有头晕头痛，记忆力减退，注意力不集中，失眠，全身肌肉酸痛，情绪易激动、烦躁、抑郁等伴随症状。此病属于中医学的"虚劳"范畴，其症状表现常见于中医学的"头痛""失眠""心悸""郁证""眩晕"等病症之中，以五脏亏损、气血阴阳不足为主要病机。慢性疲劳综合征可见于现代医学的雅痞症、慢性伯基特淋巴瘤病毒（EBV）、慢性类单核白细胞增多等。

主穴

（1）颈百劳、肺俞、膈俞、胆俞、胃俞、中脘、下脘、气海、关元、三阴交。

（2）膏肓、膈关、阳纲、脾俞、鸠尾、滑肉门、外陵、足三里。

配穴

辨证：肝郁气滞证加肝俞，心脾两虚证加中脘，肝肾两虚证加肾俞，痰扰心神证加丰隆，气滞血瘀证加膻中、膈俞。

辨病：雅痞症加肩井、腰阳关，慢性伯基特淋巴瘤病毒加肾俞，慢性类单核白细胞增多症者加命门、章门。

症状：全身酸痛者加心俞，头晕头痛、目眩者加心俞、胆俞，失眠、记忆力减退者加涌泉、照海，注意力不集中者加志室，情绪易激动、烦躁、抑郁者加太冲、内关。

方药

岭南天灸拓展系列方心脑病症方17号方。

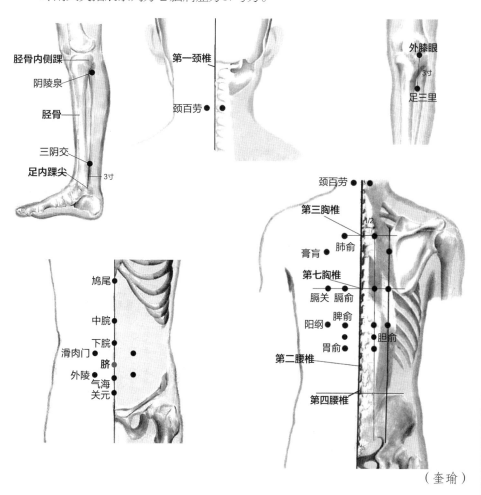

（奎瑜）

十六、戒断综合征

戒断综合征是指长期吸烟、饮酒、吸毒及使用镇静安眠药等成瘾、产生依赖性后，突然中断或减少用量或使用拮抗剂所引起的精神症状、躯体化症状或社会功能受损的一系列癫痫症候群。本病多因毒邪久滞脏腑，导致肺气不宣、脾胃亏虚、肝郁气滞、心火亢盛引起气机逆乱、精神受扰而发病。

主穴

（1）翳风、颈百劳、肺俞、间使、心俞、肾俞、中脘、下脘、气海、关元、足三里。

（2）完骨、神堂、志室、命门、鸠尾、建里、内关、丰隆、滑肉门、涌泉。

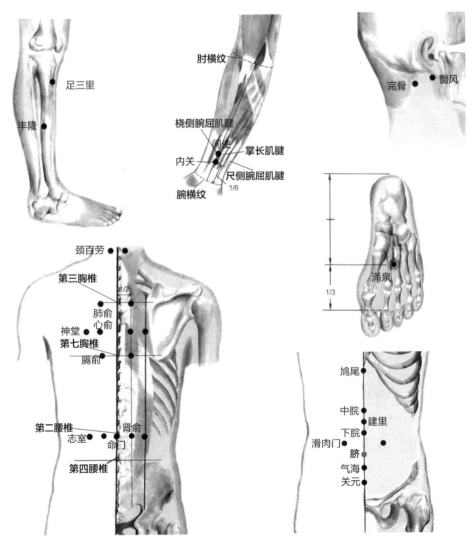

配穴

辨证：肺气不宣证加太渊、中府，脾胃虚弱证加脾俞、胃俞、中脘、章门，肝郁气滞证加肝俞、期门，心肾不交证加神门、太溪。

辨病：烟瘾者加戒烟穴，酒瘾者加公孙、头维，毒瘾者加合谷、肝俞、大肠俞，镇静安眠药成瘾者加神门、丘墟、胆俞。

症状：胸闷、气促痰多者加膻中、丰隆，咽部不适者加天突，嗜睡者加脾俞，震颤者加阳陵泉、胆俞。

方药

岭南天灸拓展系列方心脑病症方18号方。

（方芳）

第三节　肺系病症

一、感冒

感冒又称伤风、冒风、冒寒，是感受触冒风邪或时行之气、邪犯卫表而导致的常见外感疾病，以鼻塞、流涕、咳嗽、恶寒、发热、头身疼痛为主要临床表现。相当于西医的上呼吸道感染、流行性感冒、禽流感病毒感染等疾病。

主穴

●**虚人感冒**

（1）肺俞、肾俞、脾俞、合谷、中脘、关元。

（2）膏肓、胃俞、三焦俞、上脘、气海。

●**风寒感冒**

（1）肺俞、风门、中脘、天枢、合谷。

（2）身柱、陶道、膏肓、上脘、命门、外关、滑肉门。

●**风热感冒**

（1）大椎、风门、尺泽、天枢、合谷。

（2）身柱、陶道、曲池、中脘、水分、外关、滑肉门。

配穴

辨病：上呼吸道感染加曲池，流行性感冒加大杼，禽流感加三焦俞，挟湿者加阴陵泉。

症状：咽喉痛者加照海，全身酸痛者加申脉，恶寒发热者加风门。

方药

虚人感冒：岭南天灸拓展系列方肺系病症方1号方。

风寒感冒：岭南天灸拓展系列方肺系病症方2号方。

风热感冒：岭南天灸拓展系列方肺系病症方3号方。

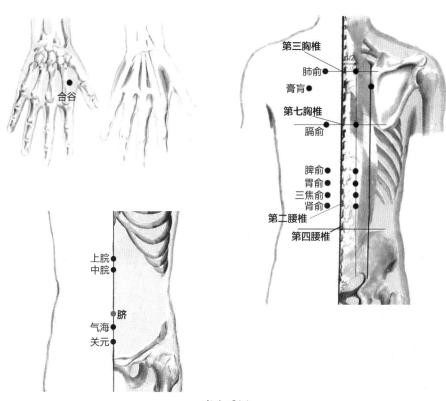

虚人感冒

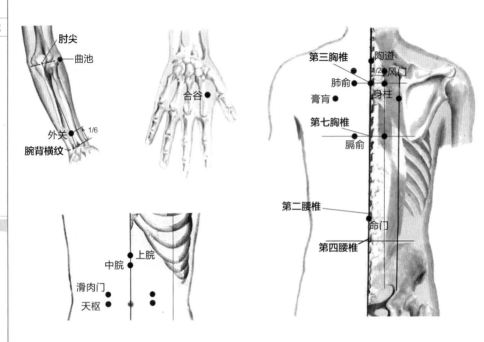

肘尖
曲池
合谷
外关 1/6
腕背横纹

上脘
中脘
滑肉门
天枢

第三胸椎
肺俞
膏肓
第七胸椎
膈俞
第二腰椎
第四腰椎
陶道
风门
身柱
命门

风寒感冒

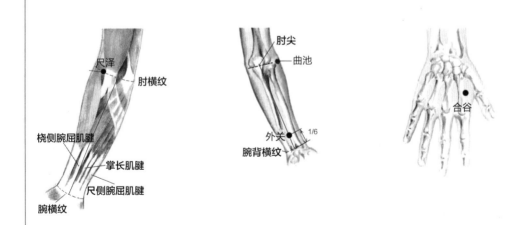

尺泽
肘横纹
桡侧腕屈肌腱
掌长肌腱
尺侧腕屈肌腱
腕横纹

肘尖
曲池
外关 1/6
腕背横纹

合谷

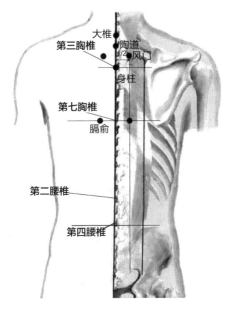

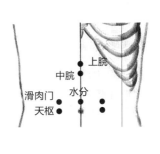

风热感冒

（闵晓莉）

二、咳嗽

咳嗽是因邪犯肺系、肺失宣肃、肺气上逆所致疾病中的一个症状。有声无痰为咳，有痰无声为嗽，有痰有声为咳嗽。本节主要讨论上呼吸道感染、气管–支气管炎、支气管扩张、变应性咳嗽等疾病引起的咳嗽。

主穴

● 呼吸道感染引起的咳嗽

（1）风门、肺俞、天枢、尺泽、天突、水分。

（2）身柱、大杼、曲池、滑肉门、膻中、上脘。

● 气管–支气管炎咳嗽

（1）定喘、肺俞、脾俞、天突、孔最、中脘、关元。

（2）身柱、膏肓、肾俞、胃俞、滑肉门、膻中、上脘。

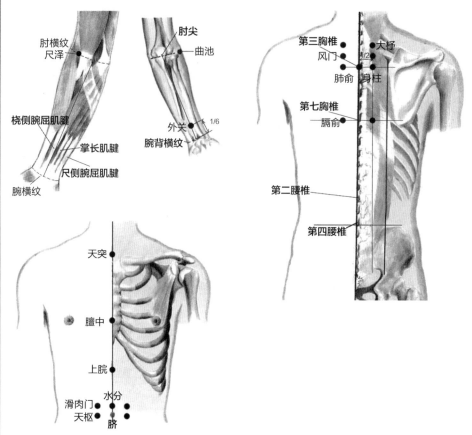

呼吸道感染引起的咳嗽

● 变应性咳嗽

（1）定喘、心俞、肺俞、胆俞、内关、中脘、天突。

（2）厥阴俞、膏肓、阳纲、鸠尾、郄门、下脘、璇玑、大椎。

● 支气管扩张引起的咳嗽

（1）定喘、肺俞、脾俞、天突、孔最、中脘。

（2）身柱、膏肓、胃俞、滑肉门、膻中、上脘。

配穴

辨证：风寒袭肺加列缺，风热犯肺加大椎，燥邪伤肺加鱼际、照海，肝火犯肺加太冲，痰湿蕴肺加中脘、公孙，痰热蕴肺加鱼际、丰隆。

症状：咳血者加孔最，咽肿喉痹者加廉泉，久咳者加气海、足三里。

方药

气管–支气管炎咳嗽、变应性咳嗽：岭南传统天灸拓展系列肺系病症方4号方。

呼吸道感染、支气管扩张引起的咳嗽：岭南传统天灸拓展系列肺系病症方5号方。

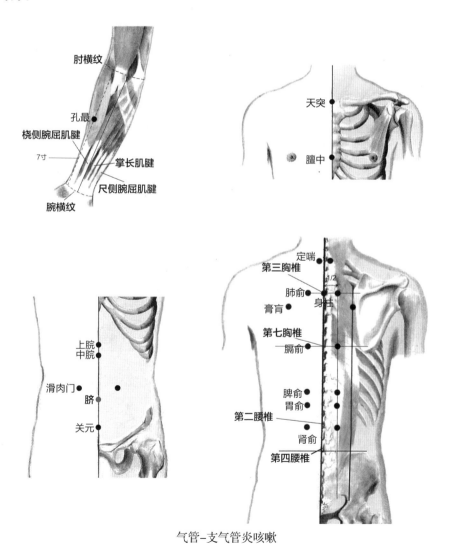

气管–支气管炎咳嗽

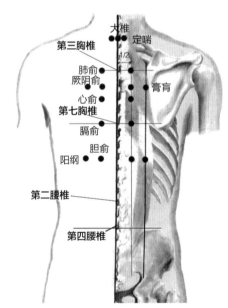

肘横纹

桡侧腕屈肌腱

郄门

内关

掌长肌腱

尺侧腕屈肌腱

腕横纹

1/6

天突
璇玑

膻中

鸠尾

中脘

下脘

脐

大椎
第三胸椎
定喘

1/2

肺俞
厥阴俞

膏肓

心俞
第七胸椎

膈俞

胆俞

阳纲

第二腰椎

第四腰椎

变应性咳嗽

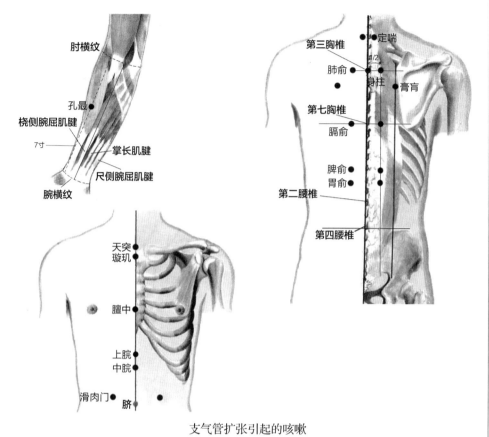

肘横纹

孔最

桡侧腕屈肌腱

7寸

掌长肌腱

尺侧腕屈肌腱

腕横纹

第三胸椎　　定喘

1/2

肺俞　身柱

第七胸椎　膏肓

膈俞

脾俞

胃俞

第二腰椎

第四腰椎

天突
璇玑

膻中

上脘
中脘

滑肉门　脐

支气管扩张引起的咳嗽

（闵晓莉）

三、汗证

汗证是指由于阴阳失调、腠理不固，而致汗液外泄失常的病症。临床一般以自汗、盗汗最为多见。现代医学的甲状腺功能亢进症、自主神经功能紊乱、风湿热、更年期综合征、结核病等所致自汗、盗汗可参考本证进行辨证论治。

主穴

●多汗、自汗

（1）肺俞、心俞、脾俞、中脘、关元、合谷、复溜。

（2）身柱、膏肓、神堂、胃俞、三阴交、上脘、涌泉。

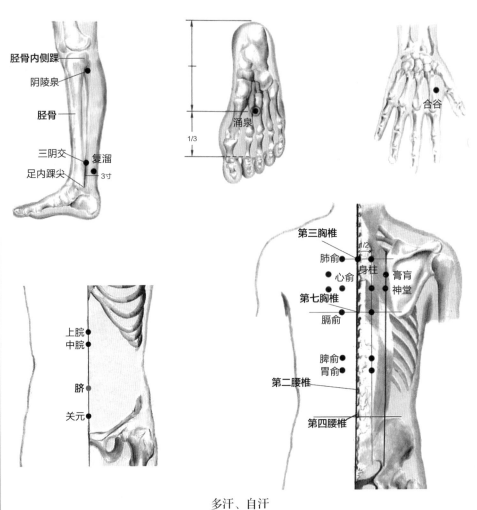

多汗、自汗

● 盗汗

（1）颈百劳、肺俞、膏肓、中脘、肾俞、命门、复溜。

（2）魄户、神堂、腰眼、三阴交、上脘、涌泉、水分。

配穴

辨证：肺卫不固加风门，营卫不和加胃仓，阴虚火旺加太溪，气阴两虚加气海。

辨病：甲亢加足三里，更年期综合征加厥阴俞、肝俞，风湿热引起的关节疼痛加局部阿是穴。

症状：气短、乏力者加气海，心慌、心悸者加膻中，口干口苦、失眠多梦者加石门、照海，畏寒、肢冷者加至阳、大椎，体倦乏力者加足三里。

方药

自汗、多汗：岭南传统天灸拓展系列肺系病症方6号方。

盗汗：岭南传统天灸拓展系列肺系病症方7号方。

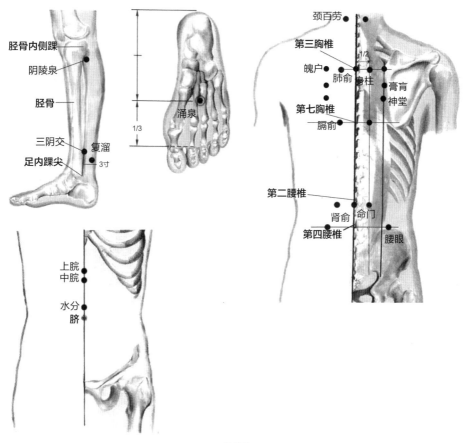

盗汗

（周俊合）

四、哮病

哮病是由于宿痰伏肺，遇诱因或感邪引触，以致痰阻气道、肺失肃降、气道挛急所致发作性的痰鸣气喘疾患。发作时喉中哮鸣有声，呼吸气促困难，甚至喘息不得平卧为主要表现。可见于现代医学的支气管哮喘、喘息性支气管炎，或其他急性肺部过敏性疾患所致的哮喘等疾病。本部分内容主要针对慢性哮喘治疗，急性期发作时可参考治疗。

主穴

（1）定喘、心俞、肺俞、肾俞、内关、天突、中脘、关元。

（2）颈百劳、厥阴俞、膏肓、脾俞、鸠尾、郄门、气海。

配穴

辨证：风寒证加风门、大椎，痰热证加丰隆、合谷，肺虚证加中府、胃俞，脾虚证加公孙或太白，肾虚证加京门、关元。

辨病：急性哮喘加风门，支气管哮喘加膈俞，喘息性支气管炎加尺泽，过敏性哮喘加胆俞。

症状：恶寒身疼者加大椎、风门，痰多加章门、滑肉门，腹胀纳呆者加足三里，腰酸便清者加太溪，久病加膈俞。

方药

岭南天灸拓展系列方肺系病症方1号方。

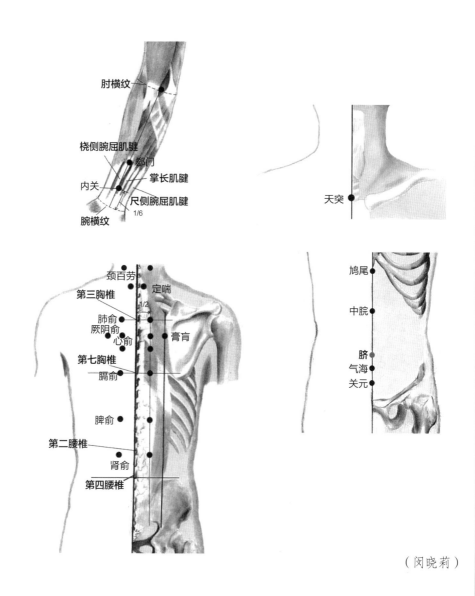

五、喘证

喘证是以呼吸困难，甚则张口抬肩，鼻翼煽动，不能平卧等为临床特征的病证。严重者喘促持续不解，烦躁不安，面青唇紫，肢冷汗出如珠，脉浮大无根，甚者发为喘脱。喘证常见病因有外感、内伤两大类。外感为六淫外邪侵袭肺系；

内伤为饮食不当、情志失调、劳欲久病等导致肺气上逆、宣降失职，或气无所主，肾失纳摄而成。喘证主要见于现代医学的喘息性支气管炎、肺气肿、心源性哮喘、肺结核、硅肺及癔症等发生以呼吸困难为主要表现时。

主穴

（1）定喘、心俞、肺俞、肾俞、内关、天突、中脘、关元。

（2）颈百劳、厥阴俞、膏肓、脾俞、鸠尾、郄门、气海。

配穴

辨证：风寒壅肺证加大椎、风门，痰浊壅肺证加中脘、丰隆，痰热郁肺证加曲池、丰隆，肺气郁闭加合谷，肺肾气虚证加气海、足三里。

辨病：慢性阻塞性肺病加膏肓、胆俞，慢性肺源性心脏病加巨阙、膈俞，肺气肿加身柱、气海，癔症加神堂、肝俞。

症状：喘促气短、不能平卧者加天突，心悸者加公孙，形瘦神惫、浮肿肢冷者加命门。

方药

岭南天灸拓展系列方肺系病症方15号方。

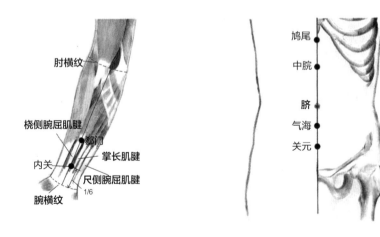

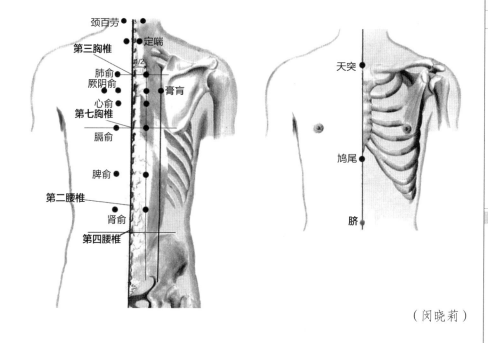

（闵晓莉）

六、肺胀

肺胀是指以气短喘促、咳嗽咳痰、胸部膨满、胸闷等为临床特征的病证，可见唇甲发绀、心悸浮肿，甚至出现昏迷、喘脱等症。可见于现代医学的慢性阻塞性肺病（COPD）伴肺气肿、慢性肺源性心脏病、老年性肺气肿等。

主穴

（1）肺俞、心俞、肾俞、膈俞、膻中、中脘、关元、足三里。

（2）定喘、膏肓、神堂、志室、脾俞、丰隆、中府。

配穴

辨证：痰浊壅肺证加滑肉门，痰热郁肺证加曲池、风门，痰蒙神窍证加天枢、丰隆，阳虚水泛证加命门，肺肾气虚证加气海、足三里。

辨病：慢性阻塞性肺病加胆俞，慢性肺源性心脏病加内关，肺气肿加身柱、气海。

症状：恶寒怕冷加风门、身柱，心悸加心俞、内关，小便不利加中极、水道。

方药

岭南天灸拓展系列方肺系病症方8号方。

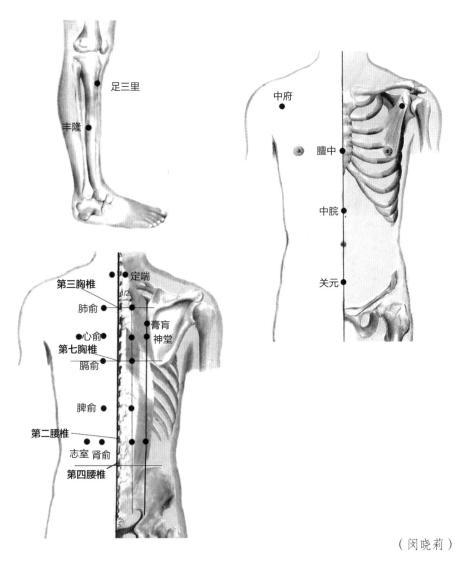

（闵晓莉）

七、气短

气短是临床常见的病症，常归属于中医"喘证""心悸""悬饮"等范畴，是指以气短不接，甚则呼吸困难、口唇发绀为主要表现的一类疾病。多因久病体虚，精气亏损，肺不主气、肾不纳气所致，甚则出现中气下陷，或因气随血脱、气随津脱所致。可见于现代医学中慢性阻塞性肺病、肺心病、胸腔积液、慢性心力衰竭等疾病。

主穴

（1）肺俞、脾俞、肾俞、中脘、关元、足三里。

（2）膏肓、胃俞、志室、膻中、气海、合谷。

配穴

辨证：气虚而短气加神阙，气陷而短气加大椎、命门，气不固而短气加大横，气脱而短气加至阳、命门。

辨病：慢性阻塞性肺病加天突、定喘，肺心病加定喘、内关，胸腔积液加内关、阴陵泉，慢性心力衰竭加阴陵泉、心俞。

症状：咳喘者加列缺、定喘，心悸者加内关、心俞，倦怠乏力者加气海。

方药

岭南天灸拓展系列方肺系病症方9号方。

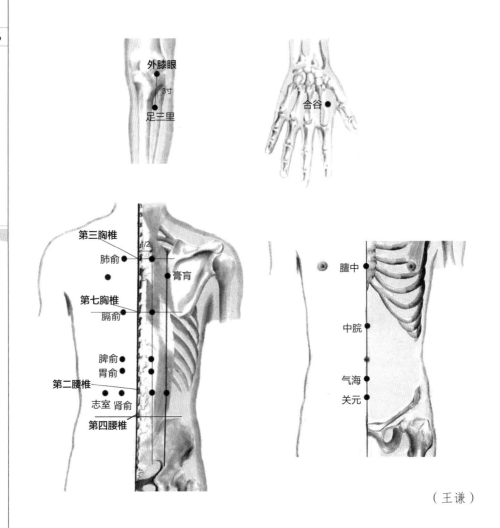

（王谦）

八、鼻塞

鼻塞大致属于中医"鼻鼽""鼻窒""鼻渊"范畴，是指一侧或双侧鼻部窒息不通为主症的一类病症，夜间、寒冷刺激、静坐时症状可加重，可伴有流涕、鼻痒、喷嚏、头痛、头晕、嗅觉减退、说话时鼻音加重等症状。多因外感风寒或风热，或痰湿阻塞鼻窍，或素体肺气不足复感外邪致鼻窍脉络不通所致。可见于现代医学的急慢性鼻炎、变应性鼻炎、鼻息肉等鼻部疾病。

主穴

（1）肺俞、心俞、中脘、关元、内关。

（2）厥阴俞、膏肓、胃俞、悬钟。

配穴

辨证：风寒证加大椎、风门，风热证加曲池、风门，痰湿证加丰隆、阴陵泉，肺虚证加气海。

辨病：急性鼻炎加风门、孔最，慢性鼻炎加足三里，过敏性鼻炎加胆俞、身柱。

症状：流涕者加水分，喷嚏者加风门、大椎，头痛者加颈百劳、外关。

方药

岭南天灸拓展系列方肺系病症方10号方。

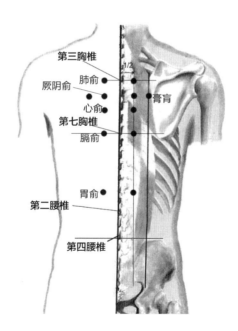

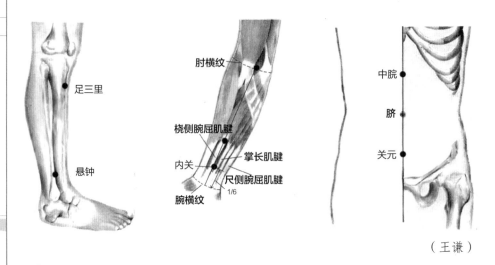

（王谦）

九、流涕

流涕指从鼻孔内流出分泌物而言。流涕的量有多有少，色有白有黄，质地有清有稠，味有无有臭，所以又称清涕、浊涕、黄涕、白黏涕、黏浓涕、黄脓涕、臭涕等。多因外感风寒、外感风热或痰湿蕴结鼻窍所致。常见于感冒、过敏性鼻炎、鼻窦炎等。

主穴

（1）风门、肺俞、心俞、中脘、水分、内关。

（2）厥阴俞、膏肓、胃俞、外关、上脘、阴交。

配穴

辨证：风寒证加大椎，风热证加曲池，痰湿证加丰隆、脾俞，肺虚证加足三里、气海。

辨病：感冒加大椎、曲池，过敏性鼻炎加胆俞、肝俞，鼻窦炎加丰隆、脾俞。

症状：鼻塞者加大椎，头痛者加颈百劳。

方药

岭南天灸拓展系列方肺系病症方11号方。

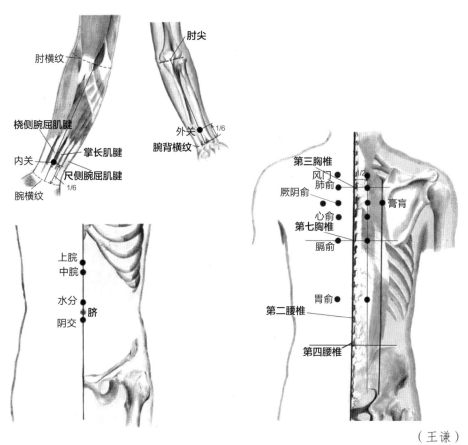

（王谦）

十、打喷嚏

打喷嚏是鼻黏膜受刺激所引起的防御性反射动作。多因感受风寒或风热，或素体肺虚所致。多见于感冒、过敏性鼻炎、鼻窦炎。

主穴

（1）肺俞、心俞、胆俞、中脘、身柱、内关。

（2）厥阴俞、阳纲、魄户、胃俞、悬钟。

配穴

辨证：风寒证加大椎、风门，风热证加曲池、风门，肺虚证加中府、膻中、气海。

辨病：感冒所致喷嚏加风门、大椎，过敏性鼻炎所致喷嚏加风门，鼻窦炎加丰隆、脾俞。

症状：鼻塞者加大椎，恶寒者加大椎、风门，头痛者加颈百劳、外关。

方药

岭南天灸拓展系列方肺系病症方12号方。

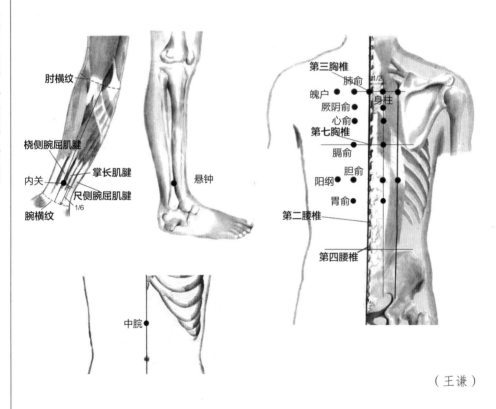

（王谦）

十一、鼻出血

鼻出血又称鼻衄，多为单侧，亦可为双侧，可间歇反复出血，亦可持续出血。出血量多少不一，轻者仅鼻涕中带血，重者可出现头晕、眼花、乏力和出汗等症状，甚至引起失血性休克。多因肺热、胃火、肝火等损伤鼻部络脉，迫血妄行；或气虚不能摄血、阴虚火旺伤及鼻中血络而致。可见于鼻腔病变、鼻部外伤，某些全身性疾病（如高血压病、血液病、代偿性月经等）也可引起。

主穴

（1）肺俞、中府、中脘、劳宫、尺泽。

（2）魄户、膏肓、上脘、悬钟、孔最。

配穴

辨证：肺经热盛证加鱼际，胃热炽盛证加胃俞、曲池，肝火上炎证加肝俞，阴虚火旺证加太溪、命门，脾气虚弱证加足三里、三阴交。

辨病：鼻部外伤加膈俞，高血压病加曲池，血液病加脾俞、肾俞，代偿性月经加三阴交、地机。

症状：头晕者加膈俞、脾俞，乏力者加气海、关元。

方药

岭南天灸拓展系列方肺系病症方13号方。

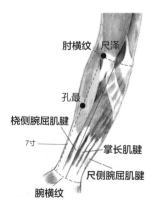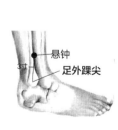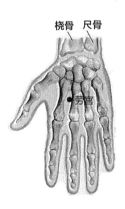

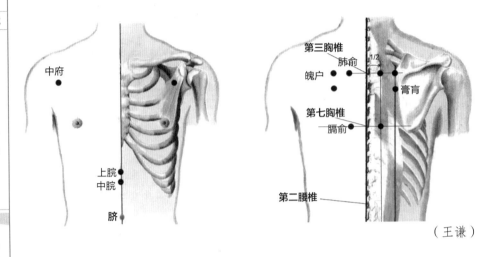

中府

第三胸椎
肺俞
魄户
膏肓

第七胸椎
膈俞

第二腰椎

上脘
中脘

脐

（王谦）

十二、咳血

咳血是指喉部以下的呼吸器官（即气管、支气管或肺组织）出血，并经咳嗽动作从口腔排出的过程。多因肺阴虚损；或木火刑金，火热迫血妄行，溢出脉外，上逆而咳，引发咳血；或肾水亏耗，阴虚火盛，脾气大虚不能统血摄血，或胃气通降无力，上关于肺，则上逆咳血。多见于现代医学的支气管扩张并咯血等，患者多有支气管肺炎等病史。

主穴

（1）肺俞、中府、中脘、劳宫、尺泽。

（2）魄户、膏肓、上脘、涌泉、孔最。

配穴

辨证：肝火犯肺证加肝俞，肺肾不足证加肾俞、关元，气不摄血证加脾俞、气海。

辨病：支气管肺炎加膻中、身柱。

症状：咳嗽加天突、膻中，脓痰加丰隆、阴陵泉。

方药

岭南天灸拓展系列方肺系病症方14号方。

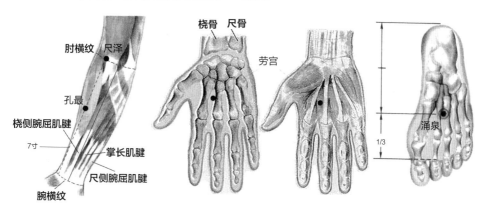

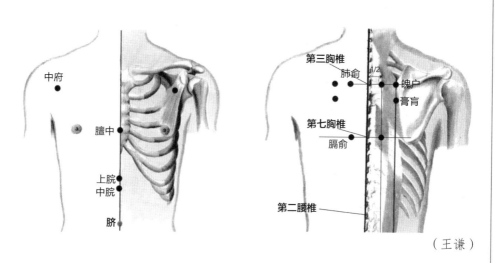

（王谦）

第四节　肝胆脾胃病症

一、反胃、反酸、嗳气

（一）反胃

反胃是指食后脘腹闷胀、宿食不化、朝食暮吐、暮食朝吐为主要临床表现的病证，又称"胃反""翻胃"。多由脾胃虚寒、胃中积热、痰浊阻胃、瘀血积结等所致。可见于现代医学的溃疡病并发幽门部痉挛、幽门完全或不完全梗阻等疾病。

主穴

（1）肝俞、胃俞、中脘、滑肉门、期门。

（2）魂门、胃仓、梁门、建里、内关。

配穴

辨证：脾胃虚寒证加脾俞，胃中积热证加上脘，痰浊阻胃证加丰隆，瘀血积结证加血海。

辨病：溃疡病并发幽门部痉挛加至阳、膏肓，幽门完全或不完全梗阻加幽门。

症状：腹部闷胀者加足三里，呕吐者加上脘。

方药

岭南天灸拓展系列方肝胆脾胃方2号方。

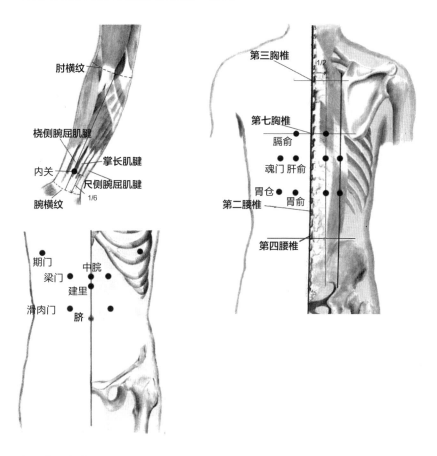

（二）反酸

反酸是指胃内容物经食管反流达口咽部，口腔感觉到出现酸性物质，它与十二指肠内容物经胃、食管反流达口咽部，口腔感觉到出现苦味物质，统称为反酸。多因肝胃不和、肝胃郁热、气血瘀阻、寒热错杂、痰气郁阻、中虚气逆、胃阴亏虚等所致。反酸可见于现代医学的胃食管反流病、慢性胃炎、消化性溃疡和功能性消化不良等疾病。

主穴

（1）肺俞、肝俞、章门、中脘、滑肉门、中都。

（2）魄户、阳陵泉、胃俞、梁门、胆俞、建里。

配穴

辨证： 肝胃不和证加太冲、足三里，肝胃郁热证加行间，气血瘀阻证加气海、血海，寒热错杂证加胆俞、膈俞，痰气郁阻加合谷、丰隆，中虚气逆证加足三里、气海，胃阴亏虚证加解溪、太溪。

辨病： 胃食管反流病加膻中，慢性胃炎加至阳、鸠尾，消化性溃疡加膏肓，功能性消化不良加脾俞。

症状： 胸骨后烧心感加膻中、璇玑，胃脘部胀闷感加上脘。

方药

岭南天灸拓展系列方肝胆脾胃方2号方。

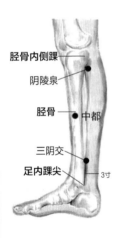
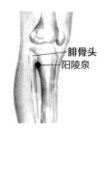
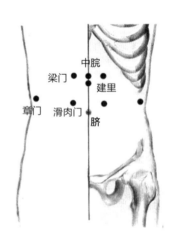

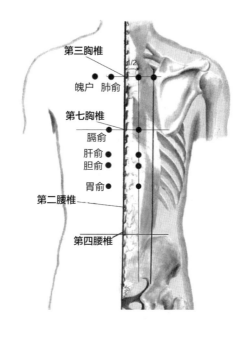

第三胸椎
魄户 肺俞
第七胸椎
膈俞
肝俞
胆俞
胃俞
第二腰椎
第四腰椎

（三）嗳气

嗳气是胃中气体或酸性液体上出咽喉所发出的声响，其声长而缓，俗称"打饱嗝""饱嗝"，是各种消化道疾病常见的症状之一。嗳气多单独或与反酸共同出现，多因肝胃不和、肝胃郁热、气血瘀阻、寒热错杂、痰气郁阻、中虚气逆、胃阴亏虚等所致。可见于现代医学的慢性胃炎、消化性溃疡和功能性消化不良、胃轻瘫等疾病。

主穴

（1）肺俞、肝俞、胃俞、中脘、天枢、足三里。

（2）中府、膈俞、胃仓、梁门、建里、气海。

配穴

辨证：肝胃不和证加太冲，肝胃郁热证加行间，气血瘀阻证加血海，寒热错杂证加脾俞，痰气郁阻证加合谷、丰隆，中虚气逆证加气海，胃阴亏虚证加解溪、太溪。

辨病：慢性胃炎加至阳、鸠尾，消化性溃疡加膏肓，功能性消化不良加脾俞，胃轻瘫加胃仓。

症状：胃脘部胀闷感加上脘，反酸、烧心感加膻中、璇玑。

方药

岭南天灸拓展系列方肝胆脾胃方2号方。

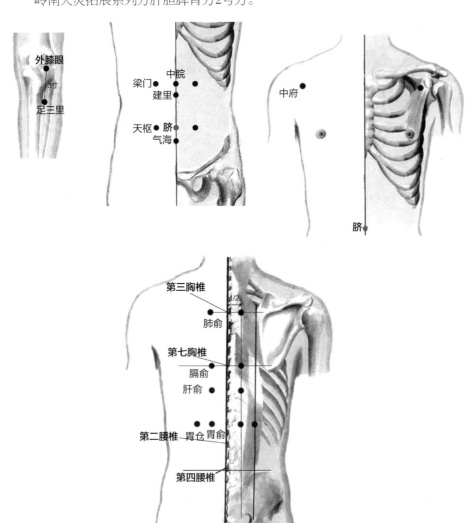

（谭其琛）

二、痞满

痞满多出现于胃脘部，又称为"胃痞""心下痞"，是自觉胃脘痞塞胀满，触之无形，按之柔软，压之无痛，是一种常见的脾胃病证。痞满多因湿热蕴胃、饮食停滞、痰湿内阻、肝郁气滞、脾胃虚弱等所致。现代医学中慢性浅表性胃炎、萎缩性胃炎、功能性消化不良、糖尿病伴发胃轻瘫、胃下垂等，当出现胃脘部痞塞胀满时，均可参照本部分内容辨证诊治。

主穴

● 慢性胃炎

（1）肺俞、肝俞、胃俞、中脘、滑肉门、足三里。

（2）魄户、膈俞、脾俞、梁门、建里、内关。

● 萎缩性胃炎

（1）肺俞、天宗、胃俞、中脘、梁丘、肾俞。

（2）孔最、胆俞、脾俞、地机、建里、内关。

● 功能性消化不良

（1）肺俞、肝俞、胃俞、中脘、滑肉门、足三里。

（2）中府、膈俞、脾俞、梁门、建里、内关。

● 糖尿病胃瘫

（1）肺俞、胃俞、气海俞、中脘、滑肉门、足三里。

（2）魄户、膈俞、脾俞、梁门、建里、内关。

● 胃下垂

（1）肺俞、胃俞、膻中、中脘、气海、足三里。

（2）中府、脾俞、大椎、肝俞、建里、外关。

配穴

辨证：湿热蕴胃证加内庭、支沟，饮食停滞证加合谷，痰湿内阻证加丰隆、阴陵泉，肝郁气滞证加期门，脾胃虚弱证加脾俞、足三里。

症状：胃脘部胀闷感加上脘，胸膈满闷感加膻中、膈俞。

方药

岭南天灸拓展系列方肝胆脾胃方1号方。

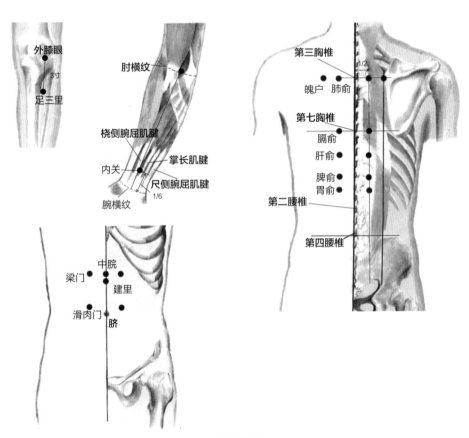

慢性胃炎

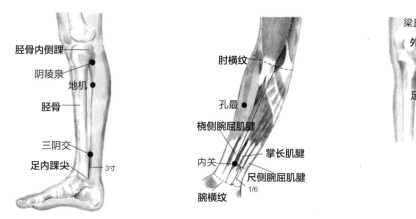

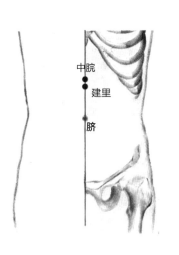

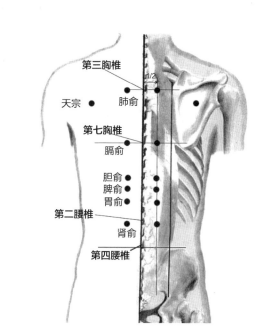

萎缩性胃炎

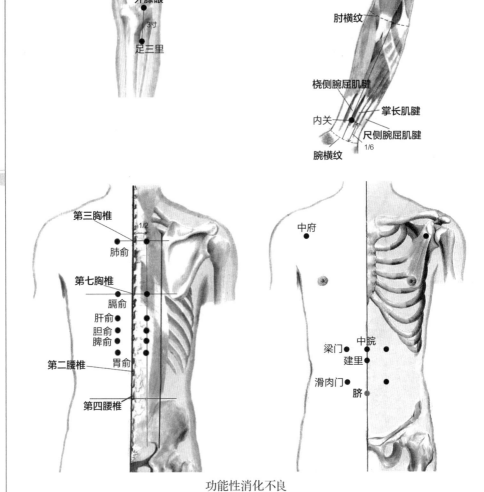

外膝眼

3寸

足三里

肘横纹

桡侧腕屈肌腱

掌长肌腱

内关

尺侧腕屈肌腱

1/6

腕横纹

第三胸椎

1/2

肺俞

第七胸椎

膈俞

肝俞

胆俞

脾俞

第二腰椎　胃俞

第四腰椎

中府

梁门　中脘

建里

滑肉门　脐

功能性消化不良

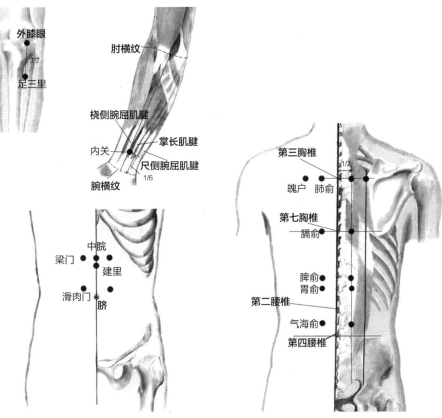

外膝眼

3寸

足三里

肘横纹

桡侧腕屈肌腱

内关

掌长肌腱

尺侧腕屈肌腱

腕横纹

1/6

第三胸椎

魄户　肺俞

1/2

第七胸椎

膈俞

脾俞

胃俞

第二腰椎

气海俞

第四腰椎

中脘

梁门

建里

滑肉门

脐

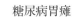

糖尿病胃瘫

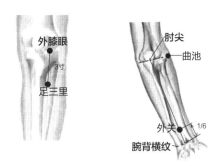

外膝眼

3寸

足三里

肘尖

曲池

外关

1/6

腕背横纹

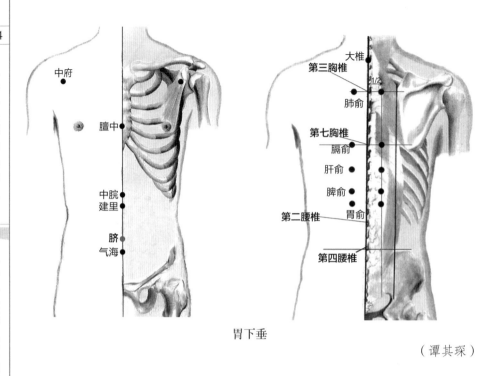

大椎
第三胸椎
肺俞
第七胸椎
膈俞
肝俞
脾俞
胃俞
第二腰椎
第四腰椎
中府
膻中
中脘
建里
脐
气海

胃下垂

（谭其琛）

三、泄泻

泄泻是以便质清稀甚至如水样为主要特征的病症，多伴有腹痛、肠鸣等症状。临床分为暴泻和久泻。暴泻常因寒湿、湿热、食滞胃肠所致，久泻常因脾胃虚弱、肝气乘脾、肾阳虚衰等所致。常见于西医学的急慢性肠炎、肠结核、胃肠功能紊乱、肠易激综合征、慢性非特异性溃疡性结肠炎等疾病中。

主穴

● 泄泻（胃肠炎）

（1）天枢、上巨虚、阴陵泉、水分、曲池。

（2）大横、大肠俞、关元、下巨虚、合谷。

● 泄泻（肠易激综合征）

（1）肺俞、天枢、上巨虚、肝俞、水分、曲池。

（2）中府、魂门、大横、大肠俞、下巨虚、合谷。

● 泄泻（慢性结肠炎）

（1）心俞、胆俞、天枢、上巨虚、水分、曲池。

（2）厥阴俞、阳纲、大横、阴交、下巨虚、合谷。

配穴

辨证：寒湿证加肾俞，湿热证加曲池，食滞胃肠证加中脘，脾胃虚弱加脾俞、胃俞，肝气乘脾加太冲、脾俞，肾阳虚衰加肾俞、命门。

辨病：急慢性肠炎加大肠俞，肠结核加膏肓，胃肠功能紊乱加气海、建里，肠易激综合征加肝俞、上巨虚，慢性非特异性溃疡结肠炎加脾俞、大横。

症状：腹痛者加上脘、梁门，肠鸣者加滑肉门。

方药

胃肠炎泄泻：岭南天灸拓展系列方肝胆脾胃方5号方。

肠易激综合征泄泻：岭南天灸拓展系列方肝胆脾胃方6号方。

慢性结肠炎泄泻：岭南天灸拓展系列方肝胆脾胃方7号方。

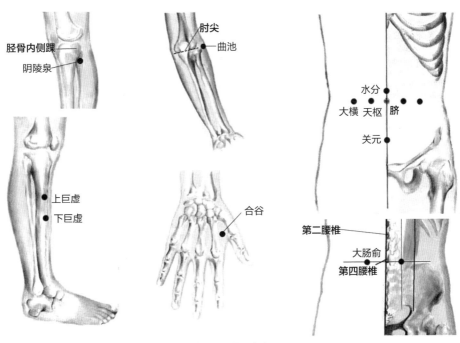

泄泻（胃肠炎）

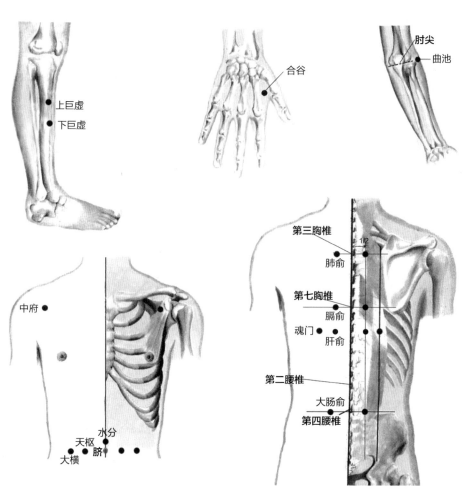

上巨虚

下巨虚

合谷

肘尖

曲池

中府

第三胸椎

1/2

肺俞

第七胸椎

膈俞

魂门

肝俞

第二腰椎

大肠俞

第四腰椎

水分

天枢

脐

大横

泄泻（肠易激综合征）

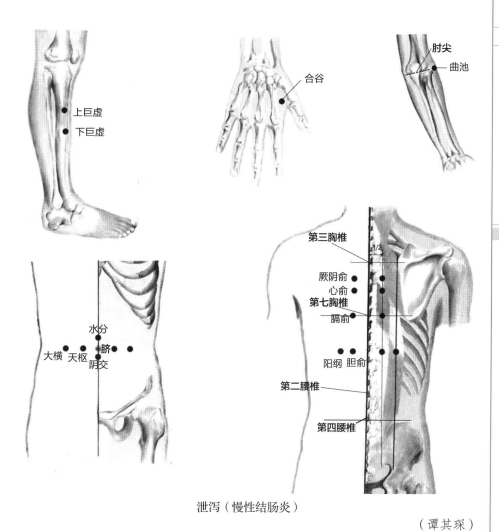

泄泻（慢性结肠炎）

（谭其琛）

四、鼓胀

　　鼓胀是指腹部胀大如鼓的一类病证，临床以腹部胀满，绷急如鼓，皮色苍黄，脉络显露为特征，故名鼓胀。鼓胀多因气滞湿阻、寒湿困脾、肝肾阴虚、肝脾血瘀、脾肾阳虚、湿热蕴结等所致。本病临床表现类似现代医学所指的肝硬化腹水，包括病毒性肝炎、血吸虫病、胆汁性、营养不良性等多种原因导致的肝硬化腹水。

主穴

● 鼓胀（酒精性肝硬化）

（1）肺俞、天枢、章门、肝俞、肾俞、大包。

（2）魄户、魂门、膈俞、大肠俞、脾俞、滑肉门。

● 鼓胀（病毒性肝炎肝硬化）

（1）厥阴俞、天枢、章门、肝俞、肾俞、大包。

（2）心俞、魂门、期门、大肠俞、脾俞、足三里。

● 鼓胀（原发性胆汁性肝硬化）

（1）肺俞、天枢、章门、胆俞、心俞、大包。

（2）膏肓、阳纲、梁门、大肠俞、脾俞、阳陵泉。

配穴

辨证：气滞湿阻加合谷、太冲，寒湿困脾加阴陵泉、水道，肝肾阴虚加太溪、列缺，肝脾血瘀加膈俞、血海，脾肾阳虚加关元、归来，湿热蕴结加支沟、大都。

辨病：病毒性肝炎肝硬化加章门，血吸虫病肝硬化加期门，原发性胆汁性肝硬化加日月，营养不良性肝硬化加气海、小肠俞。

症状：腹部胀满者加上巨虚，食欲不振、纳差者加足三里，呕吐、反胃者加内关。

方药

酒精性肝硬化：岭南天灸拓展系列方肝胆脾胃方8号方。

病毒性肝炎肝硬化：岭南天灸拓展系列方肝胆脾胃方9号方。

原发性胆汁性肝硬化：岭南天灸拓展系列方肝胆脾胃方10号方。

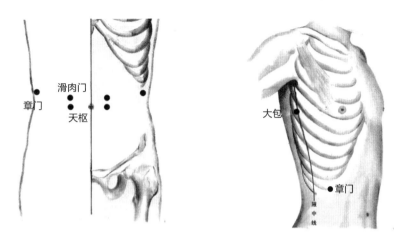

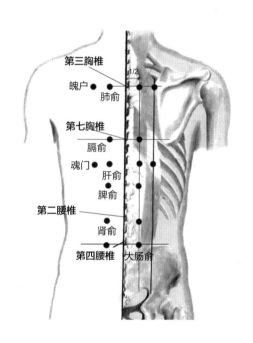

鼓胀（酒精性肝硬化）

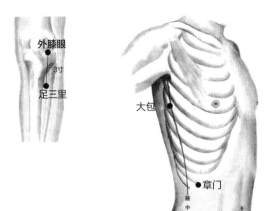

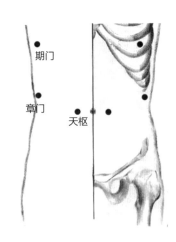

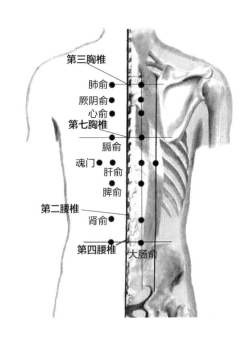

鼓胀（病毒性肝炎肝硬化）

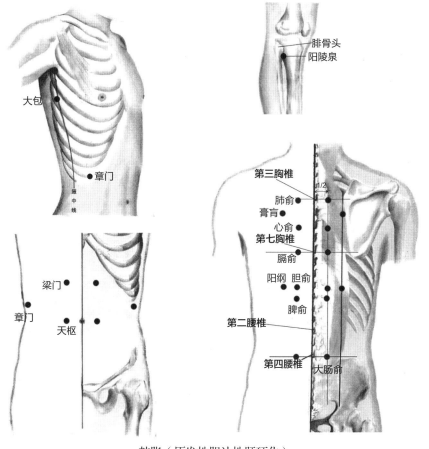

鼓胀（原发性胆汁性肝硬化）

（谭其琛）

五、便秘

便秘属于中医学"后不利""大便难""脾约"等范畴，是指粪便在肠内滞留过久，秘结不通，排便周期延长；或周期不长，但粪质干结，排出艰难；或粪质不硬，虽有便意，但便而不畅的病证，包括功能性便秘和习惯性便秘。便秘又分为实秘和虚秘：实秘有热秘、气秘、冷秘之分；虚秘有气虚秘、血虚秘、阴虚秘、阳虚秘之分。可见于现代医学的肠易激综合征、肠炎恢复期、直肠及肛门疾患、内分泌及代谢性疾病等。

主穴

● **实性便秘**

（1）天枢、外陵、上巨虚、肝俞、支沟。

（2）腹结、魂门、大肠俞、滑肉门、合谷。

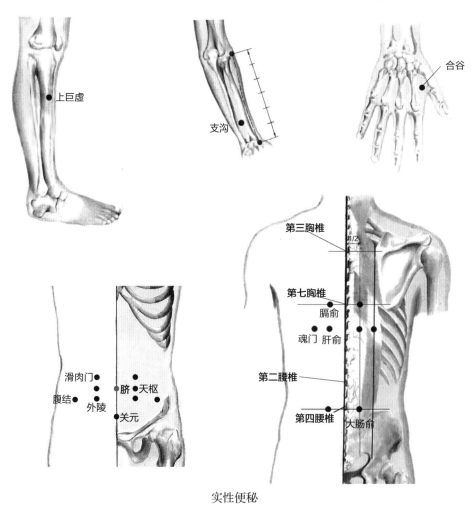

实性便秘

● **虚性便秘**

（1）天枢、肺俞、肾俞、上巨虚、气海、曲池。

（2）腹结、胃俞、关元、大肠俞、滑肉门、合谷。

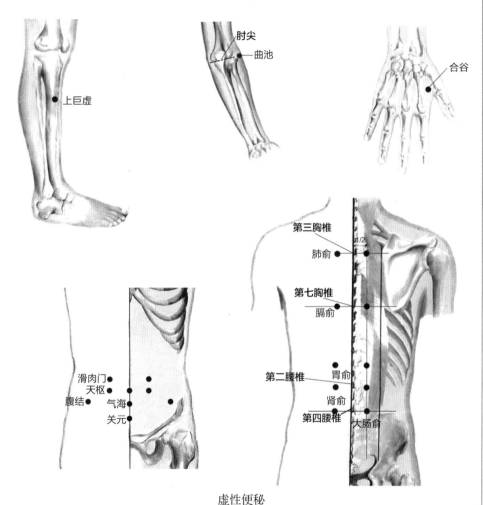

虚性便秘

配穴

辨证：热秘加合谷，气秘加太冲、肝俞，冷秘加肾俞、关元，气虚秘加脾俞、气海、大肠俞，阴虚秘加肾俞、大肠俞、太溪，阳虚秘加大肠俞、肾俞，血虚秘加血海、三阴交。

辨病：肠易激综合征加太冲，肠炎恢复期加小肠俞，直肠及肛门疾患加腰俞。

症状：腹胀满者加中脘、下脘，腹痛者加梁丘。

方药

实性便秘：岭南天灸拓展系列方肝胆脾胃方13号方。

虚性便秘：岭南天灸拓展系列方肝胆脾胃方14号方。

（谭其琛）

六、呕吐

呕吐是指胃失和降、气逆而上而致的以胃的内容物从口中吐出为主要临床表现的病症。有物有声为"呕"，有物无声为"吐"，无物有声为"干呕"。因呕与吐常同时出现，故并称为"呕吐"。多因寒邪犯胃、热邪内蕴、饮食停滞、痰饮内阻、肝气犯胃、脾胃虚寒等引起气逆上冲所致。常见于现代医学的急性胃炎、幽门痉挛（或梗阻）、胃神经官能症、肠梗阻、神经性呕吐等病。

主穴

● 呕吐（神经性呕吐）

（1）肺俞、中脘、胃俞、肝俞、内关。

（2）建里、魂门、天枢、足三里、胃仓。

● 呕吐（急性胃炎）

（1）肺俞、中脘、胃俞、大肠俞、曲池。

（2）建里、天枢、足三里、胃仓、阴陵泉。

● 呕吐（肠梗阻）

（1）天枢、滑肉门、肺俞、上巨虚、大肠俞、内关。

（2）腹结、外陵、胃俞、魄户、支沟。

配穴

辨证：热邪内蕴加合谷，寒邪犯胃加上脘，痰饮内阻加膻中、丰隆，饮食停滞加梁门，肝气犯胃加合谷、期门，脾胃虚寒加脾俞。

辨病： 急性胃肠炎或慢性胃炎急性发作者加合谷，肠梗阻加支沟，神经性呕吐加合谷、肝俞。

症状： 腹胀明显者加上巨虚，反酸干呕者加公孙，胃脘痛者加梁丘，腹痛者加上脘、下脘。

方药

神经性呕吐：岭南天灸拓展系列方肝胆脾胃方15号方。

急性胃炎引起的呕吐：岭南天灸拓展系列方肝胆脾胃方16号方。

肠梗阻引起的呕吐：岭南天灸拓展系列方肝胆脾胃方17号方。

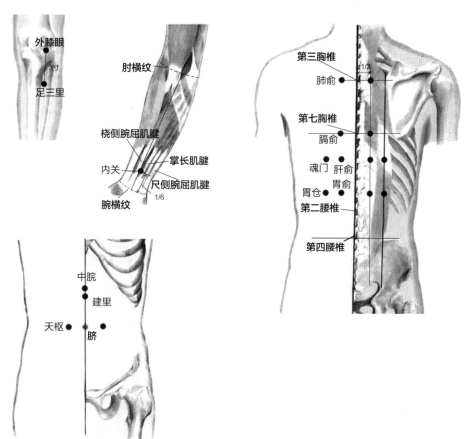

呕吐（神经性呕吐）

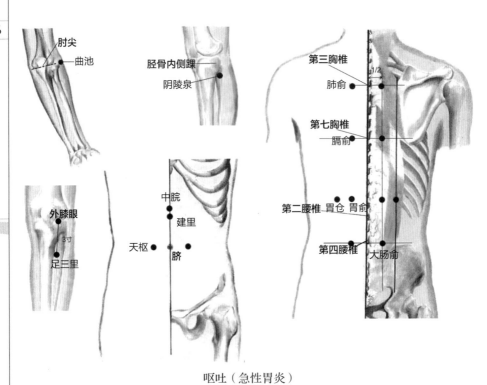

肘尖
曲池

胫骨内侧踝
阴陵泉

第三胸椎
1/2
肺俞

第七胸椎
膈俞

外膝眼
3寸
足三里

中脘
建里
天枢
脐

第二腰椎　胃仓　胃俞

第四腰椎　大肠俞

呕吐（急性胃炎）

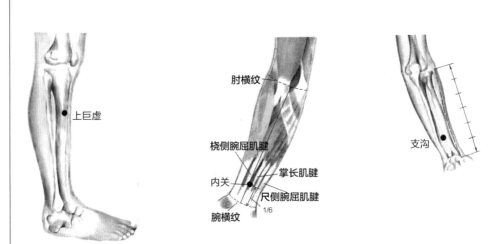

上巨虚

肘横纹

桡侧腕屈肌腱
掌长肌腱
内关
尺侧腕屈肌腱
腕横纹
1/6

支沟

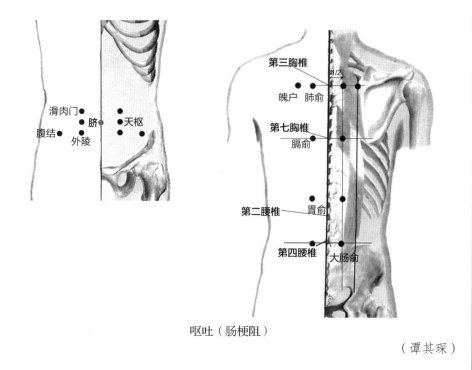

呕吐（肠梗阻）

（谭其琛）

七、呃逆

呃逆，古称"哕"，又称"哕逆"，是因气逆动膈，致喉间呃呃有声，声短而频，不能自控的病症。多因胃中寒冷、胃火上逆、气机郁滞、脾胃阳虚、胃阴不足等引起气机逆乱所致。相当于现代医学的膈肌痉挛。除单纯性膈肌痉挛外，胃肠神经官能症、胃炎、胃扩张、胃癌、肝硬化晚期、脑血管病、尿毒症、胃或食管术后等亦可引起本病。

主穴

（1）建里、膈俞、肝俞、内关、天枢。

（2）中脘、膈关、魂门、滑肉门、足三里。

配穴

辨证：胃中寒冷加胃俞，胃火上逆加劳宫，气机郁滞加期门、太冲，脾胃阳虚加脾俞、胃俞、神阙，胃阴不足加胃俞、鱼际。

辨病：单纯性膈肌痉挛加至阳，胃肠神经官能症加胃俞，胃炎加胃俞，胃扩张加幽门，胃癌加章门，肝硬化晚期加肝俞，脑血管病加完骨，尿毒症加京门，胃或食管术后加梁丘。

症状：胃脘部胀闷感加上脘，胸膈满闷加膻中，胸骨后烧心感加膻中、璇玑。

方药

岭南天灸拓展系列方肝胆脾胃方18号方。

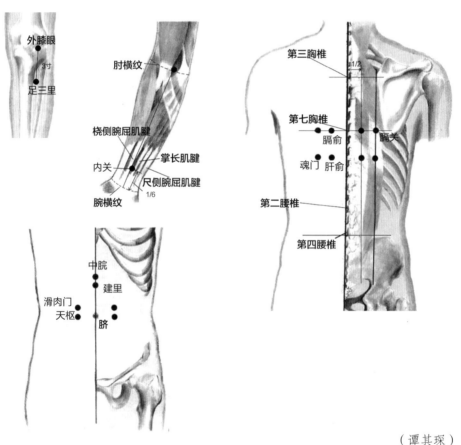

（谭其琛）

八、黄疸

黄疸因感受湿热病邪，阻滞肝胆，气机受阻，疏泄失常，胆汁外溢所致。以目黄、身黄、溲黄为主要临床表现的病症。多因肝胆湿热、湿困脾胃、热毒炽盛、寒凝阳衰致肝胆疏泄失常而发病。多见于现代医学的急性病毒性肝炎、肝硬化、胆石症、胆囊炎等以黄疸为主症者。

主穴

（1）胆俞、至阳、水分、脾俞、滑肉门、阴陵泉。

（2）阳纲、梁门、章门、三焦俞、阳陵泉。

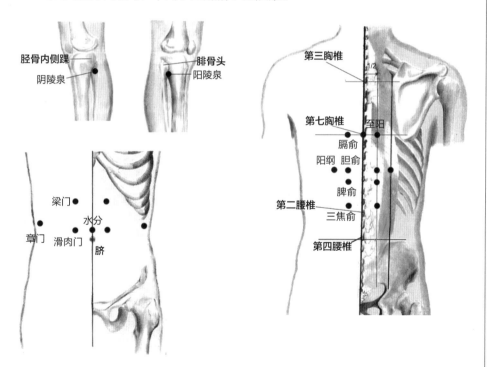

配穴

辨证：肝胆湿热证加外关，湿困脾胃证加中脘，热毒炽盛证加大椎，寒凝阳衰证加关元。

辨病：病毒性肝炎加肝俞，胆囊炎加日月，肝硬化加期门、三阴交。

症状：恶心呕吐者加内关，便秘或泄泻者加天枢。

方药

岭南天灸拓展系列方肝胆脾胃方12号方。

（许菲　孙健）

九、胃寒

胃寒指胃脘冷痛、呕吐清水痰涎、畏寒喜暖为主要症状的一类病症，常伴有胃脘部痞闷或胀满、嗳气、泛酸、嘈杂、恶心呕吐等症状。多因寒邪犯胃或脾胃虚寒所致。多见于现代医学的胃十二指肠炎症、溃疡、痉挛等证属实寒或虚寒的疾病。

主穴

（1）胃俞、中脘、命门、内关、关元。

（2）胃仓、下脘、肾俞、足三里。

配穴

辨证：寒邪犯胃证加至阳，脾胃虚寒证加脾俞。

辨病：消化性溃疡加梁门，胃痉挛加梁丘。

症状：痞闷或胀满者加肝俞，嘈杂者加心俞，恶心呕吐者加完骨。

方药

岭南天灸拓展系列方肝胆脾胃方19号方。

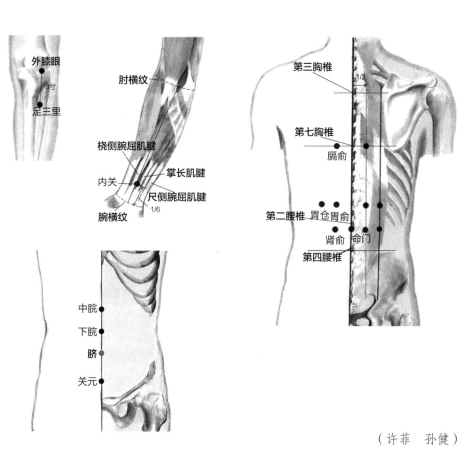

外膝眼

3寸

足三里

肘横纹

桡侧腕屈肌腱

内关

掌长肌腱

尺侧腕屈肌腱

腕横纹

1/6

中脘

下脘

脐

关元

第三胸椎

1/2

第七胸椎

膈俞

第二腰椎

胃仓胃俞

肾俞 命门

第四腰椎

（许菲 孙健）

第五节　肾膀胱病症

一、水肿

水肿是指体内津液输布失常，导致体内水液潴留，泛滥肌肤，临床以头面、眼睑、四肢、腹背，甚至全身浮肿为特征表现的一类病证。多因风水相搏、水湿浸渍、湿热内蕴等湿邪所致；或因脾虚湿困、阳虚水泛等因虚所致水肿。本部分主要讨论肾性水肿。可见于现代医学的肾病综合征、急性和慢性肾小球肾炎等。

主穴

● 实证水肿

（1）风门、天枢、阴陵泉、水分、三焦俞、阴交。

（2）肺俞、腹结、水道、脾俞、外关。

● 虚证水肿

（1）肺俞、肾俞、脾俞、中脘、关元、水分、阴陵泉。

（2）中府、章门、志室、建里、气海、三阴交、大横。

配穴

辨证：风水相搏证加曲池，水湿浸渍证加身柱，湿热内蕴证加中极，脾虚湿困证加意舍，阳虚水泛证加命门。

辨病：肾病综合征加命门，急性肾小球肾炎加复溜，慢性肾小球肾炎加太溪。

症状：腰膝酸软、下肢困重者加关元、足三里。

方药

实证水肿：岭南天灸拓展系列方肾膀胱方1号方。

虚证水肿：岭南天灸拓展系列方肾膀胱方2号方。

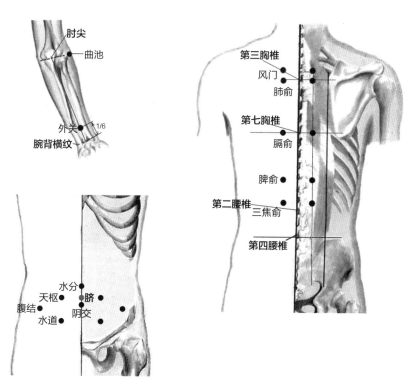

实证水肿

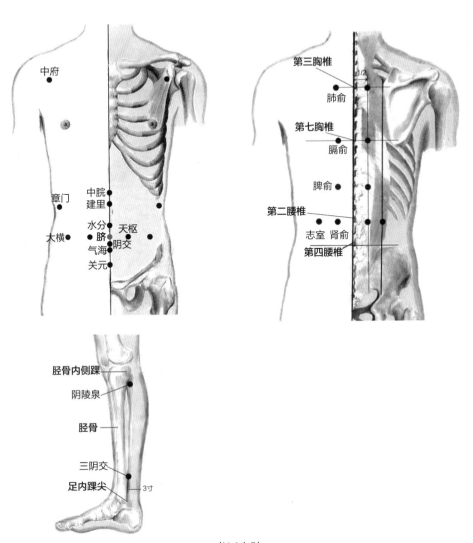

中府

章门

大横

中脘
建里
水分
脐
气海
关元

天枢
阴交

第三胸椎
1/2
肺俞

第七胸椎
膈俞

脾俞

第二腰椎

志室 肾俞
第四腰椎

胫骨内侧踝

阴陵泉

胫骨

三阴交

足内踝尖
3寸

虚证水肿

（许菲　孙健）

二、淋证

淋证是因肾虚、膀胱湿热、气化不利所致的以小便频数、淋沥涩痛、小腹拘急为主要表现，可伴有低热、腰痛、小腹坠胀等症状的一类病证。淋证分为石淋、气淋、血淋、膏淋、劳淋、热淋六种。可见于现代医学的慢性前列腺炎、下尿道综合征等疾病。

主穴

● 热淋

（1）尺泽、三焦俞、膀胱俞、水分、水道、阴陵泉。

（2）曲泽、支沟、秩边、小肠俞、外陵、中极。

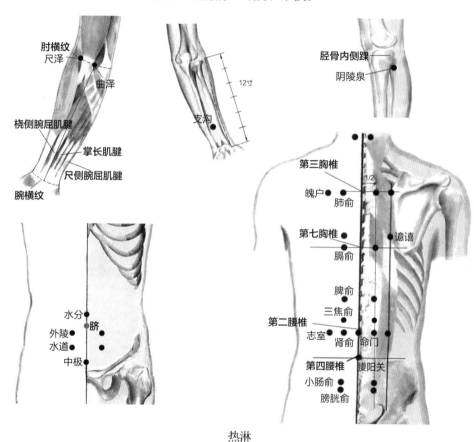

热淋

● 前列腺炎

（1）肺俞、肾俞、膀胱俞、关元、水分、阴陵泉。

（2）尺泽、命门、志室、水道、气海、三阴交。

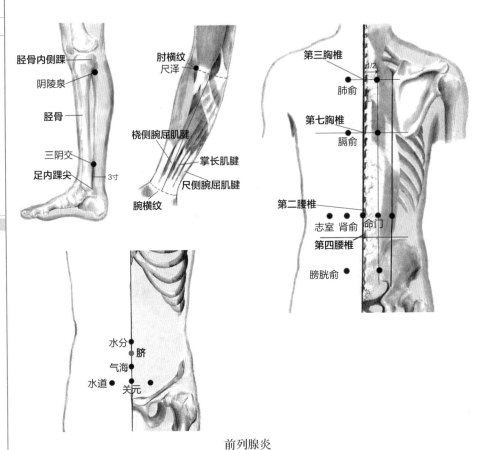

胫骨内侧踝
阴陵泉
胫骨
三阴交
足内踝尖 3寸

肘横纹
尺泽
桡侧腕屈肌腱
掌长肌腱
尺侧腕屈肌腱
腕横纹

第三胸椎
肺俞
第七胸椎
膈俞
第二腰椎
志室 肾俞 命门
第四腰椎
膀胱俞

水分
脐
气海
水道 关元

前列腺炎

●劳淋

（1）肺俞、脾俞、肾俞、命门、膀胱俞、外关、水分。

（2）魄户、谚语、志室、腰阳关、小肠俞、支沟、阴交。

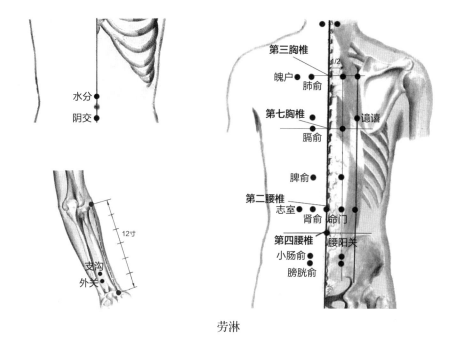

劳淋

● 下尿道综合征

（1）肝俞、肾俞、命门、膀胱俞、气海、关元、三阴交。

（2）魂门、章门、志室、腰阳关、秩边、次髎、阴交。

配穴

辨证：热淋加大椎，石淋加秩边、委阳，气淋加肝俞，血淋加血海、膈俞，膏淋加足三里，劳淋加脾俞、关元、足三里。

方药

热淋、前列腺炎：岭南传统天灸拓展系列方肾膀胱方3号方。

劳淋：岭南传统天灸拓展系列方肾膀胱方4号方。

下尿道综合征：岭南传统天灸拓展系列方肾膀胱方5号方。

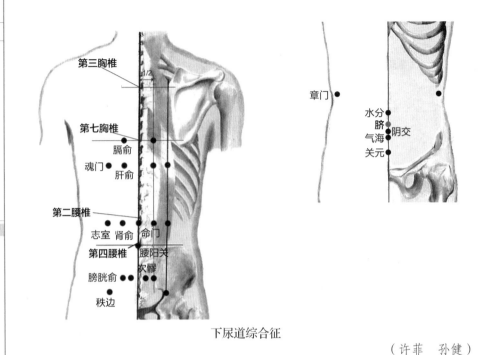

第三胸椎

章门

水分
脐
气海
关元

阴交

第七胸椎

膈俞
魂门　肝俞

第二腰椎

志室　肾俞　命门
第四腰椎　腰阳关
次髎
膀胱俞
秩边

下尿道综合征

（许菲　孙健）

三、癃闭

癃闭是指排尿困难、点滴而下，甚至小便闭塞不通的一种疾患。小便不利、点滴而出为"癃"，小便不通、欲解不得为"闭"，统称为"癃闭"。多因湿热下注、肝郁气滞、瘀浊阻塞、肾气亏虚等引起膀胱气化不利所致。可见于现代医学的前列腺肥大、神经源性膀胱、无力性膀胱等疾病。

主穴

●前列腺肥大

（1）肺俞、肾俞、命门、膀胱俞、中枢、中极、三阴交。

（2）心俞、志室、腰阳关、腰俞、次髎、关元、复溜。

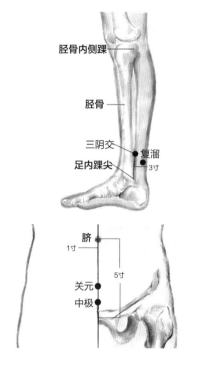

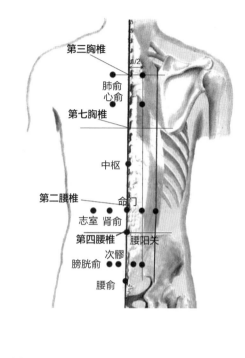

前列腺肥大

●神经源性膀胱、无力性膀胱

（1）肺俞、肾俞、命门、膀胱俞、中枢、中极、水道、三阴交。

（2）心俞、肝俞、志室、腰阳关、腰俞、次髎、关元、归来。

配穴

辨证：湿热下注证加蠡沟，肝郁气滞证加太冲、支沟，瘀浊阻塞证加丰隆、膈俞，肾气亏虚证加志室。

症状：腰膝酸软者加太溪，既往有手术、外伤史者加血海、膈俞。

方药

前列腺肥大：岭南传统天灸拓展系列方肾膀胱方7号方。

神经源性膀胱、无力性膀胱：岭南传统天灸拓展系列方肾膀胱方6号方。

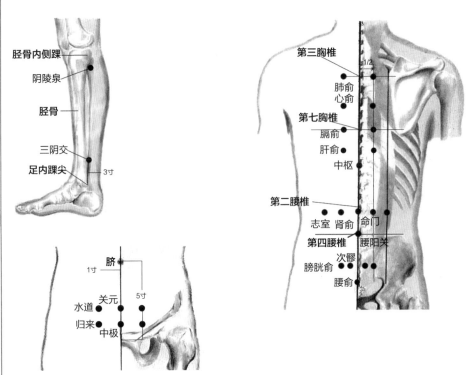

神经源性膀胱、无力性膀胱

（许菲　孙健）

四、夜尿多

夜尿多是指夜尿量超过白天尿量或者夜尿持续超过750毫升。多因膀胱湿热、肝郁气滞、脾虚不摄、下元虚寒等所致膀胱功能不利所致。可见于现代医学的尿道或膀胱感染、前列腺增生症、精神性尿频、糖尿病、尿崩症、慢性肾脏病等疾病。

主穴

（1）肺俞、肾俞、脾俞、膀胱俞、中极、中脘。

（2）肝俞、志室、腰阳关、腰俞、次髎、关元、带脉。

配穴

辨证：膀胱湿热证加阴陵泉、水分，肝郁气滞证加蠡沟，脾虚不摄证加足三里，下元虚寒证加气海、命门。

辨病：尿道或膀胱感染加气海，前列腺增生症加石门，精神性尿频、糖尿病、尿崩症加膀胱俞，慢性肾脏疾病加太溪。

症状：腰膝酸软者加命门、太溪，小便频数者加列缺。

方药

岭南传统天灸拓展系列方肾膀胱方8号方。

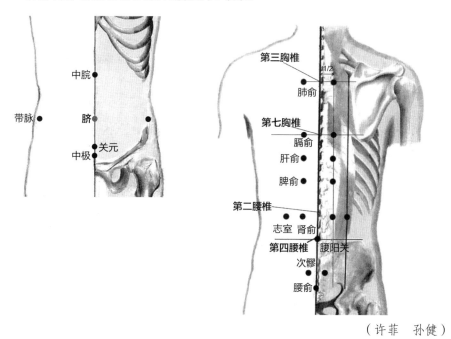

（许菲　孙健）

五、尿失禁

尿失禁、漏尿属于中医学"遗溺""小便不禁"范畴，是指清醒状态下小便不能控制而自行流出的一类病症。多因肾气不固、脾肺气虚、肾阴亏虚、膀胱湿热等引起膀胱失约、遗溺不禁所致。可见于现代医学中的神经源性膀胱、不稳定性膀胱、前列腺切除术、妇女绝经前后、分娩损伤等疾病。

岭南中医药精华书系

岭南中医特色技法传承系列

主穴

（1）肺俞、肾俞、命门、膀胱俞、中极、三阴交。

（2）三焦俞、志室、腰阳关、腰俞、次髎、关元、水泉。

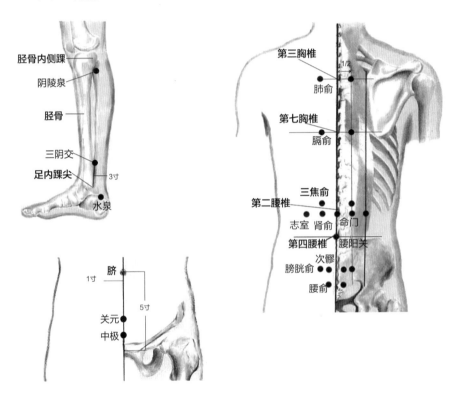

配穴

辨证：肾气不固证加气海，肺脾气虚证加脾俞、中脘，肾阴亏虚证加太溪，膀胱湿热证加然谷、水分。

辨病：神经源性膀胱加气海、足三里，前列腺切除术加气海，妇女绝经期后、分娩损伤加子宫、足三里。

症状：随时自遗者加气海、足三里，咳即尿遗者加中府，尿时灼热者加水分、然谷。

方药

岭南天灸拓展系列方肾膀胱方9号方。

（张继福）

六、尿血

尿血是指小便中夹有血丝或混有血液，但排尿不痛的一类病症。多因下焦湿热、肾虚火旺、脾不统血、肾气不固等引起肾与膀胱血络损伤、血下溢或渗于水道所致，可见于现代医学中的尿路结石、肾结石等。

主穴

（1）孔最、筑宾、命门、膀胱俞、委阳。

（2）郄门、气海俞、次髎、水泉、腰俞。

配穴

辨证： 下焦湿热证加水分，肾虚火旺证加三阴交、然谷，脾不统血证加脾俞、足三里，肾气不固证加肾俞、气海。

辨病： 尿路结石加秩边、水道，肾结石加京门、肓门。

症状： 小便黄赤灼热、尿血鲜红者加水分、阴陵泉，小便短赤带血、腰膝酸软者加肾俞、太溪，久病尿血、气短声低者加足三里、血海，久病尿血、腰脊酸痛者加肾俞、气海。

方药

岭南天灸拓展系列方肾膀胱方10号方。

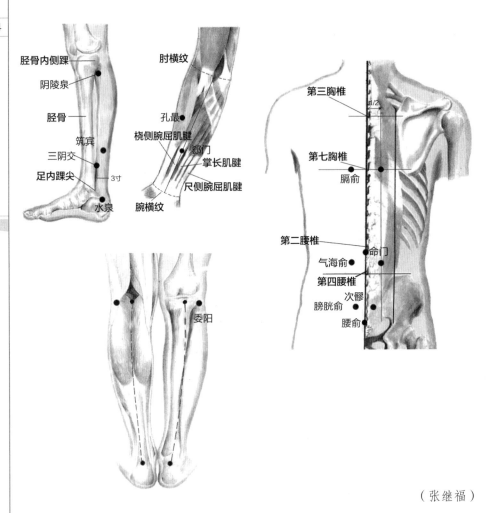

（张继福）

七、性功能障碍

性功能障碍是指不能进行正常的性行为，或在正常的性行为中不能获得满足的一类病症。常见的男性性功能障碍包括阳痿、性欲减退、遗精、早泄等。

（一）阳痿、性欲减退

阳痿是临床上最常见的男性性功能障碍，是指性交时阴茎不能勃起，或虽勃起但勃起不坚，或勃起不能维持，以致无法进行正常性生活的病症。多因命门火衰、心脾两虚、湿热下注引起阴器萎软不举、举而不坚，可见于现代医学中的各种功能性及器质性阴茎勃起功能障碍疾病。

性欲减退是指成年人在有效的性刺激下，没有性交欲望，或不能引起性兴奋，使性生活能力和性行为水平降低的病症。多因命门火衰、气血亏虚、肝气郁结引起性欲衰减所致，可见于现代医学的性欲低下等疾病。两类病症治疗策略类似，一并阐述。

主穴

（1）肾俞、命门、肝俞、中枢、关元、三阴交。

（2）魂门、志室、腰阳关、腰俞、气海、筑宾。

配穴

辨证：命门火衰证加大赫、大巨，心脾两虚、气血亏虚证加心俞、脾俞、足三里，湿热下注证加中极、水分，肝气郁结证加期门、日月。

辨病：阳痿加大赫、阴谷，性欲减退加大巨。

症状：头晕目眩者加颈百劳、内关，胆怯多疑者加胆俞，精神萎靡者加气海俞、足三里，勃而不坚者加大巨。

方药

岭南天灸拓展系列方肾膀胱方11号方。

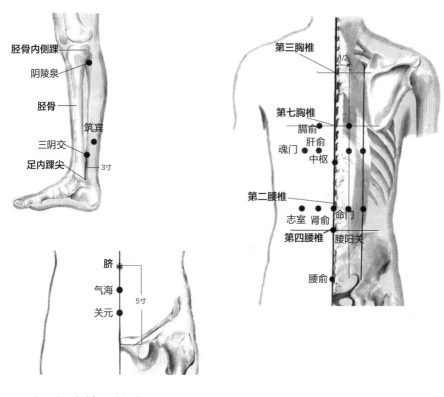

（二）遗精、早泄

遗精是指在无性生活状态下发生精液遗泄的一类病症。正常未婚男子或婚后夫妻分居者，每月遗精1～2次或稍多，属正常生理现象。若成年男子遗精次数频繁，每周2次以上，甚至一夜数次；或已婚有正常性生活下经常遗精，则属于病理状态。多因阴虚火旺、湿热下注、心脾两虚、肾虚不固引起封藏失职、精遗于外所致，可见于现代医学的神经衰弱、精囊炎和睾丸炎。

早泄是指阴茎插入阴道1分钟内，甚至刚触及阴道口便发生射精，不能进行正常性交的病症。多因肝经湿热、阴虚火旺、心脾两虚、肾气不固引起精关失调、乍交即泄所致。可见于现代医学的男子性功能障碍。两类病症治疗策略类似，一并阐述。

主穴

（1）肺俞、肾俞、命门、魂门、三阴交、关元。

（2）中府、肝俞、志室、腰阳关、石门、太溪。

配穴

辨证：阴虚火旺证加然谷、涌泉，湿热下注证、肝经湿热证加中极、阴陵泉，心脾两虚证加心俞、脾俞，肾虚不固证、肾气不固证加曲泉、大赫。

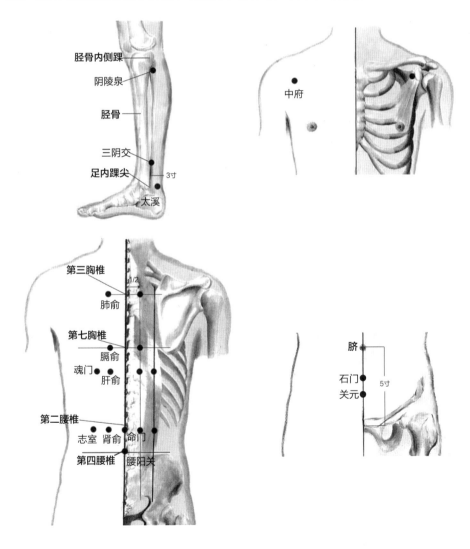

辨病：神经衰弱加心俞、神门，精囊炎和睾丸炎加中极、次髎。

症状：外阴湿痒或小便黄浊者加阴谷、蠡沟，心烦失眠者加膈俞、胆俞，胁肋不适或情绪低落者加期门。

方药

岭南天灸拓展系列方肾膀胱方12号方。

（张继福）

八、不育症

不育症属于中医"无子""无嗣"范畴，是指夫妇有规律正常性生活1年以上，未采取任何避孕措施，由于男方因素造成女方无法自然受孕的一类病症。多因肾精亏虚、气血虚弱、气滞血瘀、湿热下注等引起肾精不足、精液异常所致，可见于现代医学中的弱精子症、少精子症、畸精症等疾病。

主穴

（1）肺俞、肾俞、肝俞、命门、中枢、阴交、中极、三阴交。

（2）膏肓、魂门、志室、腰阳关、次髎、气海、关元、蠡沟。

配穴

辨证：肾精亏虚证加气海俞、复溜，气血虚弱证加脾俞、足三里，气滞血瘀证加膈俞、胆俞，湿热下注证加秩边。

辨病：弱精子症、少精子症加曲骨、曲泉，畸精症加次髎。

症状：腰膝酸软者加然谷，头晕目眩、纳呆便溏者加脾俞、中脘，睾丸坠胀、胸闷不舒者加期门、内关。

方药

岭南天灸拓展系列方肾膀胱方13号方。

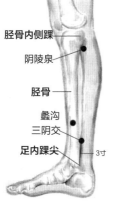

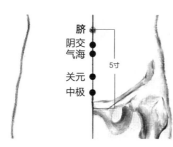

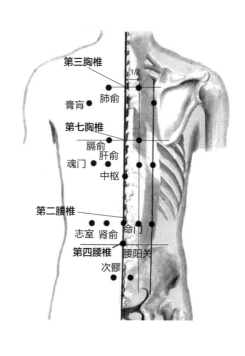

（张继福）

第六节　气血津液病症

一、肥胖症

肥胖症指体内脂肪堆积过多及（或）分布异常、体重增加，是常见的营养障碍性疾病。多因年老体弱、饮食不节、缺乏运动、先天禀赋不足等引起的阳气虚衰、痰湿偏盛所致，常见于现代医学中的高胰岛素血症，垂体功能、甲状腺功能失常等疾病。本部分主要讨论单纯性肥胖症的诊治，其他病因引起的肥胖症可参照本部分内容诊治。

主穴

（1）中脘、天枢、气海、曲池、上巨虚、三阴交。

（2）梁门、大横、水道、支沟、足三里、脾俞。

配穴

辨证：痰湿阻滞证加肺俞、肾俞，胃肠湿热证加胃俞，肝郁气滞证加期门，脾肾阳虚证加关元、肾俞。

症状：多饮多食、食欲亢进为主者加胃俞、三焦俞，胸闷气少、食欲不振为主者加膈俞，少气、大便溏者加肾俞、关元。

方药

岭南天灸拓展系列方气血津液方2号方。

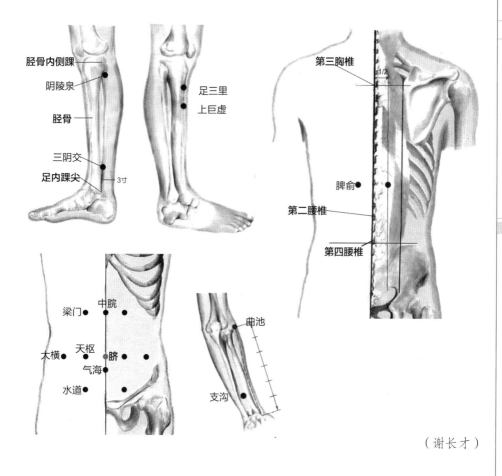

脛骨内侧踝
阴陵泉
脛骨
三阴交
足内踝尖
3寸
足三里
上巨虚
第三胸椎
1/2
脾俞
第二腰椎
第四腰椎
梁门
中脘
大横
天枢 脐
气海
水道
曲池
支沟

（谢长才）

二、消瘦

消瘦是指体重低于理想体重的10%以上，且非继发于其他疾病的体重下降，可有乏力、头晕耳鸣等伴随症状。多由气血津液生成不足，与病气耗夺以致形体失充所致，继发于其他内科疾病的消瘦不在本部分讨论范围内。

主穴

（1）肺俞、脾俞、肾俞、足三里、下巨虚。

（2）中府、胃俞、志室、中脘、下脘、气海、关元、三阴交。

配穴

辨证：阳明燥热证加曲池，胃燥津伤证加胃脘下俞，阴虚火旺证加太溪，阴阳两虚证加命门。

症状：口干舌燥、口渴多饮者加胃脘下俞，食欲亢进者加照海，小便频数者加命门。

方药

岭南天灸拓展系列方气血津液方3号方。

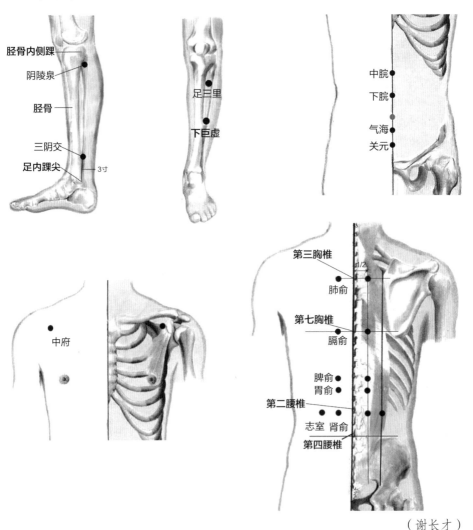

（谢长才）

三、消渴病

消渴病是以多饮、多食、多尿、乏力、消瘦或尿有甜味为主要临床表现的一种疾病。多因饮食失节、情志失调、劳欲过度、禀赋不足等引起的肾虚肺燥胃热所致。本部分主要讨论糖尿病的诊治。其他如尿崩症等，如具有多尿、烦渴的临床特点，与消渴病有某些相似之处者，亦可参考本部分内容诊治。

主穴

（1）肺俞、胃俞、肾俞、关元俞、曲池、三阴交。

（2）中脘、下脘、气海、关元、胃脘下俞、足三里。

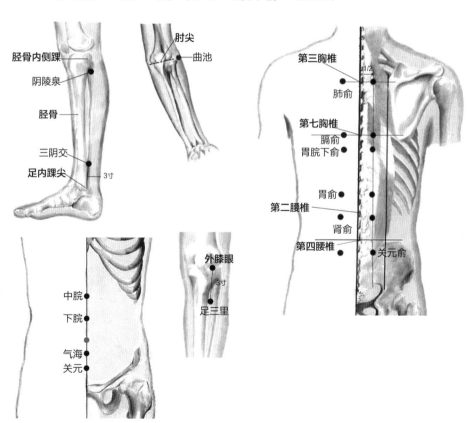

配穴

辨证：燥热伤肺证加尺泽，胃燥津伤证加脾俞、内庭，肾阴亏虚证加太溪，阴阳两虚证加命门，阴虚阳浮证加涌泉。

辨病：糖尿病加上脘，糖耐量异常加胃仓。

症状：四肢麻木者加手三里、列缺、丰隆，视物模糊者加太冲、光明，便秘者加天枢，心悸者加内关、心俞，肌肤瘙痒者加风市、血海、蠡沟。

方药

岭南天灸拓展系列方气血津液方1号方。

（谢长才）

四、麻木

麻木是指以四肢末端自我感觉异常、麻木不仁为主症的一类病症，主要见于糖尿病周围神经病变。本病属于中医学"消渴病"范畴，消渴病日久，阴损及阳，导致阴阳俱虚，累及脏腑虚弱，病久入络，经脉痰瘀痹阻，而致本病。其他疾病如颈椎病、腰椎病、腕管综合征等挤压神经导致的麻木可参照此病治疗。

主穴

（1）颈百劳、大椎、肺俞、至阳、中枢、命门、胃俞、中脘、下脘、气海、关元、肩髃、髀关。

（2）膏肓、完骨、脾俞、肾俞、鸠尾、腹四关、大横、手三里、足三里。

配穴

辨证：阴虚证加三阴交，气滞血瘀证加膈俞，痰湿阻络证加意舍，肝肾不足证加肾俞、肝俞。

辨病：颈椎病、腰椎病加悬钟，腕管综合征加内关、大陵。

症状：疼痛者加膈俞，灼热感者加合谷、太冲。

方药

岭南天灸拓展系列方气血津液方4号方。

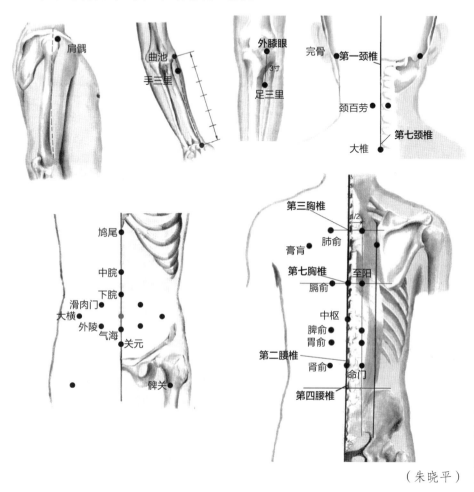

（朱晓平）

五、放化疗后不良反应

放化疗在对恶性肿瘤有显著疗效的同时却可能引发多种不良反应，如恶心呕吐、头晕、乏力、纳差、口淡或变味、便秘、失眠或嗜睡等。本病病机复杂，恶性肿瘤本身损伤脾胃等脏腑，放化疗在治疗的同时亦伤及人体正气，损耗阴津，久则阴损及阳，阴阳俱虚，脏腑虚弱，病久入络，经脉痰瘀痹阻，而致本病。

主穴

（1）肺俞、中脘、胃俞、肝俞、内关。

（2）建里、魂门、天枢、足三里、胃仓。

配穴

辨证：阴虚证加三阴交，阳虚证加腰阳关，气滞血瘀证加膈俞，脾虚痰阻证加脾俞，肾气不足证加肾俞。

辨病：鼻咽癌加列缺，肝胆癌加胆俞，转移癌加悬钟，白细胞减少加大杼、肾俞。

症状：头晕者加颈百劳，失眠者加三阴交，便秘者加大横，乏力者加手三里、大椎。

方药

岭南天灸拓展系列方气血津方5号方。

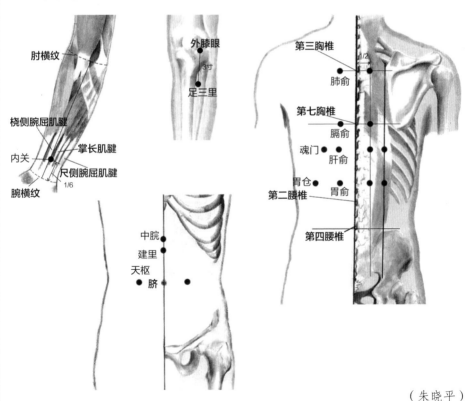

（朱晓平）

六、瘿病

瘿病是以颈前喉结两旁结块肿大，或无颈前肿大，但有突眼、手抖、失眠、怕热多汗、多食易饥、体形消瘦、心烦易怒等。本病由情志内伤、饮食、水土失宜及体质等因素引起，以致气滞、痰凝、血瘀壅结颈前，从而出现颈前喉结两旁结块肿大，或致甲状腺功能亢进，而致本病。多见于现代医学的单纯性甲状腺肿、甲状腺功能亢进症等。

主穴

●单纯性甲状腺肿

（1）颈百劳、膏肓、中府、手五里、中脘、关元、丰隆。

（2）肩井、缺盆、肺俞、手三里、上脘、气海、上巨虚。

●甲状腺功能亢进症

（1）颈百劳、膏肓、魂门、间使、中脘、关元、太溪。

（2）肩井、肺俞、内关、扶突、上脘、气海、复溜。

配穴

辨证：气滞证加肝俞，痰凝证加脾俞，血瘀证加膈俞。

症状：心烦者加厥阴俞、志室、鸠尾，失眠者加神堂、志室。

方药

单纯性甲状腺肿：岭南天灸拓展系列方气血津液方6号方。

甲状腺功能亢进症：岭南天灸拓展系列方气血津方7号方。

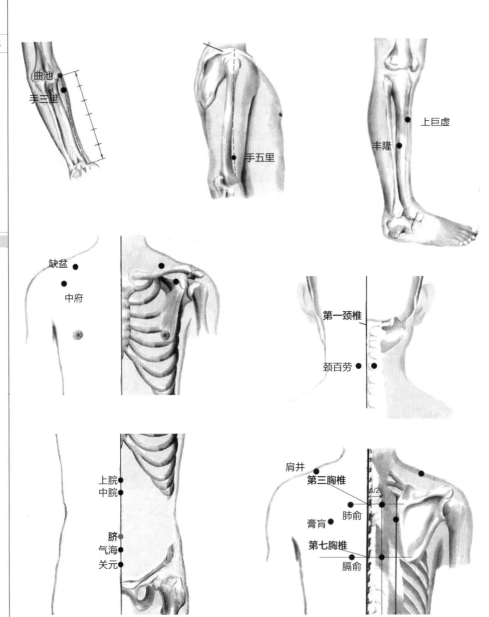

曲池

手三里

手五里

上巨虚

丰隆

缺盆

中府

第一颈椎

颈百劳

上脘

中脘

脐

气海

关元

肩井

第三胸椎

1/2

膏肓

肺俞

第七胸椎

膈俞

单纯性甲状腺肿

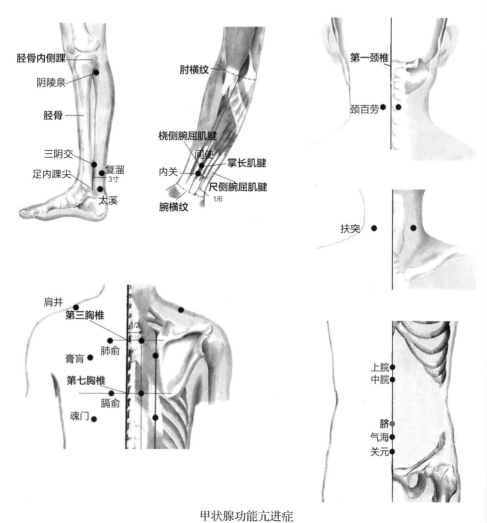

甲状腺功能亢进症

（朱晓平）

七、虚劳

　　虚劳，即虚损，由于多种原因导致以脏腑亏损、气血阴阳不足为主要病机的多种慢性衰弱证候的总称。本部分主要涉及甲状腺功能减退等。甲状腺功能减退是由于甲状腺激素合成及分泌减少，或其生理效应不足所致机体代谢降低的一种疾病。

主穴

（1）颈百劳、膏肓、扶突、手五里、中脘、关元、丰隆。

（2）安眠、缺盆、肺俞、手三里、天突、鸠尾、气海、至阳。

配穴

辨证：阳虚证加命门，气虚证加足三里，痰湿证加阴陵泉，血虚证加膈俞，阴虚证加三阴交。

辨病：高脂血症加脾俞，月经不调加地机。

症状：厌食者加足三里，便秘者加天枢，腹胀者加滑肉门，疲倦者加肾俞。

方药

岭南天灸拓展系列方气血津液方8号方。

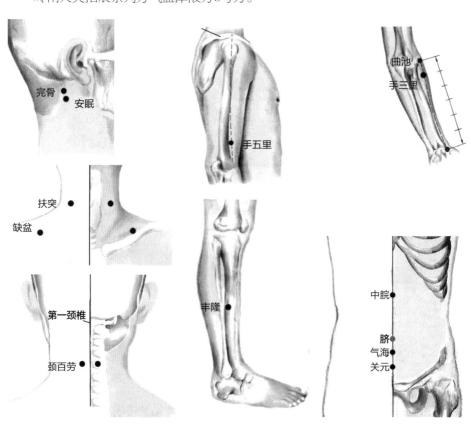

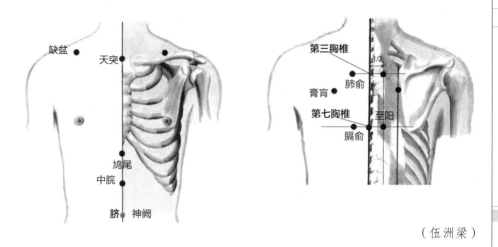

（伍洲梁）

八、高脂血症

由于血脂代谢或转运异常使血浆中一种或几种脂质高于正常称为高脂血症，可表现为高胆固醇血症、高甘油三酯血症或两者兼有。本病属中医的"痰"的范畴，多因素体脾虚痰盛；或饮食不节，恣食肥甘，痰浊内生；或年老体虚，脏气衰减，阴虚痰滞，终致痰积血瘀，化为脂浊而为病。临床上按病因分为原发性和继发性两类。前者多由于遗传基因缺陷所致，后者常因饮食、糖尿病、肥胖、甲状腺功能减退、肝肾疾病、糖原累积症、系统性红斑狼疮（SLE）等原发病或某些药物如利尿剂、糖皮质激素等引起。

主穴

（1）脾俞、大包、魂门、内关、中脘、关元、丰隆。

（2）意舍、期门、阳陵泉、章门、天枢、上巨虚。

配穴

辨证：脾气亏虚证加意舍，肾元亏虚证加肾俞，痰瘀互结证加膈俞、胆俞。

辨病：糖尿病、糖原累积症加胃俞、足三里，肥胖加大横，甲状腺功能减退加三阴交、太溪，肝肾疾病加肝俞、肾俞。

症状：倦怠者加气海，头晕耳鸣者加大椎。

方药

岭南天灸拓展系列方气血津液9号方。

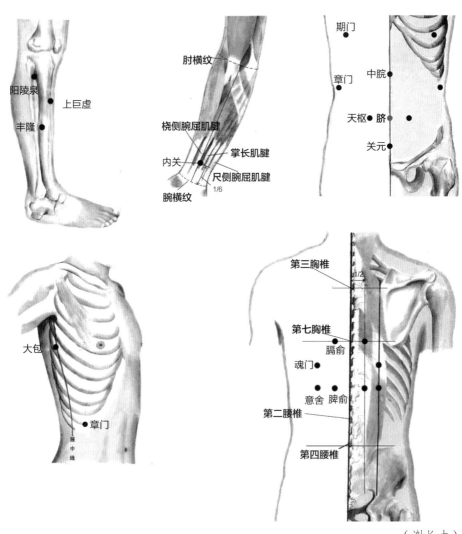

（谢长才）

九、高尿酸血症

高尿酸血症是嘌呤代谢障碍引起的疾病，属中医学"未病""伏邪"的范畴。多因脾肾亏虚，湿、浊、痰、瘀、热互结，加之饮食不当、劳逸无度，发为本病。临床可分为原发性和继发性，原发性多由先天性嘌呤代谢异常所致，常伴高脂血症、肥胖、糖尿病、高血压病、动脉硬化和冠心病等。继发性则可由肾脏病、血液病及药物等多种原因引起。血液检查尿酸高而其他无症状者为高尿酸血症，部分患者出现关节炎、痛风石等为痛风。

主穴

（1）肺俞、脾俞、肾俞、膀胱俞、魂门、中脘、下脘、气海、关元。

（2）胆俞、意舍、气海俞、期门、章门、天枢、水道。

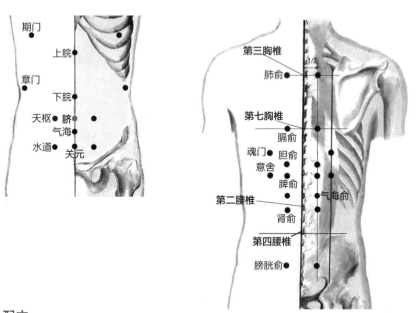

配穴

辨证：脾虚湿困证加中脘、大横，湿热痹阻证加曲池、外关、阴陵泉，瘀血阻络证加膈俞，肝肾亏虚证加太溪，肾阳亏虚证加气海、关元、命门。

症状：继发者加水道，痛风者参照痹证处理。

方药

岭南天灸拓展系列方气血津液方10号方。

（谢长才）

十、痰证

痰是水液代谢障碍所形成的病理产物，痰证泛指痰停留于体内的病症。多因脾阳虚弱、饮留胃肠、邪犯胸肺、饮停胸胁、络气不和，阴虚内热，表寒里饮、寒饮伏肺、脾肾阳虚所致。现代医学许多疾病如肥胖症、呼吸系统病、心脑血管病等均有痰多的情况可参照本病证治疗。

主穴

（1）肺俞、脾俞、中府、章门、肝俞、中脘、关元。

（2）胆俞、意舍、大包、梁门、大横、天枢。

配穴

辨证：脾阳虚弱证加阴陵泉，饮留胃肠证加胃俞、大肠俞、天枢，邪犯胸肺证加膈俞、心俞，饮停胸胁证加期门，络气不和证加膻中、阳陵泉，阴虚内热证加三阴交，表寒里饮证加大椎、阴陵泉，寒饮伏肺证加至阳，脾肾阳虚证加命门、涌泉，风痰证加风门，寒痰证加命门，热痰证加曲池，燥痰证加照海，湿痰证加水分。

辨病：肥胖症加丰隆，呼吸系统疾病加风门，心脑血管病加内关。

方药

岭南天灸拓展系列方气血津液方11号方。

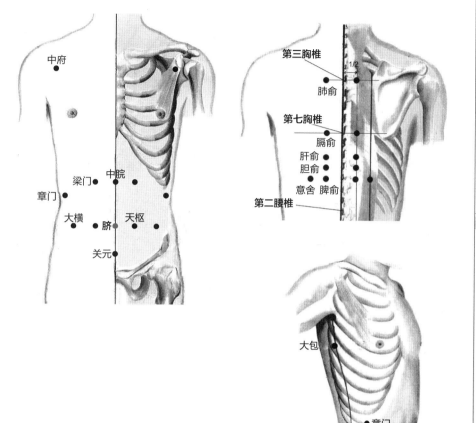

中府

第三胸椎
肺俞
1/2

第七胸椎
膈俞
肝俞
胆俞
意舍 脾俞
第二腰椎

梁门 中脘
章门
大横 脐 天枢
关元

大包

章门

（伍洲梁）

第七节　皮肤外科病症

一、斑秃

斑秃是一种突发的不规则、炎症性、非瘢痕性头部斑片状脱发的病症。多因肝郁气滞，肝郁犯胃，脾胃虚弱运化不足，房劳不节耗伤肾精，久病入络，气血化生不足，而致本病。现代医学多由于焦虑抑郁、精神创伤、内分泌失调等引起，也常合并其他自身免疫性疾病，如特应性皮炎等。

主穴

（1）安眠、肺俞、神堂、脾俞、命门、中脘、内关。

（2）颈百劳、魄户、胆俞、意舍、巨阙、章门。

配穴

辨证：心气虚弱证加气海、心俞，气滞血瘀证加膈俞，肝气郁滞证加期门、太冲，脾胃虚弱证加足三里，肾精亏虚证加肾俞、太溪。

辨病：抑郁症加魂门、章门、天枢、归来、膈俞，特应性皮炎加心俞、三阴交、血海。

症状：失眠者加三阴交，心悸者加心俞，胃纳差者加足三里。

方药

岭南天灸拓展系列方皮肤外科方1号方。

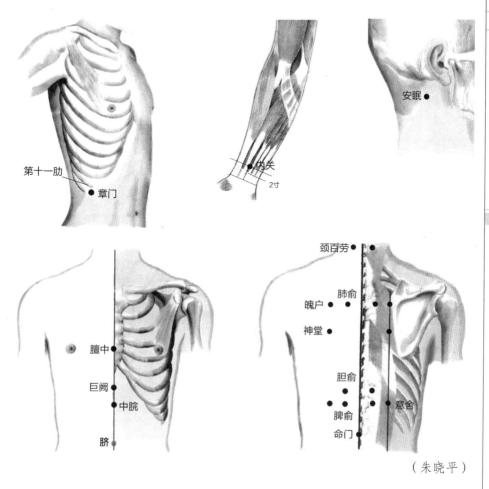

第十一肋
章门
内关
2寸
安眠
颈百劳
肺俞
魄户
神堂
膻中
巨阙
中脘
胆俞
脐
脾俞
意舍
命门

（朱晓平）

二、黄褐斑

黄褐斑又称"面尘""肝斑"，是一种常见的获得性面部色素沉着性疾病，损害为黄褐或深褐色斑片，常对称分布于颧颊部，也可累及眶周、前额、上唇和鼻部，斑片边缘一般较明显。本病与肝、脾、肾三脏密切相关，肝郁化火、脾虚生湿、肾精亏虚、气滞血瘀致气血失和、颜面失养为其发病的主要因素。现代医学认为多与女性月经不调、情绪焦虑抑郁、妊娠、长期口服避孕药等相关，也见于一些女性生殖系统疾患、癌症、肝病等患者。

主穴

（1）肺俞、脾俞、肾俞、肝俞、中脘、下脘、气海、关元、子宫。

（2）安眠、意舍、志室、章门、次髎、鸠尾、归来、阴交。

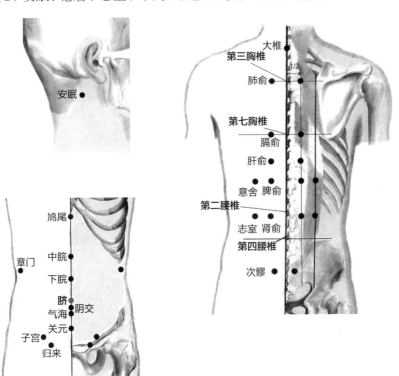

配穴

辨证：肝郁化火证加胆俞，脾虚湿困者加滑肉门、足三里，肾精亏损证加命门，气滞血瘀证加气海、血海。

辨病：月经不调加三阴交、地机，抑郁症加期门。

症状：难入睡加胆俞，心烦者加心俞，胃纳差者加足三里。

方药

岭南天灸拓展系列方皮肤外科方2号方。

（朱晓平）

三、粉刺

粉刺又称"痤疮""青春痘"，是青春期男女常见的一种毛囊及皮脂腺的慢性炎症。好发于颜面、胸背，可形成黑头粉刺、丘疹、脓疱、结节、囊肿等损害，常伴有皮脂溢出。青春期以后，大多自然痊愈或减轻。多因青春期冲任不调，肝郁犯脾，脾虚湿困，湿郁化热，并肺经外感风热，热聚于血脉，发于体表而致。现代医学多与皮脂分泌过多、月经失调、情绪焦虑抑郁等相关。

主穴

（1）大椎、肝俞、尺泽、中脘、天枢、间使。

（2）肺俞、魂门、曲泽、上脘、阴交、合谷。

配穴

辨证：肺经风热证加风门，湿热蕴结证加足三里、三阴交、阴陵泉，痰湿凝滞证加脾俞、丰隆、三阴交，冲任不调加血海、膈俞、三阴交。

辨病：月经不调加地机，皮脂分泌过多加曲池、丰隆。

症状：情绪焦虑、抑郁者加胆俞。

方药

岭南天灸拓展系列方皮肤外科方3号方。

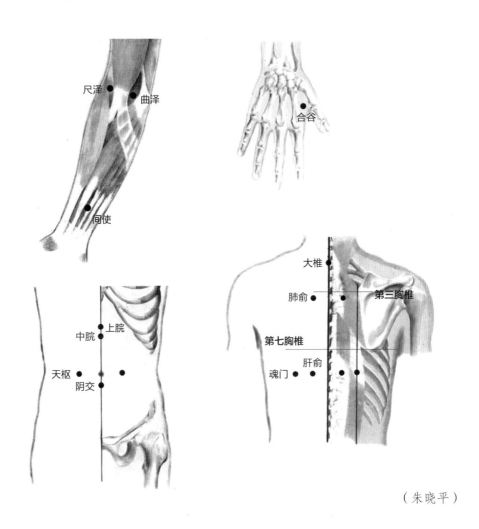

（朱晓平）

四、痄腮

痄腮又称"蛤蟆瘟"，属现代医学的流行性腮腺炎，是以发热、耳下腮部肿胀疼痛为主症的一种急性传染病。多因感受风温邪毒、邪毒壅阻少阳经脉，与气血相搏，气滞血郁，运行不畅，凝滞腮颊而致病。一般流行于冬春季节，3～6岁儿童多见，如成人发病者多症状较重。

主穴

（1）曲池、阳陵泉、魂门、间使、翳风、中脘。

（2）颊车、曲泽、丰隆、天枢、胆俞、上脘。

配穴

辨证： 邪犯少阳证加胆俞、日月，热毒壅盛证加委中，邪陷心肝证加心俞、肝俞，毒窜睾腹证加肝俞、期门。

症状： 咽痛者加列缺、大椎、天突，呕吐者加内关、完骨、足三里，局部疼痛明显者加局部压痛点，高热者加大椎、曲池。

方药

岭南天灸拓展系列方皮肤外科方4号方。

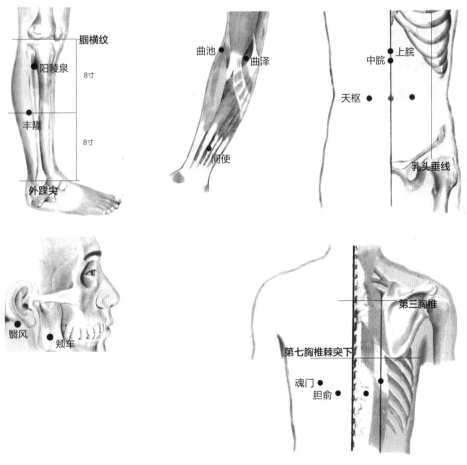

（王素愫）

五、乳痈

乳痈是在乳汁郁积的基础上，细菌通过乳头进入乳房引起的急性化脓性感染。常发生于产后未满月的哺乳期妇女，尤以初产妇多见，也可见于产后2～4个月，至1年以上。发于妊娠期的称为"内吹乳痈"，发于哺乳期的称为"外吹乳痈"。多因情志内伤，肝郁气滞，使乳汁发生壅滞而结块，郁久化热，热胜肉腐则成脓；或因胃热壅滞，导致气血凝滞，乳络阻塞而发生痈肿；或乳汁瘀滞乳头破损或凹陷，影响哺乳，致乳汁排出不畅；或乳汁多而婴儿不能吸空，造成余乳积存，致使乳络闭阻，乳汁瘀滞，日久败乳蓄积，化热而成痈肿。相当于现代医学的急性乳腺炎。

主穴

（1）肩井、乳根、膻中、期门、丰隆、中脘、阿是穴。

（2）魂门、滑肉门、天宗、上脘、天枢、曲池。

配穴

辨证：气滞热壅证加曲池、合谷，热毒炽盛证加大椎、曲池，正虚邪恋证加胃俞、足三里、三阴交。

症状：乳房胀痛甚者加大包、足三里，烦躁、口苦者加阳陵泉、内关，恶寒、发热者加合谷、外关、曲池。

方药

岭南天灸拓展系列方皮肤外科5号方。

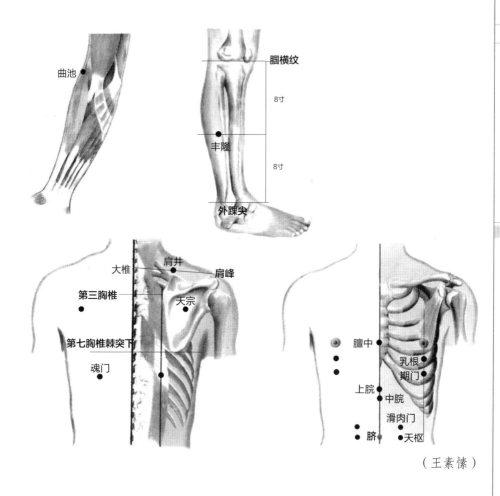

（王素愫）

六、乳癖

乳癖是同时或相继在两侧乳房内发生多个大小不一的肿块的一种疾病。多由情志内伤，肝气郁结，气机阻滞；或是思虑伤脾，致脾失健运，从而肝郁痰凝，气血瘀滞，阻于乳络而发病或因冲任失调，痰瘀凝结而成。多见于中青年妇女，相当于现代医学的乳腺增生病。

主穴

（1）肝俞、期门、膻中、间使、中脘、关元、丰隆。

（2）魂门、章门、肩井、天宗、上脘、子宫。

配穴

辨证：肝郁痰凝证加丰隆、巨阙，冲任失调证加气海、俞府。

辨病：乳房囊性增生病加丰隆、列缺、乳根，乳房纤维腺瘤加屋翳、足三里。

症状：乳房胀痛者加大包、足三里，口苦者加内关、阳陵泉；心悸者加心俞，胸胁胀满者加胆俞，食欲不振者加足三里。

方药

岭南天灸拓展系列方皮肤外科方6号方。

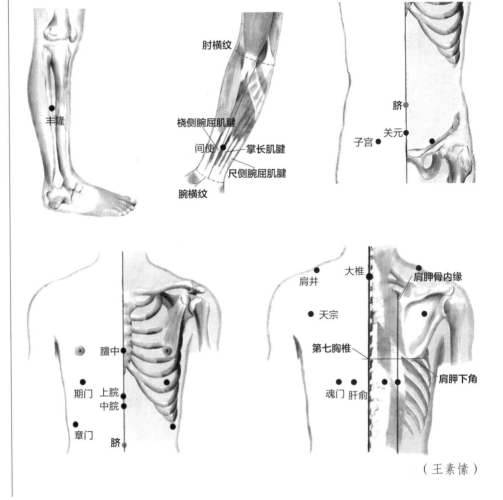

（王素愫）

七、筋结

筋结是休表出现成串或散在性的结块。肝主筋，肝失调达，血气凝结而成。多见于腱鞘囊肿。此病多因急性损伤，局部气滞血瘀，凝而成结，或因虚寒痹阻所致。此为发生于关节部腱鞘内的囊性肿物，为关节囊周围结缔组织退变所致的病症。内含有无色透明或橙色、淡黄色的浓稠黏液，多发于腕背和足背部。患者多为青壮年，女性多见。

主穴

（1）大椎、心俞、间使、中脘、阿是穴。

（2）厥阴俞、身柱、阳池、上脘、支沟。

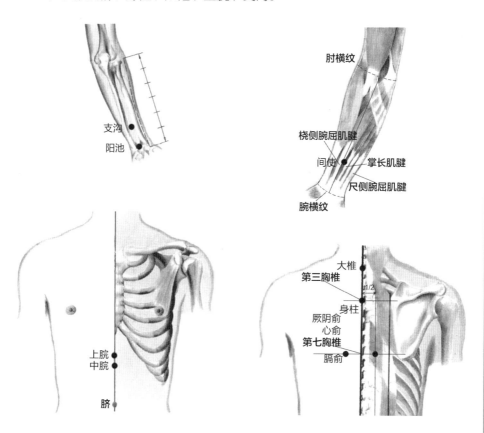

配穴

辨证：气滞证加外关、期门，瘀结证加血海、膈俞，痰湿阻络证加脾俞、丰隆。

辨病：发于腕外侧部加阳池、外关、胆俞，发于腕内侧加内关、神门，发于足背部加解溪、丰隆。

症状：疼痛者加心俞、胆俞，质地硬者加肺俞，质地软者加脾俞。

方药

岭南天灸拓展系列方皮肤外科方7号方。

（王素愫）

八、丹毒

丹毒多先由皮肤、黏膜破损，外受火毒与血热搏结，蕴阻肌肤，不得外泄，致患部鲜红灼热，有如涂丹为特征的急性感染疾病。多因素体血分有热，外受火毒，热毒蕴结，郁阻肌肤而发；或由于皮肤、黏膜破伤，毒邪乘隙侵入而成。可见于现代医学的急性网状淋巴管炎。

主穴

（1）心俞、期门、胃俞、曲池、中脘、水分、阿是穴。

（2）厥阴俞、魂门、血海、天枢、曲泽。

配穴

辨证：风热毒蕴证加大椎、风门，湿热毒蕴证加阴陵泉、三焦俞，胎火蕴毒证加大椎、三焦俞。

辨病：生于头面者加大椎，生于下肢者加三焦俞，生于臀部者加膈俞、胆俞。

症状：反复发病者加足三里、关元、气海、三阴交，发热者加大椎，大便秘结者加腹结、大肠俞。

方药

岭南天灸拓展系列方皮肤外科方8号方。

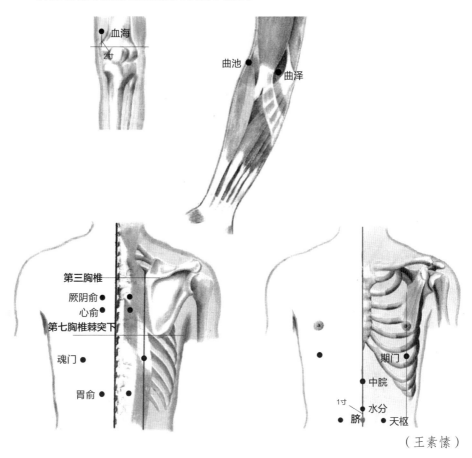

（王素愫）

九、蛇串疮（恢复期、后遗症期）

　　蛇串疮是以成簇水疱沿身体一侧呈带状分布，排列宛如蛇行，且疼痛剧烈为特征的皮肤病。多为情志内伤、肝郁气滞，久而化火，肝经火毒，外溢肌肤而发；或饮食不节、脾失健运，湿邪内生，蕴而化热，湿热内蕴，外溢肌肤而生；或感染毒邪，湿热火毒蕴结于肌肤而成。年老体虚者，常因血虚肝旺、湿热毒盛、气血凝滞，以致疼痛剧烈，病程迁延。相当于现代医学的带状疱疹。

● 恢复期

主穴

（1）胆俞、外关、中脘、水分、滑肉门、阿是穴。

（2）厥阴俞、阳纲、阳陵泉、建里、天枢、曲泽。

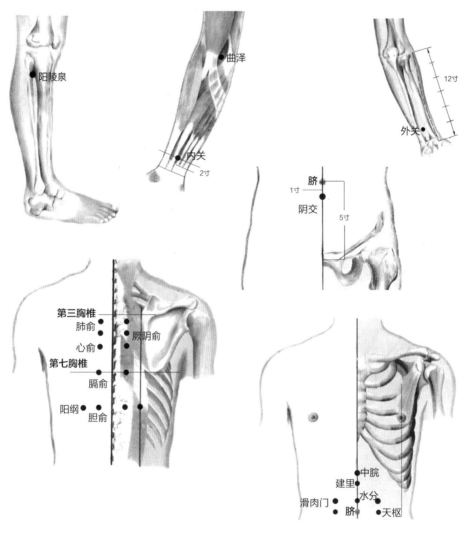

配穴

辨证： 肝经郁热证加蠡沟，脾虚湿蕴证加脾俞、阴陵泉，气滞血瘀证加膈俞。

症状： 发于眼部者加完骨、曲池、大椎，发于上肢者加天宗、臂臑，发于下肢者加解溪、丰隆。疼痛甚者加内关、心俞，耳鸣者加翳风、外关。

方药

岭南天灸拓展系列方皮肤外科方9号方。

● 后遗症期

主穴

（1）心俞、胆俞、膈俞、内关、中脘、水分、滑肉门。

（2）厥阴俞、阳纲、阳陵泉、建里、天枢、肺俞、阴交。

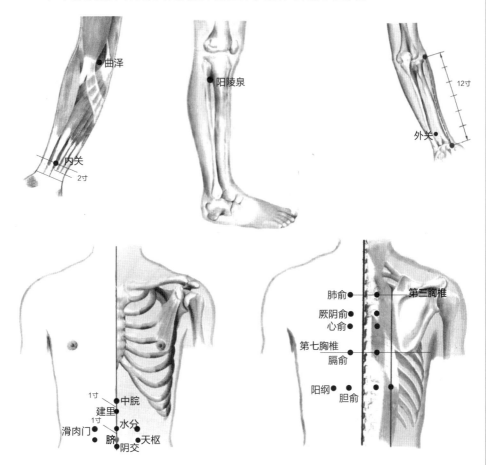

配穴

辨证：肝经郁热证加肝俞，脾虚湿蕴证加脾俞，瘀血阻络证加血海、胆俞，颜面部加合谷、太冲，胸胁部加期门、大包，腰腹部加章门、带脉。

症状：疼痛甚加肺俞，耳鸣加翳风、外关。

方药

岭南天灸拓展系列方皮肤外科方10号方。

（王素愫）

十、湿疹

湿疹属于中医学"湿疮"范畴，临床表现为形态损害、有渗出性倾向、特有皮损部位常对称分布、自觉瘙痒感、反复发作，容易成为慢性。慢性湿疹以皮疹多形性、粟粒至绿豆大小、颜色以红色或暗红色丘疹为主，斑疹或浸润肥厚的苔藓样斑块，表面带有少许糠秕样鳞屑，并有抓痕、结痂或皲裂，边界不甚清楚，外围可有丘疹、丘疱疹。皮疹泛发性或局限性，局部皮肤出现皮疹多以对称性分布，并且好发于手足部位、四肢屈侧及外阴处、肛周等部位。病程不规律，常反复性发作，自觉瘙痒感剧烈。多因禀赋不足，加之风湿热邪外侵、湿热浸淫、脾虚湿蕴、血虚风燥等导致肌肤络脉受阻，发为湿疮。

主穴

（1）心俞、肺俞、脾俞、外关、中脘、水分、阴陵泉。

（2）厥阴俞、中府、魂门、天枢、曲泽、血海

配穴

辨证：脾虚湿蕴证加三阴交、足三里，湿瘀互结证加膈俞、丰隆，脾虚血燥证加三阴交，气血瘀滞证加膻中、膈俞，风盛血燥证加曲池，肝肾阴虚证加肝俞、肾俞、照海，脾阳不运证加地机、阳陵泉。

辨病：急性期加曲池，慢性期加膈俞、肝俞、肾俞。

症状：皮肤瘙痒严重者加膈俞、血海，渗液严重者加三阴交、胃俞，痒甚失

眠者加安眠、内关。

方药

岭南天灸拓展系列方皮肤外科方11号方。

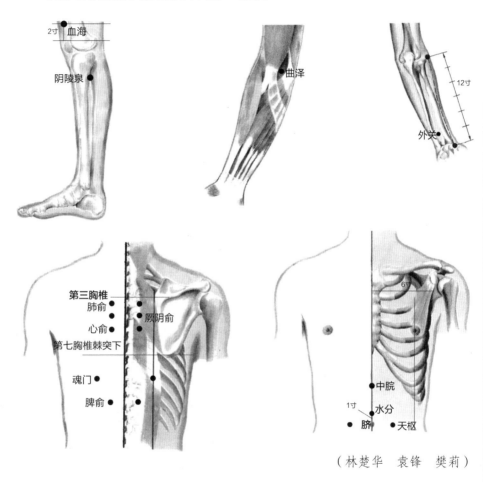

（林楚华　袁锋　樊莉）

十一、瘾疹

瘾疹又称"风疹块""风瘙隐疹""风团疙瘩"，是以身体瘙痒，搔之出现红斑隆起，形如豆瓣，堆累成片，发无定处，忽隐忽现，退后不留痕迹为特征的皮肤病，属于现代医学的"荨麻疹"。多因卫表不顾，风邪外客，从而致风热犯表、风寒束表，引起经络不通；或阴血耗伤，生风生燥，从而血虚风燥，导致肌肤失养，发为本病。按病程特征，发病在3个月以内者称为急性荨麻疹，风团反复发作超过3个月以上者称为慢性荨麻疹。

主穴

（1）心俞、肝俞、膈俞、内关、中脘、天枢、关元。

（2）厥阴俞、魂门、血海、鸠尾、曲泽、气海、蠡沟。

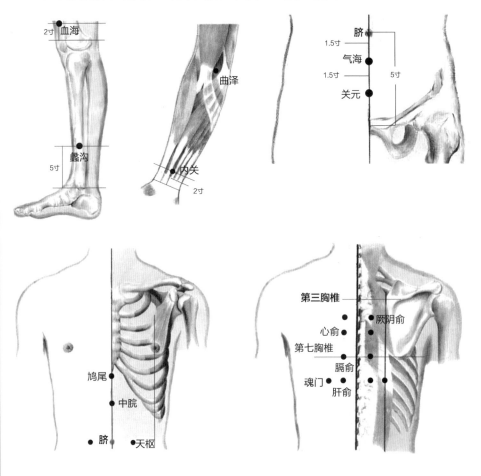

配穴

辨证：风热相搏证加大椎、风门，风寒外束证加风门、肺俞，肠胃湿热证加支沟、足三里，毒热燔营证加血海、期门；卫外不固证加风池、支正，气血亏虚证加膻中、足三里，冲任不调证加肾俞；阴虚血热证加命门、脾俞、风市，血瘀阻络证加曲泉。

辨病：急性荨麻疹加大椎、风池，慢性荨麻疹加足三里、肺俞、脾俞。

症状：多发于上肢加曲池、外关，多发于下肢加足三里、三阴交，以皮损为主加肺俞、脾俞，以风团为主加风门，瘙痒严重者加阳陵泉，喉头肿痒、呼吸困难者加天突、天容，女性经期风团伴月经不调者加公孙、期门、肾俞。

方药

岭南天灸拓展系列方皮肤外科方12号方。

（林楚华　袁锋　樊莉）

十二、疣疮

疣疮又称"扁瘊""瘊子"，属于现代医学的扁平疣，多发于青年男女，是一种多发生于颜面或手背的小疣，皮损为表面光滑的扁平丘疹，针头、米粒到黄豆大小，呈淡红色、褐色或正常皮肤颜色。多因热毒外侵、脾虚痰凝、气血瘀滞，导致风热血燥或湿热血燥郁于肌表，从而发病。

主穴

（1）心俞、肝俞、肺俞、大椎、间使、中脘、天枢。

（2）厥阴俞、魂门、魄户、鸠尾、曲泽、腰眼

配穴

辨证：热毒蕴结证加期门，热蕴络瘀证加膈俞、三阴交，脾虚痰凝证加三阴交、丰隆，气血瘀滞证加膻中、膈俞，风热血燥证加风门、血海，湿热蕴结证加阴陵泉、曲池。

症状：皮损结节坚硬粗糙加小肠俞、脾俞，结节疏松加曲池、支正。

方药

岭南天灸拓展系列方皮肤外科方13号方。

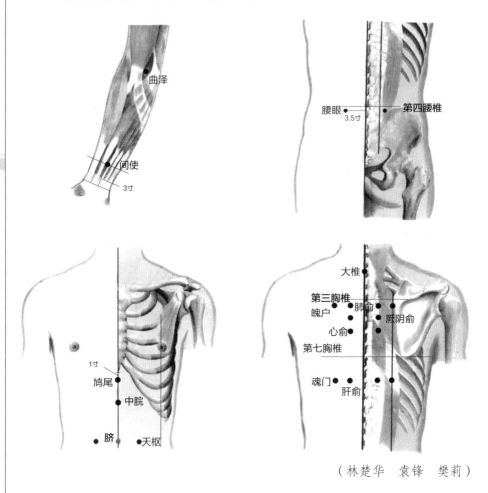

（林楚华　袁锋　樊莉）

十三、牛皮癣

牛皮癣（神经性皮炎），又称"顽癣""摄领疮"，是一种皮肤神经功能障碍性疾病，以皮肤肥厚、皮沟加深、苔藓样改变和阵发性剧烈瘙痒为特征。多因耗血伤阴而致血虚风燥、情志不遂而致肝郁化火、风热外袭而致风热蕴阻，导致经络不通而发病。根据皮损范围大小，临床分为局限性神经性皮炎和播散性神经性皮炎两种。精神因素被认为是主要诱因，情绪紧张、神经衰弱、焦虑都可以促使皮损发生或复发。

主穴

（1）膈俞、肺俞、膏肓、间使、百虫窝、天枢。

（2）魄户、魂门、血海、鸠尾、水分、曲泽、腰眼。

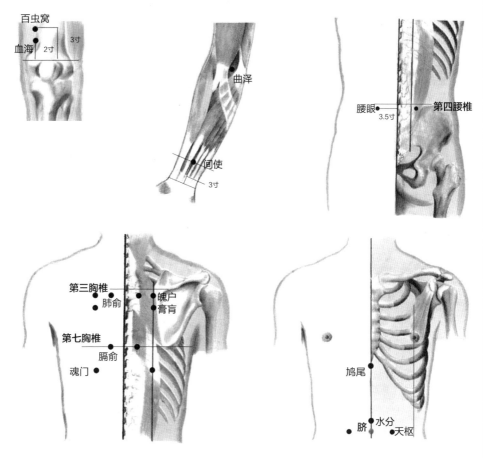

配穴

辨证：肝郁化火证加太冲、肝俞，风湿蕴肤证加脾俞、阴陵泉，血虚风燥证加脾俞、三阴交、足三里。

辨病：局限性神经性皮炎加曲池、外关，播散性神经性皮炎加心俞、胆俞。

症状：以瘙痒为主者加心俞、阳陵泉，扁平丘疹、皮疹光滑者加大椎、三焦俞，皮损干燥、稍有鳞屑者加肝俞，苔藓样改变者加心俞、胆俞。

方药

岭南天灸拓展系列方皮肤外科方14号方。

（林楚华　袁锋　樊莉）

十四、痔

痔是最常见的肛肠疾病，是直肠下段黏膜和肛管皮肤下的静脉丛瘀血、扩张和屈曲所形成的柔软静脉团。中医认为痔分实证和虚证，实证多因风伤肠络、湿热下注、气滞血瘀等，导致气血不调、络脉瘀滞而发病；虚证多因脾虚气陷，导致气血不调、络脉瘀滞而发病。根据痔核的位置可分为内痔、外痔、混合痔三种。生于齿线以上者为内痔，生于齿线以下者为外痔，内外痔兼有者为混合痔。

主穴

（1）肺俞、大肠俞、中脘、天枢、承山。

（2）曲池、魂门、秩边、鸠尾、上巨虚。

配穴

辨证：风伤肠络证加风门，湿热下注证加条口，气滞血瘀证加膈俞，脾虚气陷证加脾俞。

症状：便秘者加大横，便血者加地机、膈俞，脱出加气海、足三里，肛周瘙痒、溢液者加血海、上巨，感染、糜烂和血栓形成或嵌顿时出现疼痛不适者加次髎、飞扬。

方药

岭南天灸拓展系列方皮肤外科方15号方。

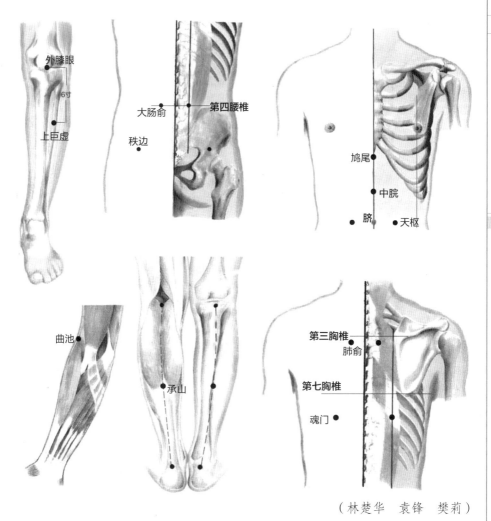

（林楚华 袁锋 樊莉）

十五、皮肤瘙痒

皮肤瘙痒属于中医学"风痒""血风疮""痒风""谷道痒"等范畴，是指无原发性皮肤损害，而以瘙痒为主要症状的皮肤感觉异常性皮肤病。多因风、寒、湿、热及阴血不足、血虚生风致肌肤气血不和、肌肤络脉受阻而发病。本病以自觉皮肤阵发性瘙痒，搔抓后常出现抓痕、血痂、色素沉着和苔藓样变等继发性皮损为临床特征。临床上可分为局限性和泛发性两种。局限性者，以阴部、肛门周围瘙痒最多；泛发性者，则多泛发全身。

主穴

（1）心俞、肝俞、肺俞、间使、中脘、蠡沟。

（2）厥阴俞、魂门、魄户、鸠尾、曲泽、血海。

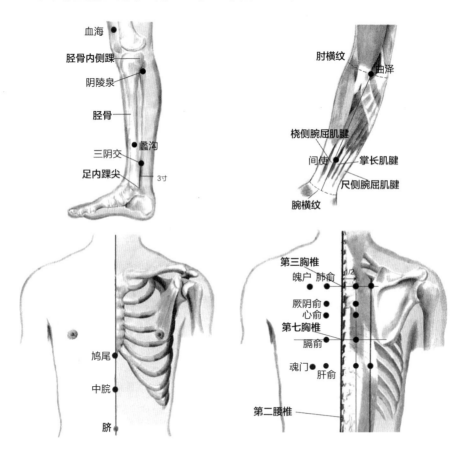

配穴

辨证：风热血热证加风门、大椎、膈俞，风寒证加风门，湿热蕴结证加膈俞、三阴交，阴血不足证加脾俞、三阴交，血虚肝旺证加膈俞。

辨病：局限性皮肤瘙痒加曲池、阳陵泉，泛发性皮肤瘙痒加膈俞、胆俞。

症状：瘙痒剧烈影响睡眠者加安眠、内关，头晕、精神忧郁者加胆俞，食欲不振者加内关、足三里。

方药

岭南天灸拓展系列方皮肤外科方16号方。

（林楚华　袁锋　樊莉）

十六、皮肤皱纹

皮肤皱纹是老化的重要特征，也是一个与生理年龄相关的重要特征。多因脏腑虚衰、阴阳失调、气血失调致脏腑功能失常、气血运行阻滞而发病。皱纹可分为体位性皱纹、动力性皱纹和重力性皱纹。体位性皱纹一般产生于颈部，早期的体位性皱纹并不表示老化，只有随着年龄增长逐渐加深加重的皱纹才是皮肤老化的象征。

主穴

（1）心俞、肺俞、胃俞、肾俞、三阴交。

（2）颈百劳、膏肓、三焦俞、中脘、关元、足三里。

配穴

辨证：心肺气虚证加足三里、气海，脾虚证加脾俞、胃俞，肝肾不足证加肝俞、命门。

症状：月经不调者加血海、肝俞，失眠者加肝俞、安眠，腹泻腹痛者加水分。

方药

岭南天灸拓展系列方皮肤外科方17号方。

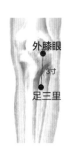

外膝眼

3寸

足三里

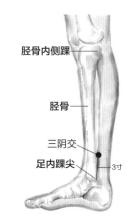

胫骨内侧踝

胫骨

三阴交

足内踝尖

3寸

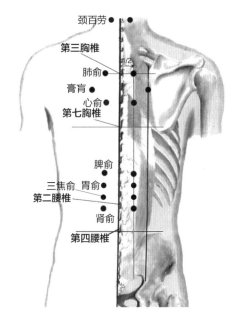

颈百劳

第三胸椎

1/2

肺俞

膏肓

心俞

第七胸椎

脾俞

三焦俞

胃俞

第二腰椎

肾俞

第四腰椎

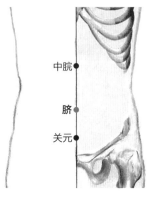

中脘

脐

关元

（林楚华　袁锋　攀莉）

第八节　妇儿病症

一、月经不调

月经不调是以月经周期异常为主症的月经病。临床有月经先期、月经后期、月经先后无定期三种。

（一）月经先期

月经先期又称为经水先期、经早、月经前期，以月经周期提前超过 7 天且连续 2 个周期以上为主要表现的月经类疾病。多因阳盛血热、肝郁化热引起的血海不宁或脾气虚、肾气虚、阴虚血热等引起冲任不固所致，可见于现代医学的功能性子宫出血、急性阴道炎、甲状腺功能亢进等疾病。

主穴

（1）肝俞、肾俞、次髎、曲泽、子宫、太溪。

（2）魂门、章门、志室、天枢、水道、间使。

配穴

辨证：阳盛血热证加曲池，肝郁化火证加肝俞，脾气虚证加足三里，肾气虚证加气海，阴虚血热证加太溪。

辨病：功能性子宫出血加地机，急性阴道炎加水分，甲状腺功能亢进症加复溜。

症状：月经量多加脾俞，痛经加心俞、关元，夹血块加膈俞。

方药

岭南天灸拓展系列方妇产科儿科方2号方。

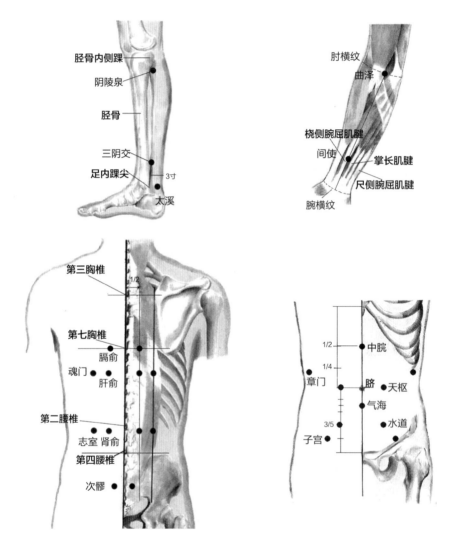

（二）月经后期

月经后期又称为月经错后、经水后期、经迟、经水过期，是以月经周期延后7天以上连续2个周期以上为主要表现的月经类疾病。多因血寒凝滞、痰湿阻滞、肝气瘀滞导致的冲任不畅，肝血亏虚、肾气亏虚导致的胞宫失养所致。可见于现代医学的多囊卵巢综合征、卵巢早衰、高泌乳素血症、甲状腺功能减退症等疾病。

主穴

（1）肝俞、肾俞、脾俞、次髎、关元、子宫。

（2）魂门、章门、胃俞、三阴交、中脘、气海、水道。

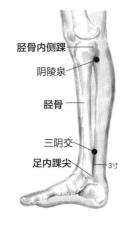

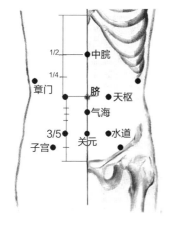

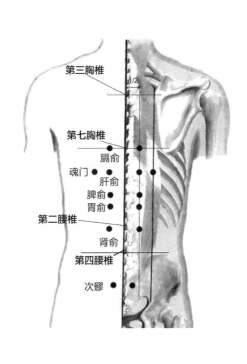

配穴

辨证：血寒凝滞证加命门、归来，痰湿阻滞证加中脘、丰隆，肝气瘀滞证加太冲，肝血亏虚证加足三里，肾气亏虚证加腰阳关。

辨病：多囊卵巢综合征加胃脘下俞，卵巢早衰加子宫，高泌乳素血证加血海，甲状腺功能减退加志室。

症状：月经量少者加血海，痛经者加大巨、中极，夹血块者加膈俞。

方药

岭南天灸拓展系列方妇产科儿科方3号方。

（三）月经先后无定期

月经先后无定期亦名经乱、月经愆期、月经或前或后以月经周期时而提前时而延后达7天以上为主要表现的月经类疾病。多因肝郁气滞导致的气血失调、脾气亏虚、肾气不足导致的蓄溢失常所致。可见于现代医学的功能性子宫出血、慢性盆腔炎等疾病所致的月经不规则等疾病。

主穴

（1）肝俞、肾俞、次髎、中脘、关元、子宫。

（2）魂门、章门、志室、下脘、气海、水道。

配穴

辨证：肝郁气滞证加太冲，脾气亏虚证加足三里，肾气不足证加命门。

辨病：功能性子宫出血加地机，慢性盆腔炎加水分。

症状：痛经者加心俞、关元，夹血块者加膈俞。

方药

岭南天灸拓展系列方妇产科儿科方1号方。

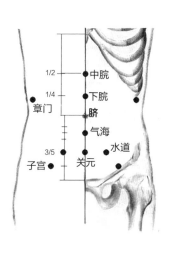

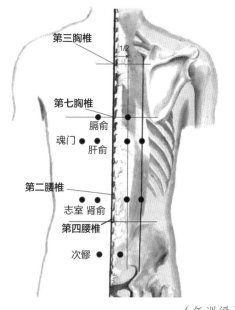

（伍洲梁）

二、闭经

闭经是指女子年逾18周岁月经尚未来潮，或已行经而又中断6个周期以上者。多因冲任受阻、冲任亏损所致。前者为"原发性闭经"，后者为"继发性闭经"。原发性闭经可见于先天性子宫缺如、始基子宫、特纳综合征等，继发性闭经可见于阿谢曼综合征、席汉综合征、闭经-溢乳综合征、多囊卵巢综合征、卵巢早衰、生殖道结核及精神心理因素引起的中枢神经及丘脑下部功能失常等。本部分主要讨论多囊卵巢综合征。

主穴

（1）肝俞、脾俞、痞根、次髎、中脘、关元、子宫。

（2）魂门、章门、关元俞、气海俞、气海、三阴交。

配穴

辨证：肝肾不足证加志室，气血亏虚证加足三里，痰湿阻滞证加肺俞、丰隆，血寒凝滞证加命门、腰阳关，血瘀气滞证加膈俞、阳陵泉，阴虚内热证加太溪、复溜。

症状：五心烦热、潮热盗汗者加太溪、肺俞，食欲不振者加足三里。

方药

岭南天灸拓展系列方妇产科儿科方4号方。

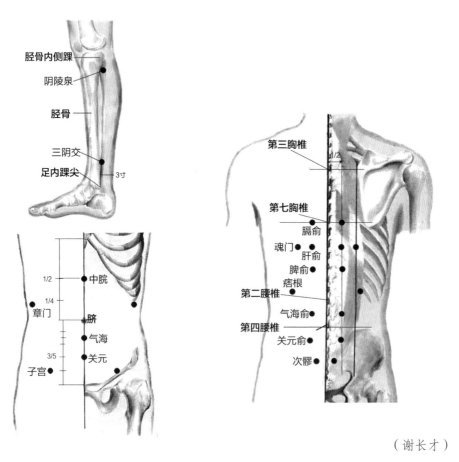

（谢长才）

三、经期延长

经期延长是指月经周期基本正常，但行经时间超过7天，甚至淋漓半月方净的月经病。多因瘀滞胞宫、阴虚血热、气不摄血、湿热下注等引起冲任失调、血不循经所致，可见于现代医学的排卵性功能失调性子宫出血的黄体萎缩不全、子宫内膜炎、盆腔炎等疾病引起经期延长。

主穴

（1）肝俞、肾俞、次髎、曲泽、子宫、太溪。

（2）魂门、章门、志室、天枢、水道、间使。

配穴

辨证： 瘀滞胞宫证加血海、膈俞，阴虚血热证加太溪、三阴交，气不摄血证加足三里、气海，湿热下注证加阴陵泉。

辨病： 排卵性功能失调性子宫出血的黄体萎缩不全加气海俞、关元俞，子宫内膜炎加带脉，盆腔炎加脾俞、膀胱俞。

症状： 少腹冷痛者加关元，虚烦者加阴郄，神疲乏力者加足三里、气海，带下色黄、有臭味者加中极、阴陵泉。

方药

岭南天灸拓展系列方妇产科儿科方2号方。

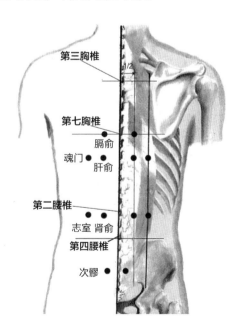

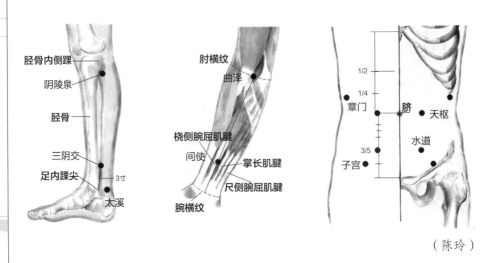

（陈玲）

四、月经过少

月经过少是以经量较正常明显减少，甚或点滴而净，或者经期不足2天，经量少为主症的一类病症，可伴有小腹不适、腰部酸软及头晕等症状。多因肝血亏虚、肾阳亏虚、瘀滞胞宫、痰湿阻滞等。可见于现代医学的功能失调性子宫出血、多囊卵巢综合征、卵巢早衰、人流手术后宫腔粘连、大失血后等疾病。

主穴

（1）肝俞、肾俞、脾俞、次髎、天枢、子宫。

（2）魂门、章门、胃俞、血海、中脘、关元、水道。

配穴

辨证： 肝血亏虚证加足三里、意舍，肾阳亏虚证加命门、三阴交，瘀滞胞宫证加期门、膈俞，痰湿阻滞证加丰隆、阴陵泉。

辨病： 功能失调性子宫出血病加气海、意舍，多囊卵巢综合征加丰隆，卵巢早衰加上髎，人流手术后宫腔粘连加中极，大失血后加地机。

症状： 头晕眼花者加足三里、完骨，腰脊酸软者加命门，经血色黯、有血块者加膈俞，带多黏稠者加中极、白环俞。

方药

岭南天灸拓展系列方妇产科儿科方5号方。

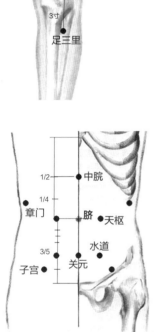

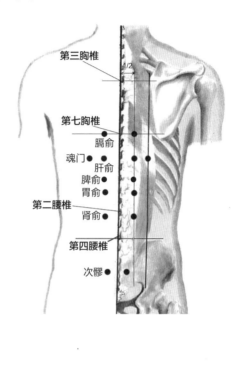

（陈玲）

五、月经过多

月经过多是以月经量较正常明显增多，而周期基本正常的月经病。多因气虚、血热使冲任不固，或因瘀血内阻、血不归经所致，可见于现代医学的排卵性功能失调性子宫出血为主引起的月经过多的疾病。

主穴

（1）肝俞、脾俞、次髎、曲泽、子宫、太溪。

（2）魂门、章门、带脉、归来、间使、三阴交。

配穴

辨证：气不摄血证加足三里，血热内扰证加太溪、血海，瘀滞胞宫证加期门、膈俞。

辨病：排卵性功能失调性子宫出血加肾俞、地机。

症状：神疲乏力者加气海、足三里，面红口干者加曲池，经血色黯有血块者加膈俞、血海，手足心热者加心俞、肾俞。

方药

岭南天灸拓展系列方妇产科儿科方6号方。

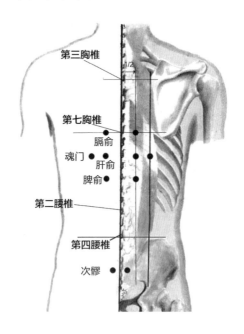

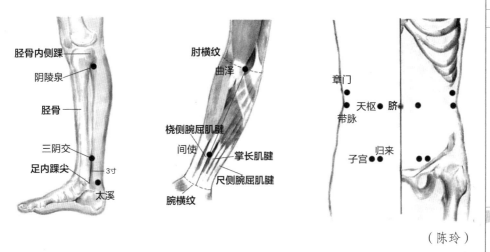

（陈玲）

六、崩漏

崩漏（功能性子宫出血）是指以非周期性子宫出血，发病急骤，暴下入注，大量出血者为"崩"；发病势缓，出血量少，淋漓不尽者为"漏"。多因脾虚、肾气虚、血热、血瘀等引起冲任不固，不能约制经血，经血从胞宫非时妄行所致，可见于现代医学的功能性子宫出血。

主穴

（1）肝俞、肾俞、脾俞、次髎、子宫、地机。

（2）魂门、章门、志室、水泉、归来、内关。

配穴

辨证：脾气虚证加气海，肾阴虚证加太溪，肾阳虚证加命门，血热证加血海，血瘀证加膈俞。

症状：头晕者加百劳、完骨，腰膝酸软者加腰阳关、关元，畏寒肢冷者加命门，神疲体倦者加足三里，口渴烦热者加太溪，经血色黯有血块者加膈俞、血海，失眠者加神门。

方药

岭南天灸拓展系列方妇产科儿科方7号方。

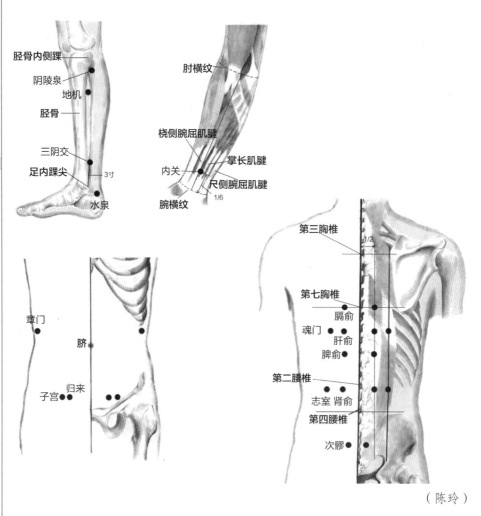

胫骨内侧踝
阴陵泉
地机
胫骨
三阴交
足内踝尖
3寸
水泉

肘横纹
桡侧腕屈肌腱
掌长肌腱
内关
尺侧腕屈肌腱
腕横纹
1/6

第三胸椎
1/2
第七胸椎
膈俞
魂门　肝俞
脾俞
第二腰椎
志室　肾俞
第四腰椎
次髎

章门
脐
子宫　归来

（陈玲）

七、经前期综合征

经前期综合征是以月经来潮前7～10天，部分妇女伴有生理上、精神上及行为上的改变，如头痛、乳房胀痛、全身乏力、紧张、压抑或易怒、烦躁、失眠、腹痛、水肿等一系列症状，影响正常生活和工作，月经来潮后症状即自然消失。多因肝郁气滞、心肝火旺、气滞血瘀、肝肾阴虚、脾肾阳虚、心脾两虚引起气血逆乱、脏腑失调所致，目前认为是一种心理-神经-内分泌疾患，其发生的原因尚不清楚，临床诊断亦无统一标准。

主穴

（1）肝俞、肾俞、次髎、子宫、膻中、至阳。

（2）魂门、章门、期门、归来、膈俞。

配穴

辨证：肝郁气滞证加合谷，心肝火旺证加大陵、厥阴俞，气滞血瘀证加合谷、膈俞，肝肾阴虚证加太溪，脾肾阳虚证加脾俞、关元，心脾两虚证加心俞、脾俞。

症状：失眠者加神门，头晕耳鸣者加气海、足三里，潮热盗汗者加阴郄，胸闷痰多者加丰隆，纳呆腹胀者加中脘，形寒肢冷者加命门，腰膝酸软者加关元、命门。

方药

岭南天灸拓展系列方妇产科儿科方8号方。

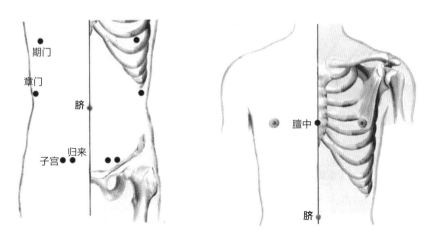

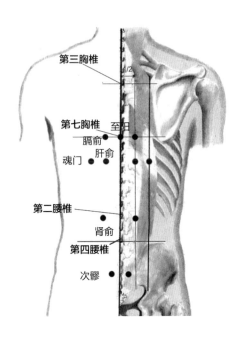

第三胸椎

第七胸椎　至阳
膈俞　肝俞
魂门

第二腰椎

肾俞
第四腰椎

次髎

（陈玲）

八、经行眩晕

每逢经期，或行经前后，出现以眩晕为主证者，称为经行眩晕。多因气血为病，多因血虚、阴虚阳亢、痰浊上扰等所致。现代医学的经前期综合征可参照本病治疗。

主穴

（1）颈百劳、肾俞、脾俞、次髎、子宫、三阴交。

（2）安眠、章门、志室、归来、蠡沟、足三里。

配穴

辨证：血虚证加膈俞，阴虚阳亢证加涌泉，痰浊上扰证加丰隆。

辨病：低血压加大椎、至阳，高血压加涌泉，贫血加膈俞。

症状：恶心欲吐者加内关，腹泻者加天枢。

方药

岭南天灸拓展系列方妇产科儿科方9号方。

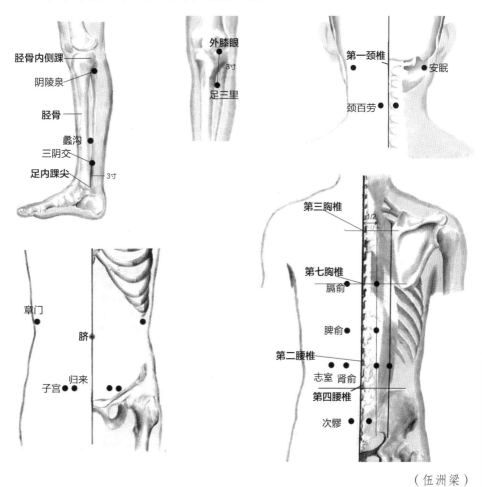

（伍洲梁）

九、经行乳房胀痛

每于行经前或正值经期、经后，出现乳房作胀，或乳头胀痒疼痛，甚至不能触衣者，称"经行乳房胀痛"。多因肝气郁结导致气血壅阻、肝肾阴虚导致乳络失养所致。现代医学的经前期综合征可参照本病治疗。

主穴

（1）肝俞、肺俞、乳根、子宫、大包。

（2）魂门、章门、期门、归来、谚喜。

配穴

辨证：肝气郁结证加膻中、天宗，肝肾阴虚证加三阴交。

辨病：乳腺增生加肩井。

症状：抑郁者加膈俞、胆俞，胸闷者加内关，背痛者加心俞、胆俞。

方药

岭南天灸拓展系列方妇产科儿科方10号方。

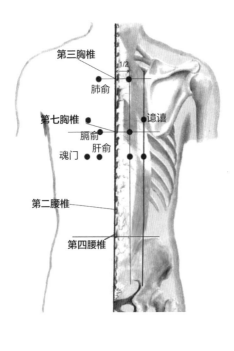

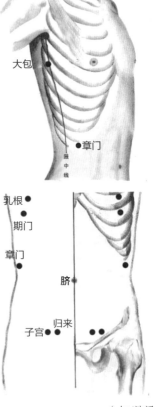

（伍洲梁）

十、经行腹泻

每于行经前或正值经期、经后，出现大便溏薄，甚或清稀如水，日解数次，经行即作，经净即止，称为"经行腹泻"。多因脾虚、肾虚、肝郁脾虚所致。现代医学的经前期综合征可参照本病治疗。

主穴

（1）肝俞、脾俞、关元、子宫、大横。

（2）魂门、章门、归来、水分、意舍。

配穴

辨证：脾虚证加阴陵泉，肾虚证加肾俞，肝郁脾虚证加三阴交。

辨病：肠易激综合征加大肠俞。

症状：腹痛者加天枢。

方药

岭南天灸拓展系列方妇产科儿科方11号方。

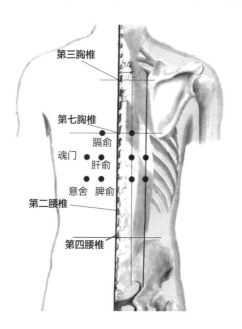
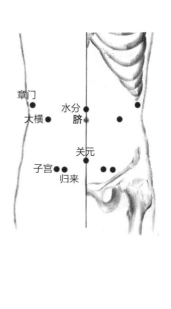

十一、围绝经期综合征

围绝经期综合征是妇女绝经前后因雌激素波动或减少所致的一系列躯体及精神症状。有因卵巢内卵泡生理性耗竭所致的自然绝经与卵巢切除所致的人工绝经两类。可表现为崩漏、潮热、失眠、抑郁、心悸、精神异常的"脏燥"等症状或症状群，属于中医妇科"经断前后诸证"。多由肾阴虚、肾阳虚、肾阴阳两虚、心肾不交、肾虚血瘀所致。见于现代医学围绝经期综合征、功能性子宫出血、围绝经期抑郁障碍、围绝经期睡眠障碍等疾病。

主穴

（1）肝俞、肺俞、肾俞、鸠尾、关元、子宫、太溪。

（2）魂门、章门、八髎、归来、三阴交。

配穴

辨证：肾阴虚证加太溪，肾阳虚证加命门，肾阴阳两虚加命门、腰阳关，心肾不交证加内关、太溪，肾虚血瘀加膈俞、血海。

辨病：功能性子宫出血加地机，围绝经期抑郁障碍加太冲、合谷，围绝经期睡眠障碍加内关。

症状：崩漏者加血海，抑郁者加太冲、合谷，潮热者加内关、太溪，失眠者加安眠、内关，心悸者加内关、心俞。

方药

岭南天灸拓展系列方妇产科儿科方12号方。

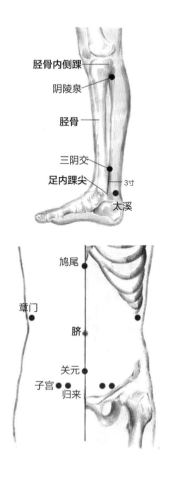

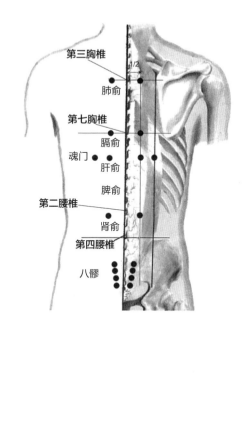

（罗丁）

十二、白带过多

白带过多指女性白带量明显增多，可伴色、质、气、味异常或其他局部或全身症状。多因脾虚失运、脾肾阳虚、肝郁乘脾使湿邪伤及冲任、带脉失运而致。可见于现代医学的阴道炎、盆腔炎和内分泌失常所致阴道分泌物增多。

主穴

（1）脾俞、关元俞、关元、带脉、大横、阴陵泉。

（2）章门、三焦俞、水分、外关、水道、三阴交

配穴

辨证：脾虚湿盛证加中脘、丰隆，脾肾阳虚证加肾俞、命门，湿热下注证加解溪、阴陵泉，热毒蕴结证加大椎、曲池。

辨病：阴道炎加蠡沟、次髎，盆腔炎加次髎、水道，内分泌失常加肾俞。

症状：瘙痒者加心俞。

方药

岭南天灸拓展系列方妇产科儿科方13号方。

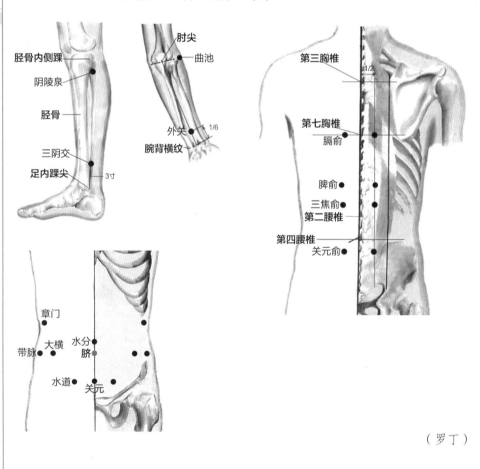

（罗丁）

十三、产后缺乳

产后缺乳指产妇乳汁少或无乳。因产后气血虚弱、肝郁气滞或痰浊阻滞而乳汁化生不足或乳络不畅所致。可见于现代医学的希恩综合征、产后乳腺炎等病。

主穴

（1）肝俞、脾俞、中脘、膻中、至阳、乳根、足三里。

（2）章门、胃俞、肾俞、大包、中庭、大巨。

配穴

辨证：气血虚弱证加气海、关元，肝郁气滞证加太冲、合谷，痰浊阻滞证加公孙。

辨病：希恩综合征加气海、关元，产后乳腺炎加肩井、天宗。

症状：脾胃不足者加公孙，乳房胀痛者加期门，高热者加大椎，情绪抑郁者加太冲、合谷。

方药

岭南天灸拓展系列方妇产科儿科方14号方。

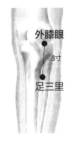
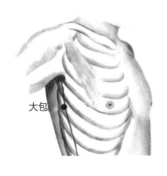
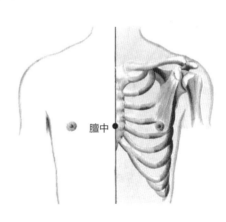

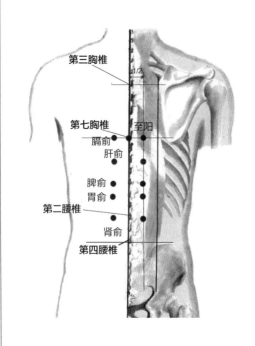

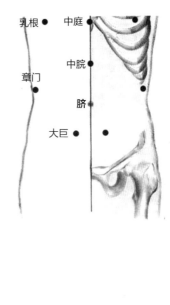

（罗丁）

十四、产后抑郁

产后抑郁是产妇分娩后出现以情绪低落、精神抑郁为主要症状的病症。多因产后血虚、瘀血内阻或忧愁思虑使心神失养或受扰所致。可见于现代医学的产褥期抑郁。

主穴

（1）肝俞、肺俞、中脘、下脘、气海、关元、子宫、内关。

（2）魂门、章门、天枢、归来、膈俞、胆俞。

配穴

辨证：心脾两虚证加足三里、心俞、脾俞，瘀血内阻证加内关、血海，肝气郁结证加太冲、合谷。

辨病：合并焦虑甚者加心俞、肾俞。

症状：失眠者加安眠、太冲、合谷，心虚胆怯者加心俞、阳纲。

方药

岭南天灸拓展系列方妇产科儿科方15号方。

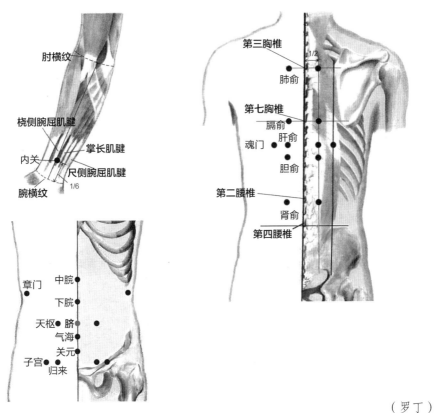

（罗丁）

十五、产后恶露不绝

产后恶露不绝指产后血性恶露持续10天以上仍淋漓不尽者。因气虚冲任不固、瘀血阻滞胞宫或热扰胞宫而冲任失调、血不归经所致。可见于现代医学的产后出血、妊娠引产、药物流产后的子宫出血。

主穴

（1）肝俞、八髎、水分、子宫、三阴交。

（2）章门、气海俞、关元俞、中脘、大横、归来、血海。

配穴

辨证：气虚证加气海、关元，血瘀证加内关、膈俞，血热证加曲池。

症状：腹痛者加气海。

方药

岭南天灸拓展系列方妇产科儿科方16号方。

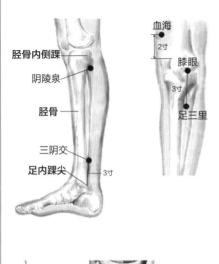

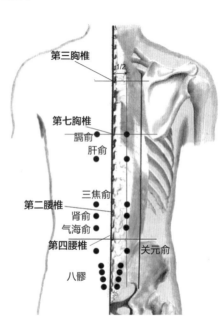

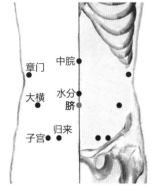

（罗丁）

十六、子宫肌瘤

子宫肌瘤又称子宫平滑肌瘤，是女性生殖器官最常见的良性肿瘤，可生长在子宫浆膜下或肌壁间，当瘤体生长影响至子宫内膜可出现月经过多、月经延长、下腹疼痛、带下增多，甚则引发贫血。它属于中医"癥瘕"范畴，由各种原因如气血运行不畅瘀结胞宫或水停痰湿瘀壅阻胞宫而成。

主穴

（1）肝俞、八髎、中脘、气海、子宫、地机。

（2）痞根、章门、气海俞、关元俞、天枢、关元、归来、血海。

配穴

辨证：气滞血瘀证加血海、内关，痰湿结聚证加丰隆、阴陵泉。

症状：月经过多者加地机，下腹疼痛者加太冲、合谷，带下增多者加中极、阴陵泉，贫血者加足三里、脾俞。

方药

岭南天灸拓展系列方妇产科儿科方16号方。

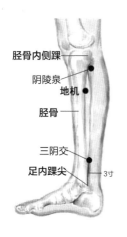

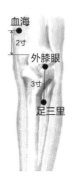

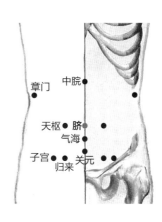

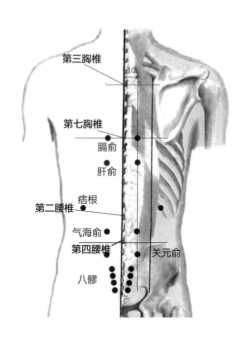

第三胸椎

第七胸椎

膈俞

肝俞

第二腰椎　痞根

气海俞

第四腰椎　关元俞

八髎

（罗丁）

十七、子宫内膜异位症

子宫内膜异位症是指有生长功能的子宫内膜组织（腺体和间质）出现在子宫腔被覆内膜及宫体肌层以外的其他部位时而形成的一种女性常见妇科疾病。临床多表现为持续性疼痛、盆腔粘连、不孕等，多因寒凝血瘀、气滞血瘀、肾虚血瘀、湿热瘀阻等原因引起瘀血阻滞冲任、胞宫、胞脉等所致，可见于现代医学的子宫内膜异位症、痛经、不孕症等疾病。

主穴

（1）肝俞、次髎、中府、中脘、气海、子宫、地机、中都。

（2）痞根、章门、膈俞、关元俞、关元、水道、三阴交。

配穴

辨证：湿热瘀阻证加阴陵泉，气滞血瘀证加血海、太冲，寒凝血瘀证加气海，气虚血瘀证加脾俞、足三里，肾虚血瘀证加肾俞。

辨病：痛经加地机，不孕加期门、天枢。

症状：腰酸者加肾俞。

方药

岭南天灸拓展系列方妇产科儿科方18号方。

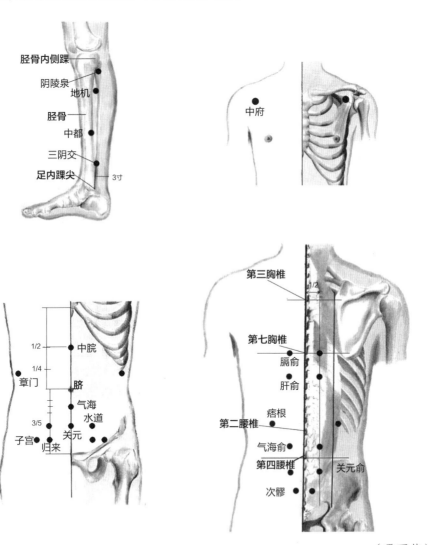

（雷丽芳）

十八、不孕症

不孕症是指育龄妇女结婚1年以上，夫妇同居，配偶生殖功能正常，未避孕而未能受孕者，或曾经受孕但1年以上未避孕而未怀孕者。前者称全不产，后者称断绪。排除生殖系统先天性生理缺陷和畸形。多因脾虚痰湿、肾虚肝郁、肾虚血瘀、痰瘀互结等引起经络不通、脾肾阳虚或气血亏虚导致经络失养所致。可见于现代医学的排卵障碍性不孕、免疫性不孕、输卵管阻塞性不孕等。

主穴

（1）肝俞、期门、次髎、中脘、气海、子宫、肾俞。

（2）魂门、章门、肾俞、关元俞、天枢、关元、水道、三阴交。

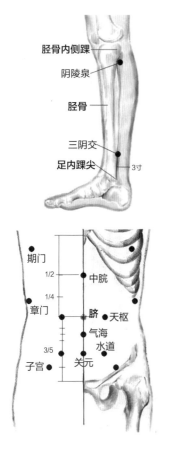

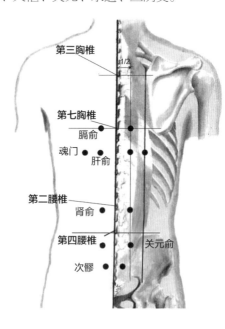

配穴

辨证：脾虚痰湿证加脾俞、丰隆，肾虚肝郁证加志室、太冲，肾虚血瘀证加志室，痰瘀互结证加丰隆、阴陵泉，脾肾阳虚证加脾俞、命门，气血亏虚证加脾俞、足三里。

辨病：排卵障碍性不孕加脾俞、痞根、气海俞，免疫性不孕加中脘、下脘、气海、关元，输卵管阻塞性不孕加归来、带脉。

方药

岭南天灸拓展系列方妇产科儿科方19号方。

（雷丽芳）

十九、慢性盆腔炎

盆腔炎是女性上生殖道及其周围的结缔组织、盆腔腹膜发生的感染性疾病。慢性盆腔临床常见下腹疼痛，腰骶部酸胀疼痛，多在劳累、性交、经期加重，可伴月经不调、白带增多、低热、疲乏或不孕。多因湿热瘀结、气滞血瘀、寒湿瘀滞、肾虚血瘀、气虚血瘀等引起经络不通、肝肾气血亏虚导致经络失养所致。现代医学的子宫内膜炎、输卵管炎勺、输卵管积水、输卵管卵巢炎及输卵管卵巢囊肿、盆腔腹膜炎等可参考本病治疗。

主穴

（1）肝俞、气海俞、关元俞、曲池、水分、天枢、水道。

（2）三焦俞、章门、秩边、蠡沟、下脘、带脉、子宫。

配穴

辨证：湿热瘀结证加阴陵泉，气滞血瘀证加血海、太冲，寒湿瘀滞证加关元、气海，肾虚血瘀证加肾俞、足三里，气虚血瘀证加脾俞、足三里。

辨病：子宫内膜炎加次髎、关元，输卵管积水加中极、次髎，输卵管及卵巢炎加痞根、次髎，盆腔结缔组织炎加腹四关，痛经加地机。

症状：白带量多者加三阴交、阴陵泉，腰酸者加肾俞、次髎。

方药

岭南天灸拓展系列方妇产科儿科方20号方。

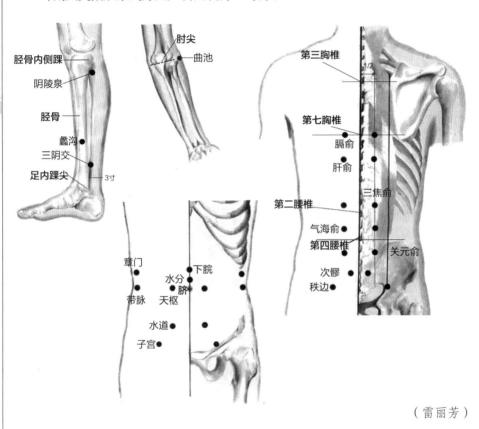

（雷丽芳）

二十、小儿咳嗽

小儿咳嗽是小儿常见的一种肺系病证。有声无痰为咳，有痰无声为嗽，有声有痰谓之咳嗽。小儿咳嗽多由于感受外邪风邪，干于肺卫或脾虚生痰，上贮于肺或久病耗伤气阴，肺失清肃等引起肺失宣降、清肃失司而成。任何年龄小儿皆可发病，以婴幼儿为多见。本病相当于现代医学的气管炎、支气管炎。

主穴

（1）定喘、肺俞、脾俞、内关、中脘、天突。

（2）大杼、膏肓、胃俞、璇玑、上脘。

配穴

辨证：风寒袭肺证加风门，风热犯肺证加大椎，痰热壅肺证加丰隆，痰湿蕴肺证加脾俞，肺气亏虚证加足三里，肺阴亏虚证加列缺、照海。

辨病：急性气管炎、急性支气管炎加风门、尺泽、膈俞。

症状：咽痒者加外关，痰多者加丰隆，干咳者加照海。

方药

岭南天灸拓展系列方妇产科儿科方21号方。

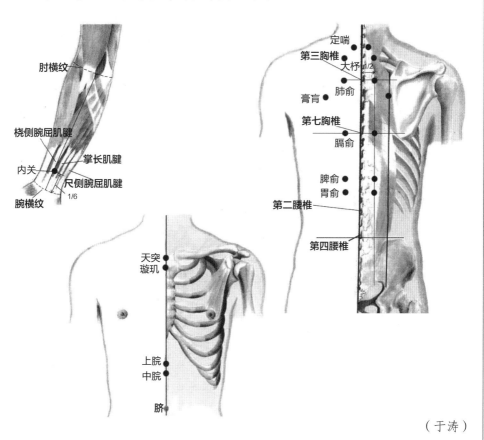

肘横纹

桡侧腕屈肌腱

掌长肌腱

内关

尺侧腕屈肌腱

腕横纹
1/6

定喘

第三胸椎
大杼 1/2

膏肓　肺俞

第七胸椎

膈俞

脾俞
胃俞

第二腰椎

第四腰椎

天突
璇玑

上脘
中脘

脐

（于涛）

二十一、小儿消化不良

小儿消化不良属于中医"厌食""积滞""疳证"范畴，是指小儿内伤乳食，停聚中焦，积而不化，气滞不行所形成的一种胃肠疾患。以不思乳食，食而不化，脘腹胀满，嗳气酸腐，大便溏薄或秘结酸臭为特征。多因小儿喂养失当、贪食过饱、进食生冷、损伤中阳或湿浊内阻、寒湿阻滞或湿热中阻或中气亏虚、气滞不畅、食少虚脾或肝气横逆、胃失和降故脾胃升降失常，气机闭塞所致。现代医学亦称本病为小儿消化不良。

主穴

（1）脾俞、中脘、滑肉门、天枢、足三里。

（2）胃俞、章门、上脘、下脘、大横、上巨虚。

配穴

辨证： 疳气证加内关，疳积证加腹结，疳干证加关元。

辨病： 病情中度者加肺俞，重度者加膏肓、膈俞。

症状： 食而胀满者加命门，夜寐不安者加神门、胆俞，大便稀溏者加大肠俞、水分。

方药

岭南天灸拓展系列方妇产科儿科方22号方。

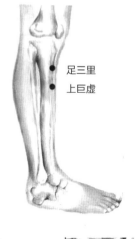

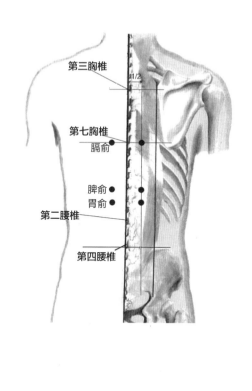

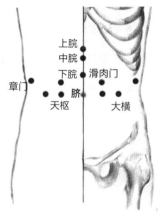

（于涛）

二十二、小儿腹泻

小儿腹泻亦称"小儿泄泻"，是以大便次数增多，粪质稀薄或如水样为特征的一种小儿常见病。本病一年四季均可发生，以夏秋季节发病率为高，不同季节发生的腹泻，其证候表现有所不同。2岁以下小儿发病率高。如病久不愈，常可导致疳证。多因外感湿邪或喂养失当、饮食不洁或素体虚弱以至脾土失常、清浊不分所致。本证包括现代医学的小儿肠炎、秋季腹泻、肠功能紊乱等疾病。

主穴

（1）天枢、上巨虚、阴陵泉、水分、曲池。

（2）大横、大肠俞、关元、下巨虚、尺泽。

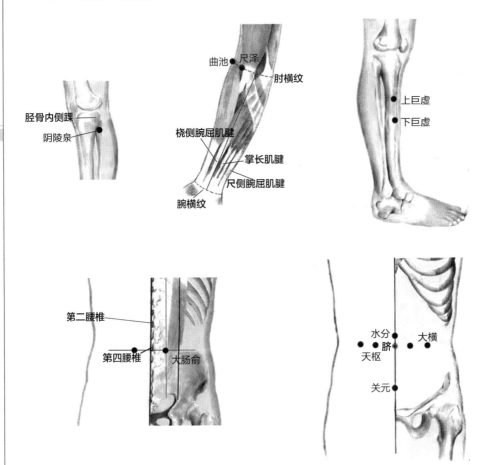

配穴

辨证：伤食泻加中脘、足三里，寒湿泻加脾俞、神阙，湿热泻加内庭、尺泽。脾虚泻加脾俞、章门，脾肾阳虚泻加肾俞、命门。

辨病：小儿肠炎加曲池、外关，秋季腹泻加三焦俞，肠功能紊乱加肓俞、石门。

症状：怕风、身热者加大椎、风门，口渴者加照海。

方药

岭南天灸拓展系列方妇产科儿科方23号方。

（于涛）

二十三、小儿腹痛

小儿腹痛是指胃脘以下，耻骨毛际以上部位发生疼痛为主要表现的一种脾胃肠病证。大多以食后腹痛为多见。本病多因喂养不当或饮食不节或家长过于溺爱子女，顺其所欲，饥饱无度，久之伤及脾胃，脾失健运，胃失受纳，或腹部受凉、中阳不足，或素体脾虚、运化失常等，从而导致本病。本病相当于现代医学的小儿肠系膜淋巴结炎、肠痉挛等功能性腹痛，急腹症等器质性腹痛不在此病证范围内。

主穴

（1）天枢、上巨虚、下脘、肝俞、足三里。

（2）大横、大巨、三焦俞、下巨虚、合谷。

配穴

辨证：腹部中寒证加心俞、命门，乳食积滞证加天枢、梁门，脾气虚证加脾俞、滑肉门。

辨病：肠系膜淋巴结炎加命门、大肠俞，肠痉挛加天枢、关元。

症状：痛处喜暖者加命门、内关，大便秘结者加天枢、大肠俞，肠痉挛者加滑肉门、天枢。

方药

岭南天灸拓展系列方妇产科儿科方24号方。

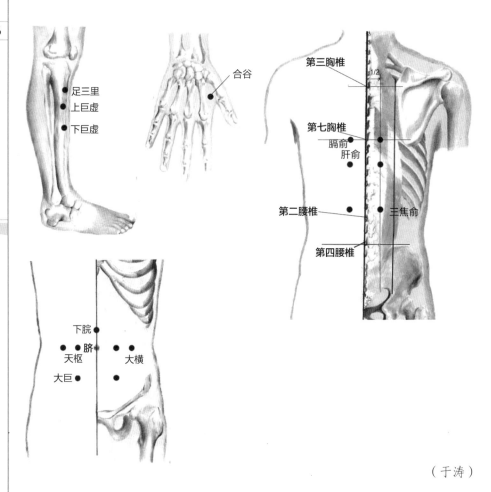

足三里
上巨虚
下巨虚

合谷

第三胸椎
1/2
第七胸椎
膈俞
肝俞
第二腰椎
三焦俞
第四腰椎

下脘
脐
天枢
大横
大巨

（于涛）

二十四、小儿哮喘

小儿哮喘是指以反复发作性咳嗽、喘鸣和呼吸困难为主症的一类病症，可有发热、咳痰、胸闷气急、鼻翼煽动等伴随症状。多因外邪袭肺、肺气不宣或烟尘花粉刺激，导致肺气壅阻；或喂养失当脾失健运，痰湿内生，上干于肺，壅阻肺气而致痰阻气道，气道不畅，肺气不宣，发为哮喘。可见于现代医学的支气管哮喘、哮喘性支气管炎和急性毛细支气管炎、咳嗽变异性哮喘等疾病。

主穴

（1）定喘、肺俞、心俞、中脘、天突、内关。

（2）颈百劳、膏肓、胆俞、鸠尾、璇玑、孔最。

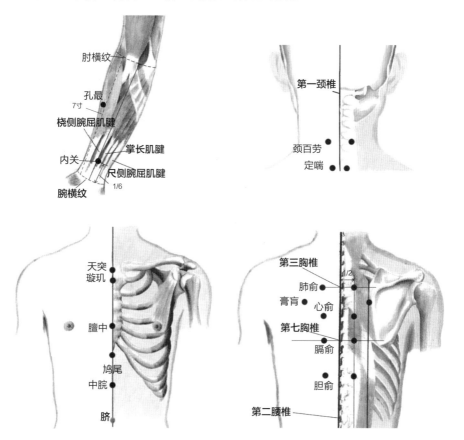

配穴

辨证：寒饮停肺证加水分、至阳，痰热壅肺证加中府、丰隆，痰湿蕴肺证加水分，外寒肺热证加风门，肺脾两虚证加缺盆，脾肾两虚证加命门。

辨病：急性哮喘、急性毛细支气管炎加身柱，慢性哮喘加厥阴俞、膻中，过敏性哮喘、咳嗽变异性哮喘加风门、大椎。

症状：恶寒怕冷、鼻流清涕者加风门、合谷，痰稠色黄、胸闷气促者加丰隆、三阴交，面色少华、倦怠乏力者加气海、足三里。

方药

岭南天灸拓展系列方妇产科儿科方25号方。

（于涛）

二十五、小儿体虚

小儿体虚是指以反复呼吸道感染为主症的一类病症，可有低热、厌食、乏力、咽痛、咳嗽等伴随症状。多因素体肺脾气虚或阴虚、脾肾两虚，加之反复外感或久病伤正；或长期喂养失当，以致气血损耗、脏腑失调引起卫外不固、营卫失调、经络不通所致。可见于现代医学的反复呼吸道感染、过敏性鼻炎、小儿肾病综合征等疾病。

主穴

（1）大椎、肺俞、脾俞、肾俞、中脘、内关。

（2）颈百劳、膏肓、胃俞、命门、鸠尾、足三里。

配穴

辨证：肺脾气虚证加意舍，营卫失调证加风门，脾肾两虚证加志室，肺脾阴虚证加三阴交、尺泽。

辨病：反复呼吸道感染加身柱，过敏性鼻炎加风门，小儿肾病综合征加关元。

症状：鼻塞流涕者加肺俞，腹痛腹泻者加中脘、下脘、天枢，自汗、盗汗者加复溜、阴郄。

方药

岭南天灸拓展系列方妇产科儿科方26号方。

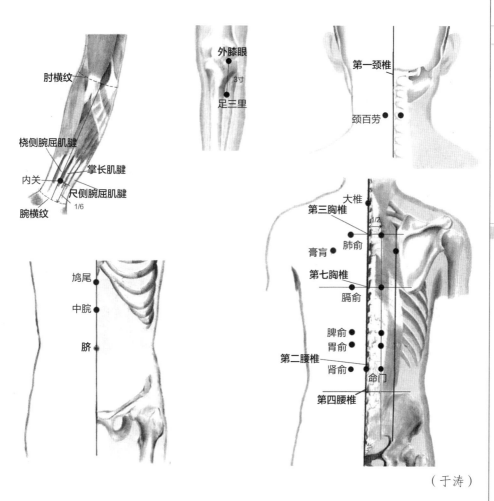

（于涛）

二十六、小儿便秘

小儿便秘是指患儿排便间隔时间延长，或虽有便意，但排出困难，甚则肛裂便血的疾病，临床上可兼有腹部胀满、食欲减退等症。多因食积内热、阳明燥热、肠燥津枯、气机郁滞等引起肠腑不通、气血两虚导致肠腑失养。除先天性巨结肠、肛门疾病等器质性病变外，儿童所发便秘多属功能性便秘。

主穴

（1）肺俞、肝俞、大肠俞、天枢、上巨虚。

（2）膏肓、魂门、气海俞、腹结、支沟。

配穴

辨证：食积内热证加用中脘、足三里，阳明燥热证加用大横，肠燥津枯证加用三阴交、太溪，气机郁滞证加用膈俞、胆俞，气血两虚证加用膈俞、气海。

症状：腹部胀满者加用滑肉门，食欲减退者加用足三里。

方药

岭南天灸拓展系列方妇产科儿科方27号方。

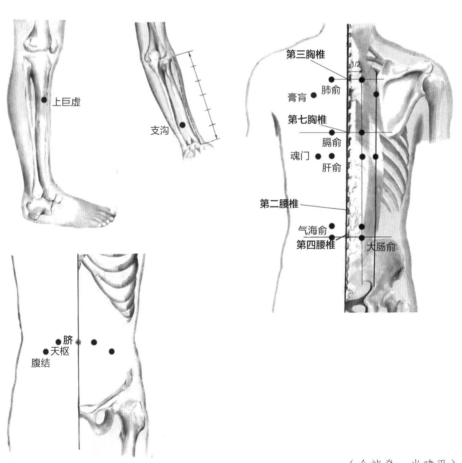

（余焯燊　米建平）

二十七、小儿呕吐

小儿呕吐是指胃失和降、气逆于上，以致乳食由胃中上逆经口而出的一种儿科常见病症，呕吐既可以作为单独的疾病，也可以作为某种疾病所引起的症状。其发病有外因、内因之别，外因有外邪犯胃、暑湿、乳食积滞，内因有胃热气逆、脾胃虚寒、肝气犯胃、惊恐。现代医学一般仅将其作为一种症状，可由各种中毒、神经系统疾病、感染性疾病、消化道实质病变等引起，相当于现代医学的消化不良、急性胃肠炎及排除了消化道器质性病变的胃肠功能紊乱。

主穴

（1）肝俞、胃俞、中脘、天枢、内关。

（2）魂门、胃仓、上脘、大横、足三里。

配穴

辨证：外邪犯胃证加肺俞，暑湿加大椎，乳食积滞证加腹结，胃热气逆证加曲池、合谷，脾胃虚寒证加脾俞，肝气犯胃证加膻中，惊恐呕吐证加心俞。

辨病：消化不良加太乙，急性胃肠炎加水道。

方药

岭南天灸拓展系列方妇产科儿科方28号方。

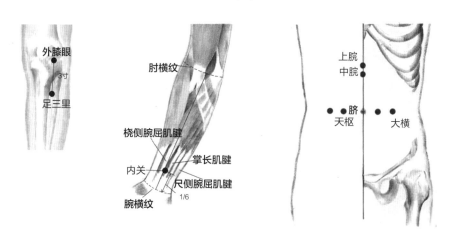

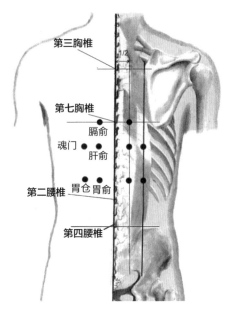

第三胸椎

第七胸椎

膈俞

魂门

肝俞

第二腰椎

胃仓 胃俞

第四腰椎

（余焯燊　米建平）

二十八、小儿遗尿

小儿遗尿指5岁或以上的儿童在睡眠中不自觉排尿，醒后方觉的一种病症，多见于10岁以下儿童，偶可延至12～18岁。多因肺脾气虚、肾气不足、心肾失交、肝经郁热、膀胱湿热所致。小儿遗尿相当于现代医学的原发性夜间遗尿症，有日间滴尿、尿频尿急症状的多症状性遗尿症不在此病范畴。

主穴

（1）肺俞、肝俞、肾俞、膀胱俞、水分、关元。

（2）魄户、魂门、命门、腰阳关、带脉、气海、三阴交。

配穴

辨证：肺脾气虚证加脾俞、中脘，肾气不足证加志室，心肾失交证加涌泉，肝经郁热证加膈俞、胆俞，膀胱湿热证加大肠俞、三焦俞。

方药

岭南天灸拓展系列方妇产科儿科方29号方。

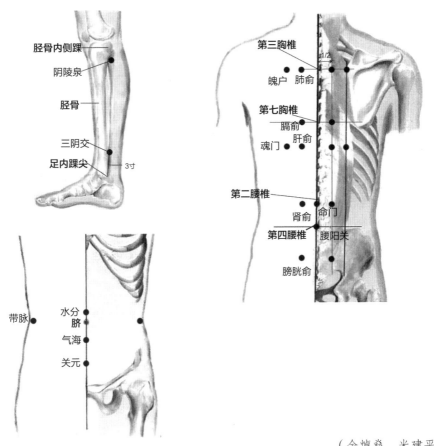

胫骨内侧踝
阴陵泉
胫骨
三阴交
足内踝尖 —— 3寸

第三胸椎
魄户 肺俞
第七胸椎
膈俞
肝俞
魂门
第二腰椎
肾俞 命门
第四腰椎
腰阳关
膀胱俞

带脉
水分
脐
气海
关元

（余焯燊　米建平）

二十九、小儿惊风

惊风，又名天吊、客忤、中恶、瘛疭、抽搐、发搐、搐搦、痉病、惊厥等，是儿科常见的危急重症，发病年龄以1~5岁为多见。临床以全身或局部肌肉抽搐为主要表现，常伴有神志不清的病证。一般分为急惊风、慢惊风两大类。凡起病急暴、属阳属实者，统称急惊风；病久中虚、属阴属虚者，统称慢惊风。慢惊风中若出现纯阴无阳的危重证候，可称为慢脾风。急惊风相当于现代医学的高热惊厥，需行急症处理；慢惊风中较常见的一种疾病是婴儿手足搐搦症，适宜天灸治疗。

主穴

（1）肺俞、肝俞、意舍、鸠尾、涌泉。

（2）魄户、魂门、志室、巨阙、三阴交。

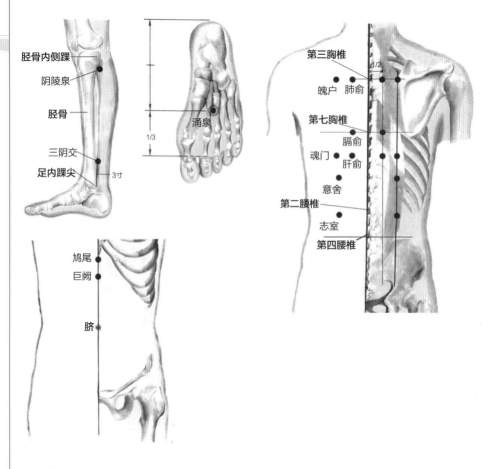

配穴

辨证：脾肾阳虚证加气海、关元，胃阴耗损证加胃俞，肝肾阴虚证加交信、太溪。

辨病：慢惊风加脾俞、中脘，慢脾风加关元、命门、脾俞。

症状：积食不化者加滑肉门、梁门，睡眠欠佳者加足三里。

方药

岭南天灸拓展系列方妇产科儿科方30号方。

（余焯燊　米建平）

三十、小儿疳积

小儿疳积是指由喂养不当、乳食内积，导致脾胃受伤、气阴耗伤而逐渐形成的一种影响生长发育的病症，相当于营养障碍的慢性疾病。临床以形体消瘦、饮食异常、精神萎靡或烦躁不安为特征。本病发病无明显季节性，5岁以下小儿多见。按照其证候分为疳气证、疳积证、干疳证。

主穴

（1）胃俞、食窦、中脘、天枢、足三里。

（2）胃仓、章门、建里、腹结、上巨虚。

配穴

辨证：疳气证加用肝俞，疳积证加用大肠俞，干疳证加用太溪。

症状：饮食异常者加用太乙，精神萎靡或烦躁不安者加用心俞。

方药

岭南天灸拓展系列方妇产科儿科方31号方。

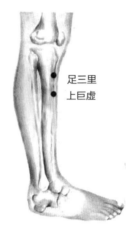

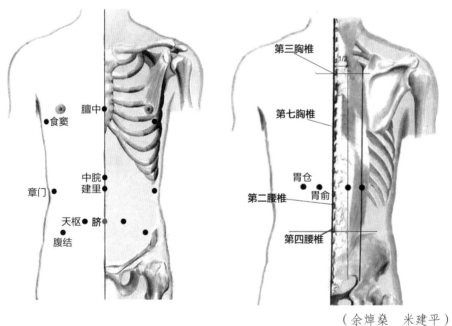

（余焯燊　米建平）

三十一、小儿脑性瘫痪

小儿脑性瘫痪是指从出生后一个月内脑发育尚未成熟阶段，由于非进行性脑损伤所致的以姿势和各运动功能障碍为主的综合征，根据其临床表现中医归属于五迟、五软、五硬的范畴。多因小儿先天肝肾亏损、脾肾虚弱、心脾两虚、脾虚肝亢导致经脉失养或痰瘀内生阻滞经脉所致。临床特征主要表现为中枢性运动障碍及姿势异常，常伴有癫痫、智力低下、语言落后、视听功能异常及行为异常等。

主穴

（1）翳风、颈百劳、膏肓、膈俞、胆俞、肾俞、中脘、下脘、气海、关元、曲池、阳陵泉。

（2）完骨、新设、肺俞、心俞、阳纲、命门、腰阳关、滑肉门、外陵、鸠尾、手三里、足三里。

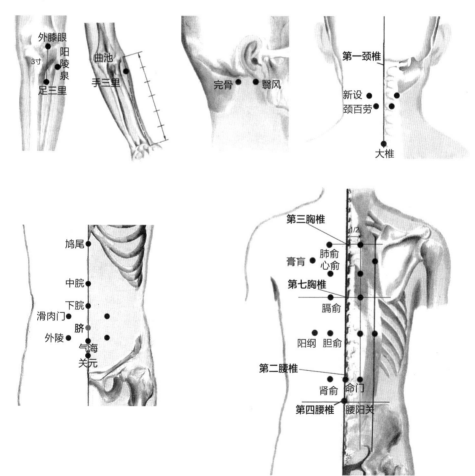

配穴

辨证： 肝肾亏损证加肝俞、志室，脾肾虚弱证加脾俞、志室，心脾两虚证加神堂、脾俞，脾虚肝亢证加至阳、筋缩，痰瘀阻滞证加膈俞、丰隆。

症状： 智力低下者加志室、脾俞，语言障碍者加内关、公孙，癫痫者加丰隆、膻中。

方药

岭南天灸拓展系列方妇产科儿科方32号方。

（余焯燊　米建平）

三十二、儿童多动综合征

儿童多动综合征，简称多动症，又称注意缺陷多动障碍（ADHD），是指小儿智能正常或接近正常，但表现为与年龄不相称的注意力易分散、注意广度缩小、不分场合的过度活动，情绪冲动并伴有认知障碍和学习困难的一组综合征。多发生于4～16岁的儿童，男孩多见。根据临床表现，中医学认为属于"躁动""失聪""健忘"等范畴，多因先天禀赋不足、后天失养、生产损伤引起的肾精虚衰、心脾两虚所致。

主穴

（1）安眠、肺俞、膈俞、胆俞、中脘、关元、涌泉。

（2）完骨、魄户、谵譆、腹结、鸠尾、阴交、蠡沟。

配穴

辨证： 肾阴不足、肝阳偏旺证加肾俞、魂门、太冲，心脾气虚证加脾俞、心俞，湿热内蕴、痰火扰心证加曲池、神堂、脾俞、丰隆。

症状： 注意力不集中者加大陵，行为表现活动过多者加心俞，情绪不稳、烦躁甚者加膻中、照海。

方药

岭南天灸拓展系列方妇产科儿科方33号方。

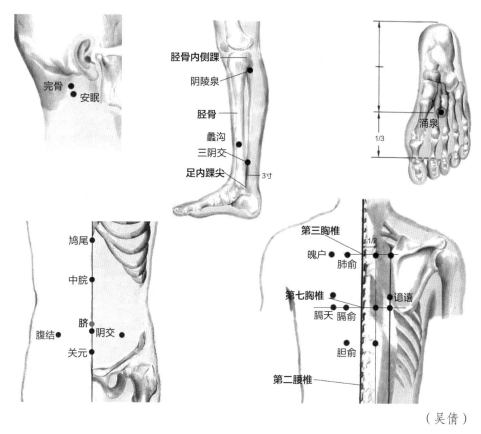

（吴倩）

三十三、儿童孤独症

儿童孤独症也称儿童自闭症，是一类多起病于3岁前，以社会交往障碍、沟通障碍和局限性、刻板性、重复性行为为主要特征的心理发育障碍，是儿童广泛性发育障碍中最为多见的一种亚型。根据其三大核心症状，认为与中医的"癫证""五迟证"相近似。中医属于"童昏""语迟""清狂""无慧""视无情""目无情"等范畴，并认为其病位在脑，与心、肝、肾有着密切的关系。多因先天不足、肾精亏虚、心窍不通、神失所养、肝失条达、升发不利引起。

主穴

（1）心俞、胆俞、肾俞、中脘、关元、悬钟、涌泉。

（2）神堂、阳纲、志室、鸠尾、气海、三阴交。

配穴

辨证：心肝火旺证加肝俞、行间，痰迷心窍证加脾俞、丰隆，肾精亏虚证加太溪。

症状：急躁易怒者加太冲、太溪，痴呆、流涎者加三焦俞、支沟、丰隆、膻中。

方药

岭南天灸拓展系列方妇产科儿科方34号方。

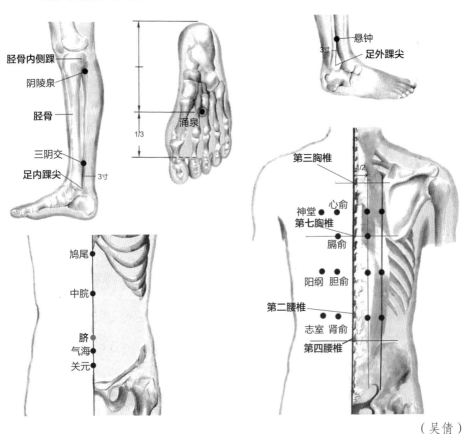

（吴倩）

三十四、发育不良

发育不良，归属中医"五迟""五软""胎弱""胎怯"范畴，是指发育状况不正常，发育速度比正常人明显缓慢，甚至不发育，停留在最初的状态。发育不良可以是智力，也可以是某个器官，甚至是整体。身体上的异常表现为身材矮小、眼距过宽、协调性差、走路不稳等，智力方面则体现在反应迟缓、语言障碍上。多因先天禀赋不足，或后天失养所致，可见于现代医学的脑发育不全、智力低下、佝偻病等疾病。

主穴

（1）大椎、肺俞、心俞、胆俞、肾俞、中脘、关元、悬钟。

（2）大杼、神堂、阳纲、志室、上脘、气海、三阴交。

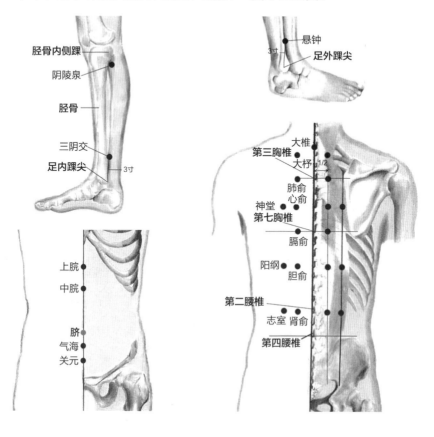

配穴

辨证：肝肾亏虚证加肝俞、太溪，心血不足证加天泉、脾俞，心肾两虚证加涌泉、膻中，精乏髓枯证加命门、悬钟，痰浊蒙窍证加完骨、丰隆，瘀阻脑络证加合谷、太冲。

辨病：脑发育不全加悬钟、命门，智力低下加太溪，佝偻病加足三里。

症状：身材矮小者加身柱，协调性差、走路不稳者加悬钟，反应迟缓者加心俞，语言障碍者加内关。

方药

岭南天灸拓展系列方妇产科儿科方35号方。

（钟平）

三十五、小儿蛔虫

小儿蛔虫病是因蛔虫的幼虫在小儿体内移行和（或）成虫寄生于小儿小肠所致的疾病，是儿童最常见的寄生虫病之一。多因小儿误食含有蛔虫卵的食物及不洁之品后，蛔虫寄生于小肠内，扰乱脾胃气机，妨碍水谷精微吸收，耗伤人体气血津液所致。轻者多无明显症状，常可影响小儿的食欲和肠道的消化、吸收功能，妨碍小儿的生长发育；重者如异位寄生虫可导致胆道蛔虫症、蛔虫性肠梗阻、肝脓肿等严重并发症，严重者可危及生命。

主穴

（1）大肠俞、天枢、中脘、百虫窝。

（2）气海俞、下脘、腹结、上巨虚。

配穴

辨证：虫食积滞证加章门，脾虚虫积证加公孙，虫毒犯肺证加肺俞，气血亏损证加足三里，蛔厥证加关元，虫瘕证加大横，肠蛔虫证加下巨虚。

辨病：胆道蛔虫加胆俞、阳陵泉；蛔虫性肠梗阻加支沟、足三里，蛔虫性肝脓肿加蠡沟。

症状：消化不良者加胃俞，腹痛者加上脘，呕吐者加内关，消瘦者加脾俞、胃俞。

方药

岭南天灸拓展系列方妇产科儿科方36号方。

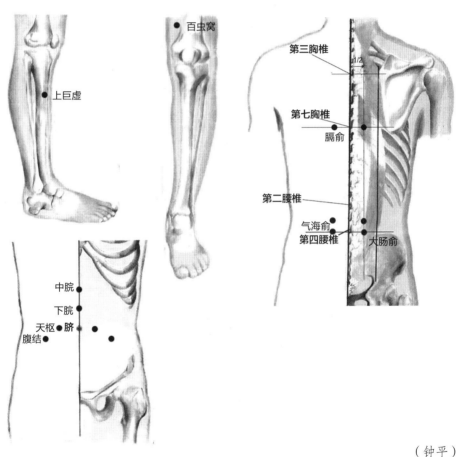

（钟平）

第九节　五官美容

一、目赤肿痛

目赤肿痛又称为"赤眼""风热眼""天行赤眼"，是指白睛暴发红赤、点片溢血，常累及双眼，能迅速传染并能引起广泛流行的眼病。中医认为本病是由外感疫疠之气所致，或兼肺胃积热，内外合邪交攻于目而发。目赤肿痛可见于现代医学的流行性出血性结膜炎、急性卡他性结膜炎。

主穴

（1）完骨、大椎、肝俞、间使、中脘。

（2）安眠、风门、魂门、合谷、上脘、光明。

配穴

辨证：风热外袭证加曲池，热毒炽盛证加公孙、曲池。

辨病：流行性出血性结膜炎加膈俞、肺俞，急性卡他性结膜炎加丰隆、脾俞。

症状：便秘者加腹结、天枢、大肠俞，视物疲劳者加足三里，迎风流泪者加翳风。

方药

岭南传统天灸拓展系列五官美容方1号方。

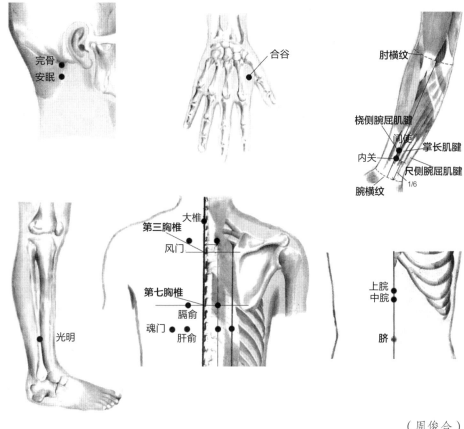

（周俊合）

二、睑腺炎（麦粒肿）

睑腺炎又称"针眼""眼丹"等，是指胞睑生小疔肿，红肿痒痛，形似麦粒，易于溃疡的眼病。多因风邪外袭，客于胞睑而化热，风热壅阻于胞睑皮肤肌腠之间，灼烁津液，变生疮疡，发为本病；也可因过食辛辣肥甘，脾胃积热、循经上攻胞睑，致营卫失调，气血凝滞，局部化热酿脓而发病。相当于现代医学的眼睑睫毛毛囊、睑板炎的病变。

主穴

（1）完骨、大椎、脾俞、大陵、中脘。

（2）安眠、心俞、三焦俞、阴陵泉、上脘、郄门。

配穴

辨证：风热外袭证加合谷，热毒炽盛证及热毒内陷证加曲池，脾虚湿热证加丰隆。

辨病：外睑腺炎加肺俞，内睑腺炎加公孙。

症状：恶风发热者加合谷、大椎，目赤肿痛者加风门、光明，泄泻、厌食者加天枢。

方药

岭南传统天灸拓展系列五官美容方2号方。

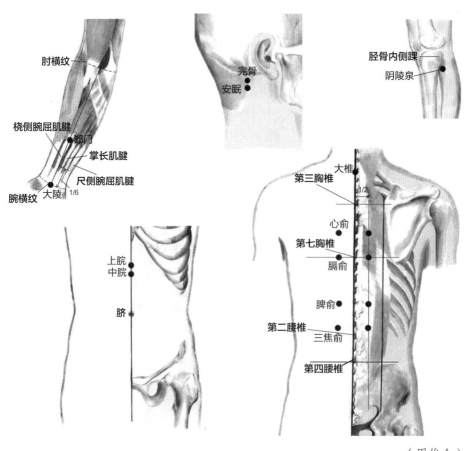

（周俊合）

三、迎风流泪

迎风流泪为病症名，指两目遇风，眼泪频流。常因肝血不足，泪窍不密，不能约束其液，风邪外引而致迎风泪出；也可因邪毒侵入泪窍，导致排泪窍道狭窄或阻塞，泪不下渗而外溢。包括现代医学的"流泪"及"溢泪症"。可由急慢性泪囊炎、泪道狭窄及泪腺分泌过多等因素造成。

主穴

（1）完骨、风门、肝俞、内关、中脘。

（2）翳风、肺俞、魂门、合谷、上脘。

配穴

辨证：肝血不足、复感风邪加血海，气血不足、收摄失司加气海、关元，肝肾两虚、约束无权加肾俞。

辨病：泪腺分泌过多加太冲、太溪，泪道狭窄加胆俞。

症状：头晕者加内关，腰膝酸软者加肾俞、太溪，眼睑或内眦红肿者加太冲。

方药

岭南传统天灸拓展系列五官美容方3号方。

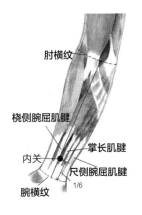

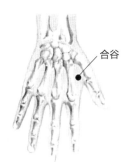

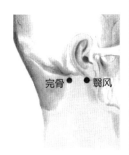

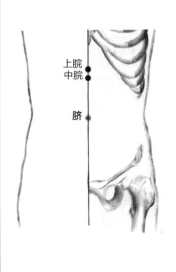

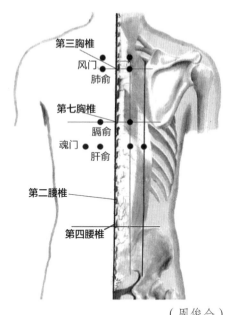

（周俊合）

四、近视

近视又称能近怯远症，是指眼在调节松弛状态下，平行光线的屈光系统的折射后焦点落在视网膜之前，以视近清楚、视远模糊为主要表现，为眼科屈光不正疾病之一。多因脾虚气弱、心阳不足、肝肾亏虚或肝血不足所致。现代医学可分为单纯性近视及病理性近视。

主穴

（1）肺俞、肝俞、肾俞、间使、中脘。

（2）膏肓、魂门、命门、关元、合谷、上脘、光明。

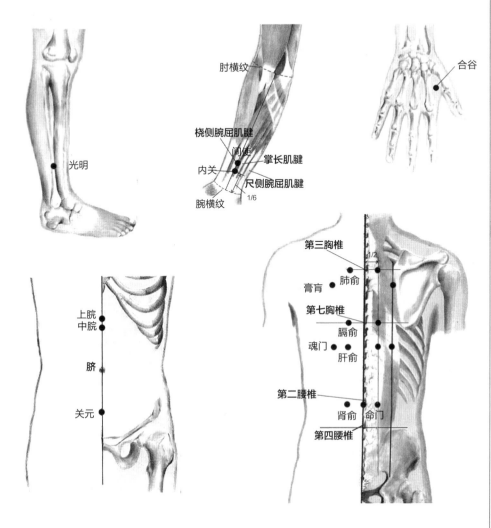

配穴

辨证：脾虚气弱证加脾俞、胃俞，心阳不足证加心俞，肝肾亏虚证加曲泉，肝血不足证加三阴交、公孙。

辨病：单纯性近视加足三里，病理性近视加血海、养老。

症状：视疲劳者加太阳，外斜视者加完骨，眼球改变或眼底损害者加养老。

方药

岭南天灸拓展系列方五官美容方4号方。

（钟平）

五、视瞻昏渺（黄斑变性）

视瞻昏渺又称黄斑变性，是指眼外观无异常，视物昏蒙，随年龄增长而视力减退日渐加重，且终致失明的眼病。多因肝郁气滞、湿浊上泛等引起经络不通，肝肾阴虚或气血两虚导致经络失养所致。相当于现代医学的年龄相关性黄斑变性，是一种随年龄增加而发病率增高并导致中心视力下降的黄斑区视网膜组织退行性病变，发病年龄一般在45岁以后，男女性别无明显差异，临床上根据有无视网膜下脉络新生血管的生成而分为干性和湿性两类，前者发病相对较多。

主穴

（1）完骨、心俞、肝俞、内关、中脘、关元。

（2）翳风、厥阴俞、魂门、间使、上脘、光明。

配穴

辨证：肝郁气滞证加期门，肝肾阴虚证加曲泉、太溪，气血两虚证加气海，湿浊上泛证加丰隆、阴陵泉。

辨病：萎缩性老年黄斑变性加太溪、光明，渗出性老年黄斑变性加阴陵泉、膈俞。

症状：视力模糊者加养老、血海，视物变形者加完骨。

方药

岭南天灸拓展系列方五官美容方5号方。

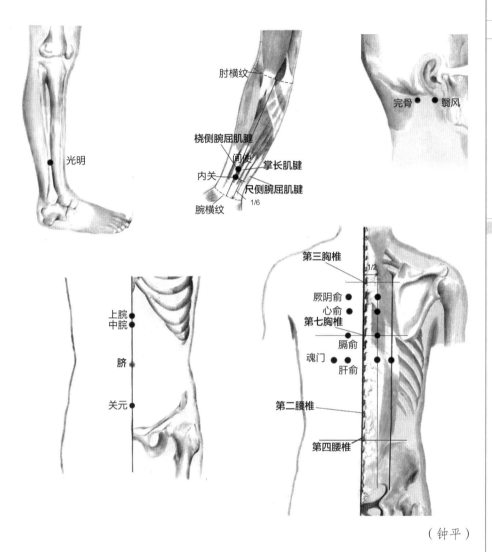

内关
光明
肘横纹
桡侧腕屈肌腱
间使
掌长肌腱
尺侧腕屈肌腱
腕横纹
1/6
完骨
翳风

上脘
中脘
脐
关元

第三胸椎
1/2
厥阴俞
心俞
第七胸椎
膈俞
魂门
肝俞
第二腰椎
第四腰椎

（钟平）

六、青盲（视神经萎缩）

青盲又称视神经萎缩，是指各种病因引起视神经纤维退行性变，导致视功能障碍的疾病。多因肝郁气结引起经脉痹阻，或脾虚湿泛、肝肾阴虚、气虚两虚、脾肾阳虚导致经脉失养所致。现代医学分为原发性、继发性及上行性视神经萎缩三种。

主穴

（1）颈百劳、心俞、肝俞、肾俞、间使、中脘。

（2）新设、神堂、魂门、命门、关元、上脘、郄门。

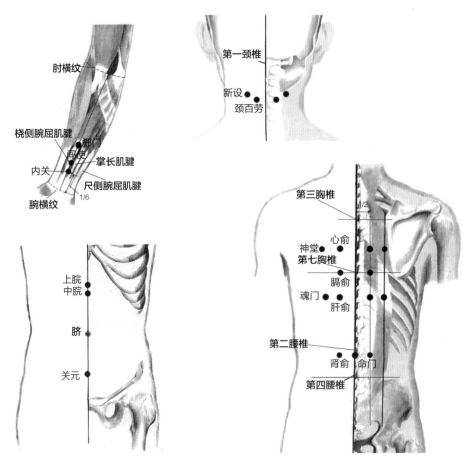

配穴

辨证：肝郁气滞证加合谷、太冲，脾虚湿泛证加脾俞、阴陵泉，肝肾阴虚证加志室，气血两虚证加脾俞、公孙，脾肾阳虚证加志室。

辨病：原发性视神经萎缩加公孙、神堂，继发性视神经萎缩加胆俞，上行性视神经萎缩加膈俞、太溪、阳陵泉。

症状：视野变化者加膈俞，视力减退或丧失者加光明、太冲，色觉障碍者加合谷、厥阴俞。

方药

岭南天灸拓展系列方五官美容方6号方。

（钟平）

七、眼疲劳

眼疲劳又称为视疲劳，是眼科常见疾病之一，属于中医"肝劳"范畴，是指用眼后出现视觉障碍、眼部不适及全身症状以致不能正常进行视作业的综合征。眼部症状主要表现为近距离工作或阅读不能持久、易疲劳、流泪、怕光、复视、眼前闪光、结膜充血、眼睑跳动感、眼胀痛等，全身症状主要表现为困倦、思睡、记忆力减退、注意力不集中、思考力下降、恶心、呕吐、肩酸痛、面肌抽搐、胃肠消化不良、多汗、失眠、急躁、易怒、烦恼、头沉重感、偏头痛、眩晕等。多因肝肾不足、肝郁气滞、脾气虚弱、心血亏虚、气血亏虚、风邪作祟所致。可见于现代医学的角结膜炎、虹膜炎、屈光不正、显性与隐性斜视等疾病。

主穴

（1）完骨、肝俞、脾俞、间使、中脘。

（2）安眠、肺俞、魂门、内关、上脘、光明。

配穴

辨证：肝肾不足证加命门、肾俞，肝郁气滞证加曲泉、期门，脾气虚弱证加足三里、膏肓，心血亏虚证加血海、膈俞，气血亏虚证加气海、关元、三阴交，若见风邪作祟可加风门、合谷。

辨病：结膜炎加支沟、太溪，虹膜炎加肾俞、太溪，屈光不正加肾俞、阳陵泉，显性与隐性斜视加肾俞、心俞。

症状：眼干症状者加肾俞、曲泉。

方药

岭南天灸拓展系列方五官美容方7号方。

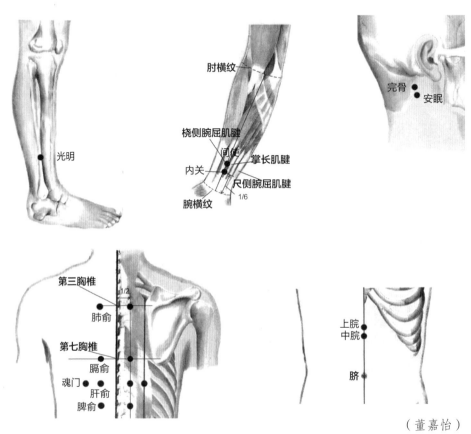

（董嘉怡）

八、嗅觉下降

嗅觉下降又称嗅觉减退、嗅觉障碍，属于中医"不辨香臭""不闻香臭""鼻聋"等范畴，是指以嗅觉减退甚至缺失为主症的一类病证。多因阴虚火旺，肺胃郁热，血虚、气虚血瘀，气滞血瘀所致。可见于现代医学的阻塞性鼻病、鼻中隔穿孔、萎缩性鼻炎、嗅神经炎、嗅神经损害、颅脑损伤、基底脑膜炎、脑炎、垂体肿瘤等疾病。

主穴

（1）完骨、心俞、胃俞、中脘、关元、内关。

（2）翳风、厥阴俞、膀胱俞、鸠尾、气海、悬钟。

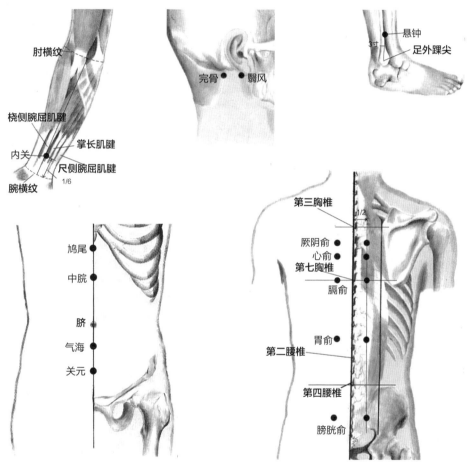

配穴

辨证：阴虚火旺证加肺俞、肾俞、三阴交，肺胃郁热证加曲池，血虚证加血海、三阴交，气虚血瘀证加足三里，气滞血瘀者曲泉、血海。

辨病：阻塞性鼻病、鼻中隔穿孔、萎缩性鼻炎加风门，嗅神经炎、嗅神经损害、颅脑损伤、基底脑膜炎、脑炎、垂体肿瘤加神堂、膈俞。

症状：感冒所致者加身柱、魄户，鼻炎所致者加孔最、肺俞、胆俞。

方药

岭南天灸拓展系列方五官美容方8号方。

（董嘉怡）

九、鼻渊

鼻渊又称脑漏、脑泄等，是以鼻流脓涕，量多不止为主要特征的鼻病。多因为肺经风热、胆经郁热、脾胃湿热、肺脾气虚所致。可见于现代医学的急性鼻窦炎、慢性鼻窦炎以鼻流脓涕为主诉者，其他类型鼻流脓涕可参照本部分内容诊治。

主穴

● 急性鼻窦炎

（1）完骨、心俞、胆俞、中脘、关元、合谷。

（2）翳风、厥阴俞、阳纲、鸠尾、气海、悬钟。

● 慢性鼻炎

（1）完骨、肺俞、胃俞、中脘、关元、足三里。

（2）翳风、风门、膀胱俞、鸠尾、气海、内关。

配穴

辨证：肺经风热证加曲池，胆经郁热证加阳陵泉，脾胃湿热证加阴陵泉，肺脾气虚证加胃仓、膏肓。

辨病：急性鼻窦炎加曲池、风池，慢性鼻窦炎加阴陵泉。

症状：鼻塞、头痛者加风池，脓涕者加阳陵泉。

方药

急性鼻窦炎：岭南天灸拓展系列方五官美容方9号方。

慢性鼻炎：岭南天灸拓展系列方五官美容方10号方。

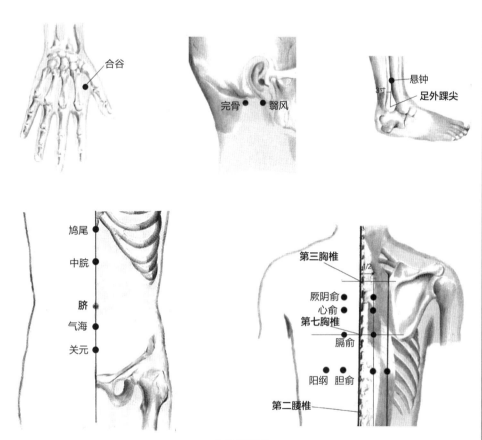

急性鼻窦炎

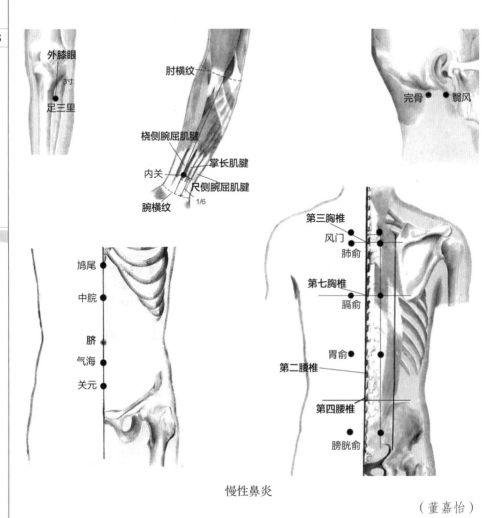

慢性鼻炎

（董嘉怡）

十、鼻鼽

鼻鼽是指鼻腔黏膜的炎性病变，分为急性、慢性和过敏性三种。多因为肺虚邪滞、肺虚感寒、气滞血瘀、脾气虚弱、肾阳亏虚所致。可见于现代医学的急性鼻炎、慢性鼻炎及过敏性鼻炎。急性鼻炎是鼻腔黏膜的急性感染性炎症，慢性鼻炎包括单纯性鼻炎、肥厚性鼻炎和萎缩性鼻炎，为鼻黏膜和黏膜下的慢性炎性疾病，可由急性鼻炎日久不愈迁延而来，或由灰尘或化学物质长期刺激而致。过敏性鼻炎又名变态反应性鼻炎，是由多种特异性致敏原引起的鼻黏膜变态反应性疾病。

主穴

（1）颈百劳、心俞、胃俞、中脘、关元、内关。

（2）新设、厥阴俞、胆俞、鸠尾、气海、悬钟。

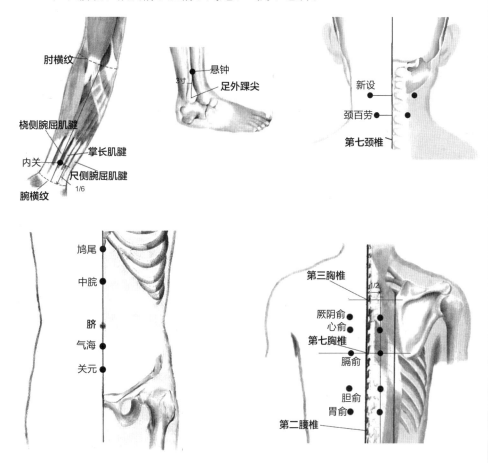

配穴

辨证：肺虚邪滞证、肺虚感寒证加风门，气滞血瘀证加膈俞，脾气虚弱证加足三里，肾阳亏虚证加命门、肾俞。

辨病：急性鼻炎加风门、翳风，单纯性鼻炎加意舍、魄户，肥厚性鼻炎加丰隆、足三里，萎缩性鼻炎加太溪。

症状：头昏、记忆力下降者加涌泉，耳鸣、耳内闭塞感加翳风。

方药

岭南天灸拓展系列方五官美容方11号方。

（董嘉怡）

十一、口臭

口臭是指口内出气臭秽，又名"出气臭""口气秽恶""口气臭""臭息"等，中医认为口臭是五脏六腑功能失调的症状，主要与脾胃功能失调、情志不舒、劳累过度等因素有关，多因食积气滞、脾胃湿热、胃火上逆、肝经郁热所致，其中尤以脾胃关系最为密切。可见于现代医学的牙周炎、口腔溃疡、胃炎、胃溃疡、龋齿和鼻咽部疾病、鼻窦炎等。

主穴

（1）心俞、胃俞、中脘、天枢、间使。

（2）厥阴俞、脾俞、上脘、腹结、大陵。

配穴

辨证：食积气滞证加建里、大横，脾胃湿热证加阴陵泉、公孙，胃火上逆证加曲池、下脘，肝经郁热证加期门、阴陵泉。

辨病：牙周炎、龋齿加三焦俞、风门，口腔溃疡加三焦俞，胃炎、胃溃疡加足三里，鼻咽部疾病、鼻窦炎加肺俞。

症状：咽干者加胃脘下俞，大便秘结者加大横、下巨虚。

方药

岭南天灸拓展系列方五官美容方12号方。

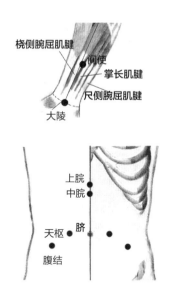

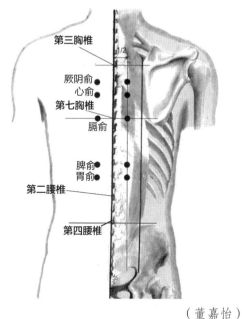

（董嘉怡）

十二、口疮

口疮属于"口腔溃疡"的范畴，是口腔黏膜受邪热蒸灼，失于气血荣养，以局部出现小溃疡，灼热疼痛为特征的口腔黏膜病，可有口臭、疼痛等伴随症状。多因心脾积热、阴虚火旺、气血亏虚所致。可见于现代医学的复发性口疮、口疮性口炎等疾病。

主穴

（1）心俞、小肠俞、中脘、天枢、间使。

（2）厥阴俞、脾俞、上脘、下巨虚、大陵。

配穴

辨证： 心脾积热证加阴陵泉，阴虚火旺证加涌泉、三阴交，气血亏虚证加气海、足三里。

辨病：复发性口疮病加关元、气海。

症状：口臭者加公孙、三焦俞、阴陵泉、期门，畏寒、便溏者加肾俞、水分。

方药

岭南天灸拓展系列方五官美容方13号方。

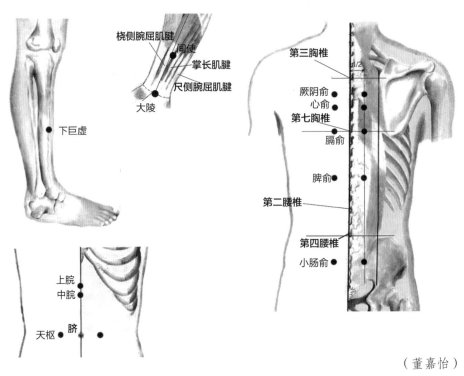

（董嘉怡）

十三、牙龈出血

牙龈出血属于中医学"牙宣"范畴，因邪犯牙床，或脏腑虚损，龈肉失养所致，以龈肉肿胀或萎缩，牙根宣露，龈齿间渗出脓血为特征的一类病症。可见于现代医学的牙周炎，亦包括牙龈炎等其他牙周组织病。

主穴

（1）心俞、胃俞、中脘、合谷、翳风。

（2）厥阴俞、脾俞、上脘、地机、间使。

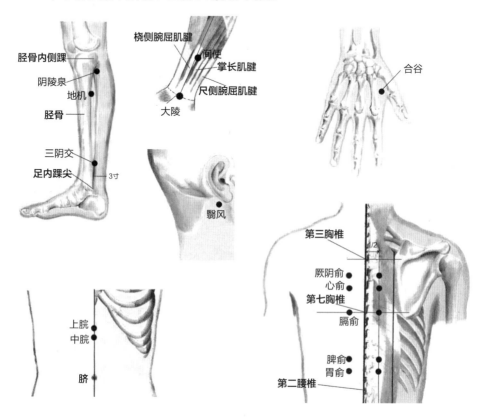

配穴

辨证：胃火炽盛证加曲池、公孙，肾阴亏虚证加三阴交，气血亏虚证加足三里。

辨病：牙周炎加曲池。

症状：口臭者加下巨虚、三焦俞、阴陵泉、期门，牙齿松动者加肾俞、太溪。

方药

岭南天灸拓展系列方五官美容方14号方。

（段权）

十四、喉痹

喉痹是以咽部红肿疼痛，或干燥、异物感、咽痒不适等为主要临床表现的咽部疾病，可伴有发热、头痛、咳嗽等症状。多因外邪犯咽，或气血阴阳失调，虚火上灼，咽喉失养所致；其中外邪因素以风热邪毒多见。相当于现代医学的急慢性咽炎、咽喉肿痛及某些全身性疾病在咽部的表现，可参考本部分内容进行治疗。

主穴

（1）大椎、肺俞、中脘、天枢、扶突。

（2）风门、颈百劳、上脘、腹结、尺泽。

配穴

辨证：外感风热证加合谷，外感风寒证加肺俞，肺胃热盛证加丰隆，阴虚火旺证加涌泉。

辨病：急性咽炎加曲池，慢性咽炎加涌泉。

症状：肿痛明显者加孔最，大便秘结者加上巨虚，口臭者加三焦俞、阳陵泉。

方药

急性咽喉炎、咽喉肿痛：岭南天灸拓展系列方五官美容方15号方

慢性咽喉炎：岭南天灸拓展系列方五官美容方16号方。

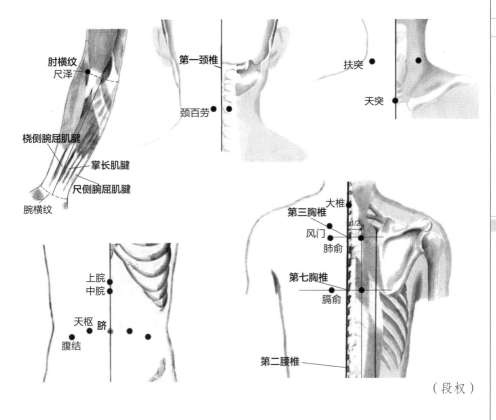

（段权）

十五、耳鸣、耳聋

耳鸣、耳聋是指因外邪侵袭或脏腑实火上扰耳窍，或瘀血痹阻、痰浊蒙蔽清窍，或脏腑虚损、清窍失养所致的以耳内鸣响、听力障碍为主要表现的耳病。耳鸣多是指主观感觉耳中鸣响，而周围并无相应的声源，自觉鸣响来自头部者的耳病，称为"颅鸣"或"脑鸣"。耳聋指不同程度的听力障碍。耳鸣耳聋可见于现代医学的耳科病变（如中耳炎、鼓膜穿孔）、急性热性传染病（如猩红热、流行性感冒）、颅内病变（如脑肿瘤、听神经瘤）、药物中毒及高血压病、梅尼埃病、贫血、神经衰弱等疾病。

主穴

（1）心俞、胆俞、肾俞、中脘、关元、阳陵泉。

（2）厥阴俞、阳纲、志室、上脘、阴交、内关。

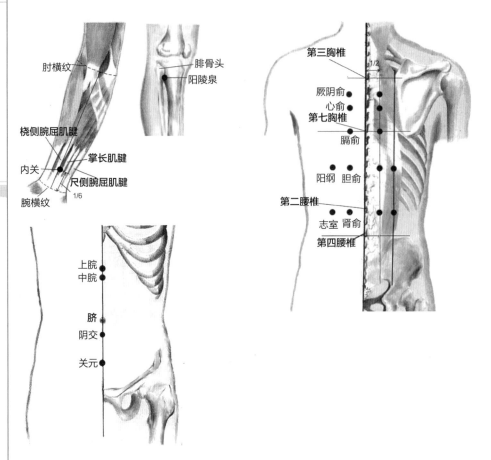

配穴

辨证：风邪侵袭证加肺俞，肝火上炎证加期门，痰火郁结证加丰隆，气滞血瘀证加膈俞，肾脏亏虚证加涌泉，气血亏虚证加脾俞、足三里。

辨病：梅尼埃病加完骨，突发性耳聋加翳风、膈俞，病毒性耳聋加肺俞、足三里。

症状：眩晕者加内关、丰隆，恶心、呕吐者加足三里，失眠加申脉、照海、安眠。

方药

岭南天灸拓展系列方五官美容方17号方。

（段权）

十六、耳痛

耳痛属于中医学"脓耳""耳瘘"范畴，多因外感风热、湿热邪毒上攻或脏腑阴阳亏虚、失于濡养所致。相当于现代医学的慢性非化脓性中耳炎中的分泌性中耳炎和慢性化脓性中耳炎等。多因急性非化脓性、化脓性中耳炎迁延或反复发作转化而成。分泌性中耳炎是以中耳积液及听力下降为主要特征的中耳炎性疾病。慢性化脓性中耳炎是中耳黏膜、骨膜或深达骨质的化脓性炎症，常与慢性乳突炎合并存在。

主穴

（1）翳风、心俞、阳纲、中脘、滑肉门、间使。

（2）完骨、厥阴俞、胆俞、上脘、大横、内关。

配穴

辨证：肝胆火盛证加期门，脾虚湿困证加三阴交、阴陵泉，肾元亏损证加太溪。

辨病：分泌性中耳炎加阴陵泉，慢性化脓性中耳炎加丰隆、肝俞，头晕、头重者加完骨。

方药

岭南天灸拓展系列方五官美容方18号方。

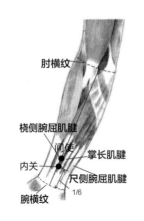

肘横纹

桡侧腕屈肌腱

间使

内关

掌长肌腱

尺侧腕屈肌腱

腕横纹

1/6

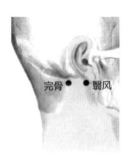

完骨 翳风

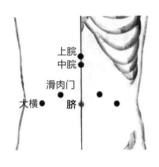

上脘

中脘

滑肉门

大横 脐

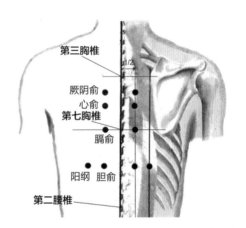

第三胸椎

1/2

厥阴俞

心俞

第七胸椎

膈俞

阳纲 胆俞

第二腰椎

（段权）

第十节　流行性疾病

一、流感预防

流行性感冒（简称流感）是由流感病毒引起的急性呼吸道感染，具有发病迅速，全身中毒症状明显，传染性强，传播速度快等特点。其主要通过飞沫、人与人之间的接触或与被污染物品的接触传播。中医认为"正气内存、邪不可干"，对流感当以预防、益气固本为主。

主穴

（1）大椎、身柱、曲池、中脘、肺俞、脾俞。

（2）陶道、风门、合谷、滑肉门、足三里。

配穴

辨证：肺脾气虚证加气海，气阴两虚证加复溜，肾阳不足证加太溪、京门。

辨病：慢性鼻咽炎易感型加三焦俞、内关，胃肠虚弱易感型加太白、天枢。

症状：咽痒微咳者加天突，喷嚏频发者加身柱，怕冷畏寒者加肾俞。

方药

岭南天灸拓展系列方流行病方1号方。

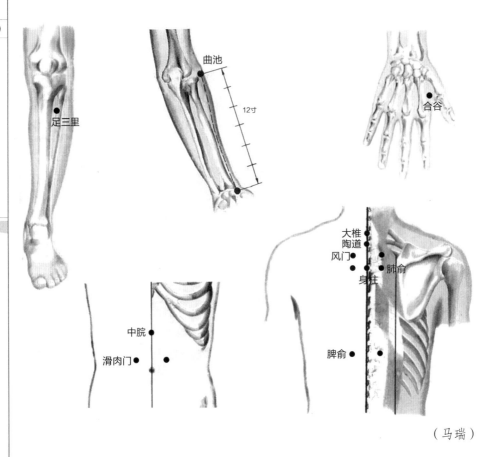

（马瑞）

二、红眼病

红眼病属中医"暴风客热""天行赤眼""天行赤眼暴翳"范畴，是因外感风热或感受时邪毒气而发。发病急剧，容易相互传染，甚至引起流行的眼病。可见于现代医学中的传染性结膜炎、流行假膜性结膜炎、急性卡他性结膜炎、急性流行性出血性结膜炎、流行性角结膜炎等疾病。

主穴

（1）完骨、肝俞、间使、曲池。

（2）安眠、魂门、内关、合谷、光明。

配穴

辨证：风热外袭证加陶道，热毒炽盛证加大椎。

辨病：传染性结膜炎、流行假膜性结膜炎加风门，急性卡他性结膜炎、急性流行性出血性结膜炎加血海，流行性角结膜炎加外关。

症状：结膜充血明显者加行间，分泌物多者加阴陵泉，怕光流泪者加养老。

方药

岭南天灸拓展系列方流行病方2号方。

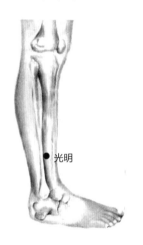

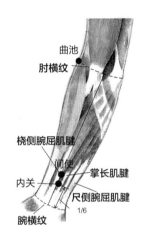

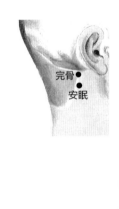

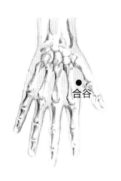

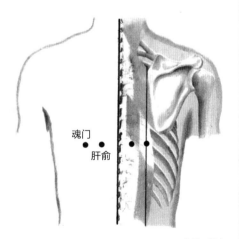

（马瑞）

三、痢疾

痢疾是由痢疾杆菌引起的急性肠道传染病，属于中医学"肠澼""下利"范畴，其主要表现为发热、腹痛、泄泻、里急后重和黏液脓血便，或伴有全身毒血症症状，本病急性期一般数日即愈，部分患者转为慢性，可反复发作。岭南传统天灸可用于轻型痢疾恢复期及慢性菌痢的辅助治疗。

主穴

（1）合谷、天枢、关元、足三里、中脘、大肠俞。

（2）曲池、上巨虚、足三里、气海俞、阴陵泉。

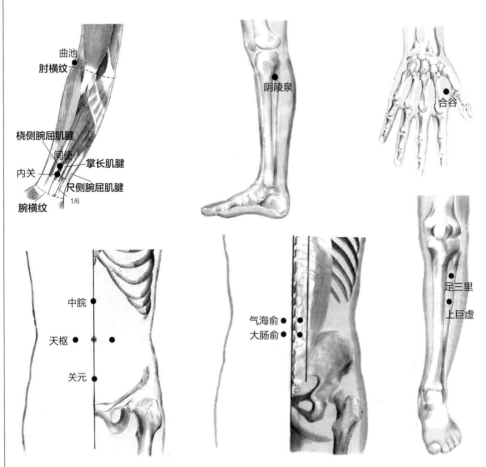

配穴

辨证：湿热痢加下巨虚、支沟，寒湿痢加脾俞、建里，虚寒痢加脾俞，阴虚痢加肾俞、太溪，休息痢加肝俞、章门。

辨病：轻型痢疾恢复期加公孙，慢性菌痢迁延加肾俞。

症状：腹痛反复发作者加内关、大巨，便下清稀者加脾俞、水分，便秘腹泻交替出现者加腹结、大横。

方药

岭南天灸拓展系列方流行病方3号方。

（马瑞）

四、疟疾

疟疾是以按蚊为传播媒介，由疟原虫引起的传染病。临床以周期性间歇发作的寒战、高热、大汗后缓解及多次复发后出现脾肿大、贫血为其主要特征。因疟原虫种类的不同，现代医学可分为日疟、三日疟、恶性疟及卵形疟等。疟疾恢复期属于中医学劳疟、疟母范畴。本病易反复发作，天灸疗法可作为疟疾恢复期的辅助治疗。

主穴

（1）大椎、内关、陶道、膏肓、脾俞。

（2）身柱、间使、肺俞、意舍、阳陵泉。

配穴

辨证：邪伏少阳证加阳辅，热邪内郁证加肝俞，寒湿内遏证加阴陵泉，气虚邪恋证加足三里，痰瘀交结证加膈俞。

辨病：劳疟加肾俞、关元，疟母加膈俞、肝俞。

症状：汗出不畅者加复溜，头痛肢楚者加大杼，痞满欲呕者加内关，胁下痞块者加章门，久疟不愈、神疲体倦者加肾俞。

方药

岭南天灸拓展系列方流行病方4号方。

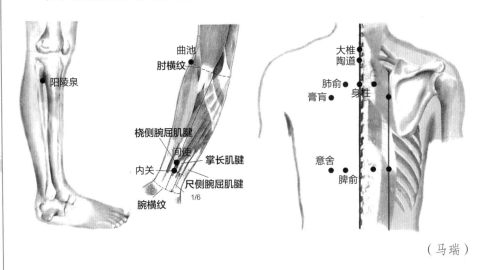

（马瑞）

五、病毒性肺炎

病毒性肺炎为感受各种风热时邪或非时之邪，从口鼻而入，临床以发热、咳嗽、喘促、咳痰等肺部症状和恶寒、乏力、头痛等全身症状为主要症候表现。早期以风热犯肺、痰热壅肺、痰热腑实证型为主的上焦、中焦卫气病变症状，严重者出现热陷心包的神志异常；中后期以正虚欲脱、气阴两伤的下焦肝肾或热入营血的血瘀病候。传变途径为卫气营血或三焦传变，病机关键为痰、热、毒互结于肺，兼及血瘀，中后期易损及气阴。一般的病毒性肺炎属于中医学的"风温肺热病""风温""春温"等范畴。非典型肺炎及禽流感属于中医学"温疫"范畴。天灸主要用于病毒性肺炎的预防和恢复期的治疗。

（一）病毒性肺炎预防

主穴

（1）颈百劳、肺俞、中脘、关元、足三里、天枢。

（2）大椎、身柱、膏肓、上脘、大横、间使。

配穴

辨证：阳虚证加命门，气虚证加气海，阴虚证加三阴交，血虚证加三阴交、阴陵泉。

症状：畏寒者加至阳、命门，乏力者加脾俞、气海，失眠者加照海、内关，纳差者加胃俞、建里。

方药

岭南天灸拓展系列方流行病方5号方。

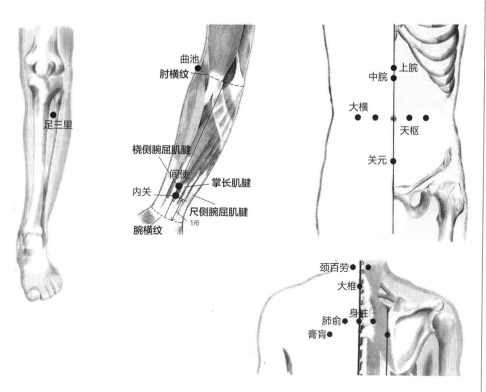

（二）病毒性肺炎恢复期

主穴

（1）颈百劳、肺俞、膈俞、脾俞、肾俞、中脘、关元。

（2）膏肓、膻中、上脘、滑肉门、足三里、太溪、俞府。

配穴

辨证：气虚证加气海，阴虚证加三阴交，血瘀证加膈俞。

症状：发热者加曲池、大椎，咳嗽者加天突、陶道，痰多者加天突、丰隆，头痛者加滑肉门，咽痛者加天突、尺泽，恶寒者加风门、命门，腹泻者加水分、关元，便秘者加天枢、支沟、上巨虚。

方药

岭南天灸拓展系列方流行病方6号方。

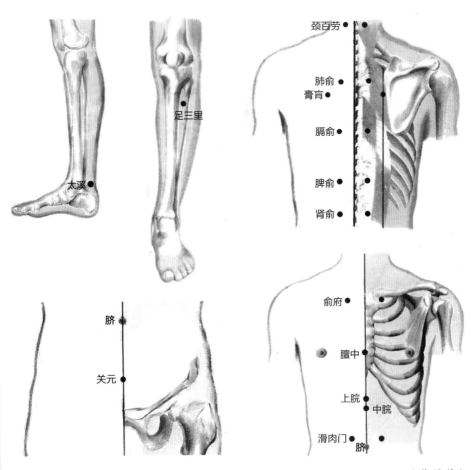

（蒙昌荣）

六、登革热

登革热是B组虫媒病毒经蚊子传播的一种急性传染病。属中医学"瘟疫"范畴，其病因为感受疫疠毒邪，机体因毒、热、瘀三者相互作用，共同破坏人体的正常生理功能，使机体阴阳失调，气血逆乱，脏腑失和，从而导致人体急骤起病，寒战高热、剧烈头痛（前额及枕部为主），以及全身骨痛（腰背部为主）、四肢关节和肌肉疼痛、疲乏无力、口苦纳呆、恶心呕吐等症状，重者可出现四肢抽搐、昏迷。登革出血热是登革热的一种严重类型。

主穴

（1）颈百劳、肺俞、脾俞、中脘、足三里、天枢、外关。

（2）膏肓、意舍、三焦俞、大包、上脘、大横、阴陵泉。

配穴

辨证：卫气同病加列缺、风门，气分炽热证加曲池、大椎，气血两燔证加血海、曲池，血分瘀结证加膈俞、血海，正气虚脱证加气海、关元。

症状：高热者加曲池、大椎，头痛加曲池、滑肉门，全身痛加三阴交、内关，四肢关节痛者加滑肉门、外陵，纳呆者加承满，恶心呕吐者加内关、下脘，肌肤斑疹者加血海，便秘者加上巨虚、支沟，头晕神疲者加气海，胃脘痞满者加建里。

方药

岭南天灸拓展系列方流行病方7号方。

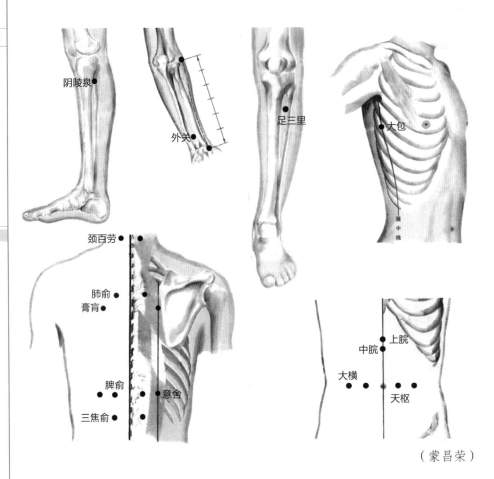

阴陵泉

外关

足三里

大包

肺中线

颈百劳

肺俞

膏肓

脾俞

意舍

三焦俞

上脘

中脘

大横

天枢

（蒙昌荣）

七、肺结核

肺结核又称为肺痨，是一种由于正气虚弱、感染痨虫、侵蚀肺脏所致的，以咳嗽、咯血、潮热、盗汗及身体逐渐消瘦等症为主要临床表现、具有传染性的慢性消耗性疾病。

主穴

（1）膈俞、胆俞、腰眼、肺俞、脾俞、肾俞、中脘、关元。

（2）膏肓、足三里、胃俞、章门、三阴交、上脘、气海。

配穴

辨证：肺阴亏虚证加照海，阴虚火旺证加涌泉，气阴耗伤证加气海，阴阳两虚证加命门。

辨病：原发性肺结核加风门、身柱，血型播散型肺结核加心俞、肝俞，继发性肺结核加命门、照海，结核性胸膜炎加章门、丰隆。

症状：咳嗽者加风门、天突，咯血者加心俞、肝俞，潮热、盗汗者加涌泉、照海。

方药

岭南传统天灸拓展系列方流行病方8号方。

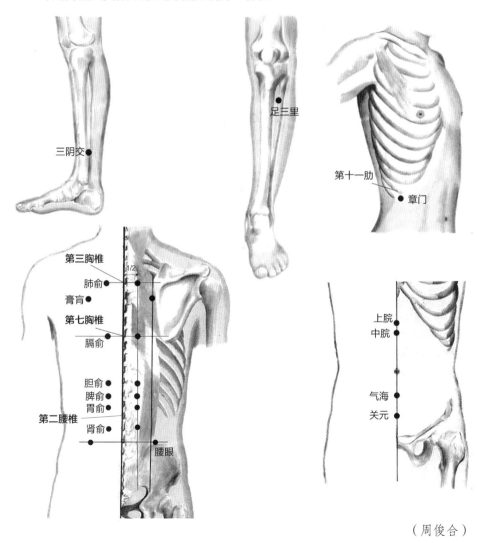

（周俊合）

第十一节　其他病症

一、易疲劳

易疲劳是指由于多种原因或疾病容易引起的体力与脑力活动的下降、身体的一种乏力不适感，是一种很常见的现象或症状，可见于健康人群、亚健康人群及疾患者群。中医认为多因劳倦过度、情志失调、饮食失节或六淫侵袭导致脏腑功能失调，引起脾气虚、心气虚、肾气虚、肺气虚、肝气虚的表现。可见于现代医学的延时疲劳、慢性疲劳、慢性疲劳综合征、原发性慢性疲劳等。

主穴

（1）颈百劳、肺俞、中脘、脾俞、足三里。

（2）膏肓、胃俞、大横、下脘、阴陵泉。

配穴

辨证：脾气虚证加章门，心气虚证加神门，肾气虚证加太溪、关元，肺气虚证加太渊、中府，肝气虚证加太冲、期门。

辨病：抑郁加期门，慢性失眠加心俞、肾俞。

症状：容易感冒咳嗽者加风门，容易腹泻者加大横；食欲不振者加天枢、梁门，腰酸、性欲衰减者加命门，头晕健忘者加颈夹脊，夜梦多者加魂门、胆俞。

方药

岭南传统天灸拓展系列方其他方1号方。

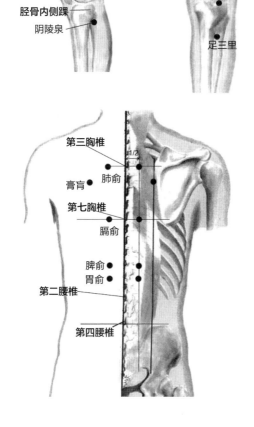

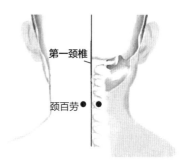

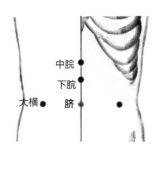

（赵蕾琦）

二、背冷

背冷是指背部自觉冷冰凉感的一类病症，属于中医学"背恶寒""背寒冷""背怯冷"等范畴。多因风寒束表、阳虚寒盛、痰饮内伏所致。可见于现代医学的胸腹腔占位性病变（如胃癌、肺癌、胸腺癌等）的早期表现、强直性脊柱炎、风湿性脊柱炎等疾病。

主穴

（1）大椎、肩中俞、至阳、肺俞、中脘、关元。

（2）身柱、肩外俞、命门、膏肓、上脘、气海。

配穴

辨证：风寒束表证加风门、外关，阳虚寒盛证加气海、关元，痰饮内伏证加丰隆、阴陵泉。

辨病：胃癌加中脘，肺癌加魄户，胸腺癌加至阳，脊柱炎加局部压痛点。

症状：冷汗出、恶风者加风门、魄户，少汗或无汗者加太溪、合谷。

方药

岭南传统天灸拓展系列方其他方2号方。

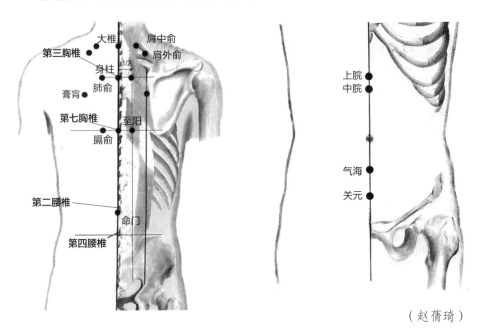

（赵薏琦）

三、腰重

腰重为腰部感觉沉重的症状，正如《金匮要略》云："腰中冷，如坐水中……腹重如带五千钱"，多伴有轻度腰痛不适。多因寒湿、肾阳亏虚、表虚风湿等引起经络不通，可见于现代医学的腰椎间盘突出、慢性腰肌劳损、肌筋膜炎等疾病。

主穴

（1）脾俞、膀胱俞、天枢、阴陵泉。

（2）意舍、关元俞、大横、外关。

配穴

辨证：寒湿证加水分、腰眼，肾阳虚证加命门、关元、气海，表虚风湿证加风门、肺俞。

辨病：腰椎间盘突出症加命门、阿是穴，慢性腰肌劳损加意舍、膀胱俞，肌筋膜炎加肝俞、筋缩、阿是穴。

症状：腰痛者加水分、气海、关元，腹痛腹泻者加水分，下肢水肿者加水分、足三里、三阴交。

方药

岭南传统天灸拓展系列方其他方3号方。

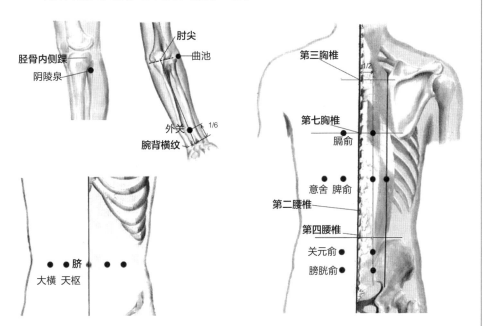

（赵旧琦）

四、腰冷

腰冷属于中医"肾着"范畴，是指自觉腰部寒冷为主症的一类病症，多有腰部受寒或过劳病史，天气变化、劳累时加重，严重时可见腰以下冷痛，如坐水中，腹重如带五千钱。多因寒湿内蕴或脾肾阳虚导致经络失养，可见于现代医学的腰椎间盘突出症、腰椎退行性变、腰肌劳损等疾病。

主穴

（1）肾俞、命门、水分、关元、太溪。

（2）三焦俞、腰阳关、气海、腰眼、大巨。

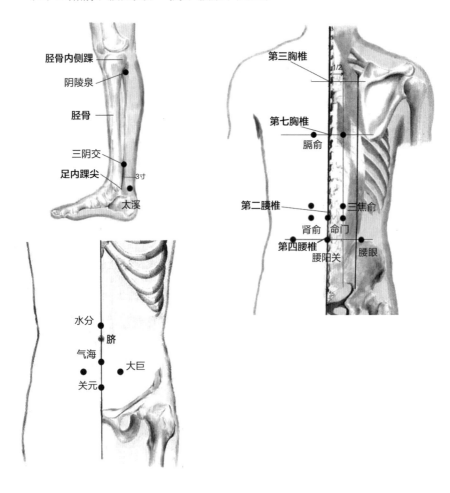

配穴

辨证：寒湿证加阴陵泉，脾肾阳虚证加命门、足三里。

辨病：腰椎间盘突出症加腰部夹脊穴，腰椎退行性变加绝骨，腰肌劳损加阳陵泉。

症状：局部疼痛者加阿是穴，下肢放射痛者加秩边、承山，膝关节冷痛者加内膝眼、外膝眼，腹重者加外陵、带脉。

方药

岭南传统天灸拓展系列方其他方4号方。

（赵旧琦）

五、体虚体弱

体虚体弱，是指人的气力不足，体力和精力都感到缺乏，稍微劳作便有疲劳之感的一种状态，多见于机体某些功能有所减退的情况。中医认为素体体虚，易感受六淫邪气而致病，而体虚则分为气虚、血虚、阴虚、阳虚四种类型。相当于现代医学"亚健康"的状态。

主穴

（1）颈百劳、肺俞、中脘、脾俞、关元。

（2）膏肓、章门、大横、三阴交。

配穴

辨证：气虚证加膻中，血虚证加血海，阴虚证加太溪，阳虚证加命门。

辨病：月经不调加肝俞，口腔溃疡加涌泉，厌食加天枢、脾俞、足三里。

症状：多汗者加复溜，心悸者加膻中，头晕者加太冲，失眠者加三阴交、安眠，大便干燥者加支沟，腰酸背痛者加肾俞，四肢冷者加气海。

方药

岭南传统天灸拓展系列方其他方5号方。

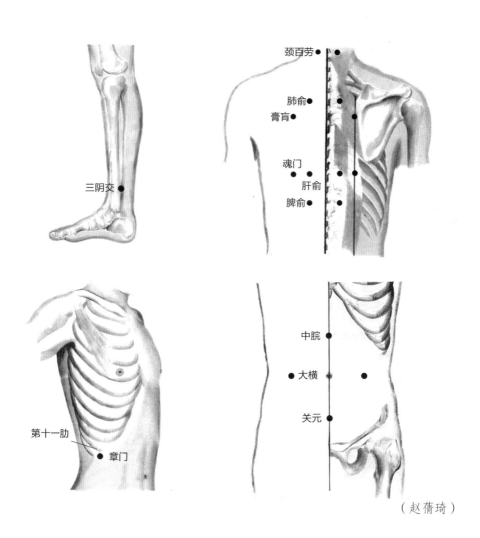

颈百劳

肺俞
膏肓

魂门
肝俞
脾俞

三阴交

第十一肋
章门

中脘
大横
关元

（赵蒨琦）

六、空调病

空调病又称空调综合征，多发生于夏季，老人、儿童和妇女是易感人群。因各人的适应能力不同而症状各异，可出现发热、畏冷不适、疲乏无力、身体紧缩感、麻木感、头晕、头痛、皮肤发干发紧、皮肤过敏等症状。常因环境不通风、空调设计缺陷及使用空调时间过长，引起肺脾胃气虚、脾肾两虚、营卫失调及肺脾阴虚所致。

主穴

（1）颈百劳、肺俞、心俞、胆俞、内关。

（2）膏肓、风门、神堂、阳纲、间使。

配穴

辨证：肺脾气虚证加大椎、魄户、脾俞，营卫失调证加风门、魄户，脾肾两虚证加脾俞、肾俞，肺脾阴虚证加三阴交、尺泽，气滞血瘀证加膈俞，痰湿阻络证加脾俞。

辨病：变异性鼻炎、感冒等呼吸系统疾病加大椎、魄户、身柱，厌食、腹痛、腹泻胃肠道疾病加脾俞、足三里、中脘，颈椎病者加悬钟，女性月经不调加子宫、肾俞、次髎。

症状：怕冷、汗少者加大椎、魄户、腰阳关，头晕头痛、目眩者加滑肉门，胸闷者加膻中、至阳，肌肉酸痛沉重明显者加脾俞、阿是穴。

方药

岭南天灸拓展系列方其他方6号方。

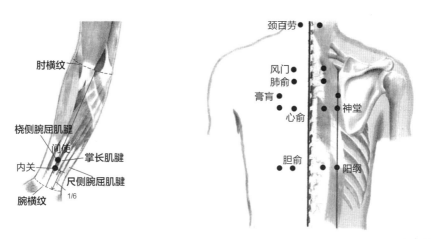

（吴倩）

七、手脚冷

手脚冰冷是指手脚冰冷的一种病症，可随环境温度下降而加重。多发于女性及体虚者，中医认为由于阳虚或气机不畅导致的"阳气不能达四末"，属于"寒症""四肢逆冷"范畴。现代医学认为与心血管系统疾病或末梢循环功能较差有关。

主穴

（1）颈百劳、心俞、中脘、肾俞、解溪、阳池。

（2）膏肓、厥阴俞、下脘、关元、丘墟、阳溪、命门。

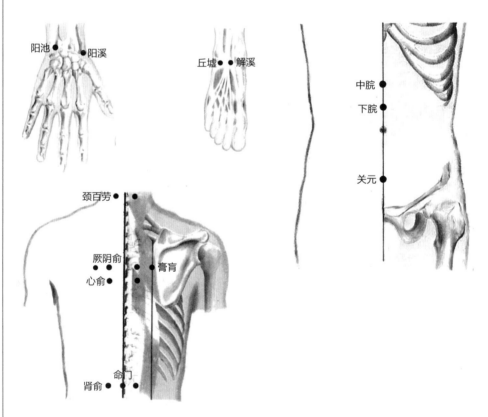

配穴

辨证：脾胃虚弱证加脾俞、胃俞，瘀阻脉络证加膈俞、章门，痰湿阻络证加脾俞，肾阳不足证加志室、腰阳关，气血亏虚证加足三里。

辨病： 低血压加大椎、大杼、太冲，心功能不全加神堂、至阳，多发性神经炎加肺俞、胆俞，重症肌无力加膻中、至阳、脾俞、胃俞，肌营养不良加脾俞、胃俞、肝俞。

症状： 四肢麻木者加膈俞、章门，头晕目眩者加滑肉门、丰隆，胃纳差者加足三里，关节疼痛、肌肉酸痛者加局部阿是穴，月经量少者加子宫、脾俞，性功能下降者加命门、腰阳关、三阴交。

方药

岭南天灸拓展系列方其他方7号方。

（吴倩）

八、头重

头重主要表现为头部自觉重坠，或如布带束裹的感觉。多因外感湿邪、疫气或湿痰壅阻导致气血不利，沉滞于经隧脉络所致。可见于现代医学的感冒、变异性鼻炎、颈椎病、梅尼埃病、耳鸣耳聋、失眠等导致。

主穴

（1）完骨、颈百劳、中脘、脾俞、外关。

（2）翳风、肩井、上脘、三焦俞、阴陵泉。

配穴

辨证： 外感热病、暑热证加肺俞，外感风寒湿证加风门，外感湿邪、疫气加曲池、大椎，气滞血瘀证加膈俞，痰湿阻络证加丰隆，肝火上炎证加期门，肾精不足证加肾俞、涌泉，气血亏虚证加足三里。

辨病： 颈椎病加悬钟，梅尼埃病加风池，鼻炎加胆俞、肺俞、身柱，眩晕加风池、内关、丰隆，失眠加申脉、照海、安眠。

症状：耳鸣耳聋者加完骨、膈俞，眩晕者加风池、内关、丰隆，恶心、呕吐者加内关、足三里。

方药

岭南天灸拓展系列方其他方8号方。

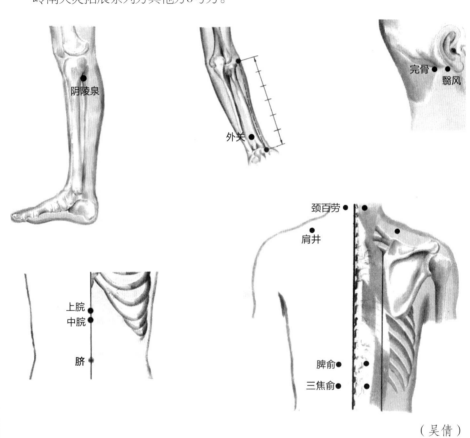

（吴倩）

岭南 天灸疗法精要

第七章 岭南天灸疗法与治未病

第一节　岭南天灸疗法与治未病

治未病是中医学特有的防病保健思想，是古代先贤医家道法自然的智慧凝结，对防治疾病和养生保健具有重要的指导意义，保健灸就是其中的一种重要手段。保健灸，即在无病或未病时，在某些具有保健作用的穴位上施灸用以防治疾病、强身健体、延年益寿的一种灸法。唐代孙思邈是保健灸的积极倡导者，提出健康之人应常艾灸以防病，《千金要方·卷二十七》警示"勿以健康便为常然，常须安不忘危，预防诸疾也。"宋代窦材《扁鹊心书·住世之法》将艾灸列为诸种养生法的首位，"保命之法，艾灼第一。"

中医治病及养生十分重视顺应四时阴阳消长、转化的规律，保持人体阴阳与自然界的相对平衡，意即"阴平阳秘，精神乃治"。阴阳失调是所有疾病的基本病机，因此调理阴阳是治疗疾病的基本原则。明代著名医家张景岳对此有精辟的论述："善补阳者，必于阴中求阳，则阳得阴助而生化无穷，善补阴者，必于阳中求阴，则阴得阳助而泉源不断。"意思是说，阴阳是相互依存的，若要很好地补阴补阳，必须在补阴的同时补阳，补阳的同时补阴，这样才能达到最佳的效果。

督脉督领诸阳经，统摄全身阳气和真元，为"阳脉之海"。任脉妊养诸阴经，总调全身阴气和气血，为"阴脉之海"。说明任督二脉对于统摄全身的气血阴阳有着非常重要的作用。清代岳含珍《经穴解》曰："督行人身之背，所以统一身之阳。任行人身之腹，所以统一身之阴，人身之有任督，犹天地之有子午也。"任督通则百脉皆通，任督充则阴阳和，阴精阳气相得益彰，机体则百病不生，体健身壮。所以调理任督二脉亦为治疗、养生、保健之要点。长期修炼气功之人注重督升任降、气运周天，即是此意。

因此，保健灸大多选用任督脉经穴。正如《扁鹊心书》所言："人于无病时，长灸关元、气海、命门、中脘。虽不得长生，亦可得百年寿。"

一、神阙灸

穴居脐中，具有温补元阳、扶正固本之功效，为历代养生家所重视。《医学入门》载："凡一年四季各熏一次，元气坚固，百病不生"，《类经图翼》记载隔盐灸法："若灸至三五百壮，不惟愈疾，亦且延年"，龚廷贤《万病回春》载："断脐后艾灸脐带，以壮固根本、强身延年"，《针灸资生经》载："旧传有人年老而颜如童子者，盖每岁以鼠粪灸脐中一壮故也"，多用隔姜灸、隔盐灸。《针灸大成》另载："蒸脐保健灸具有温补元气、强身健体之效，取五灵脂24克、青盐15克、乳香3克、没药3克、夜明砂6克、地鼠粪9克（微炒）、葱头（干者）6克、木通9克、麝香0.1克，以上诸药研末，用时取6克置于脐内，用槐树皮盖在上面，然后用艾炷灸，每岁一壮，药与槐树皮不时添换。"《理瀹骈文》载神阙贴敷彭祖接命丹具有温肾壮阳、填精补髓、扶正固本、益寿延年之效，用于肾精亏虚、阳痿、体虚多病等，取大附子70克，甘草60克，甘遂60克，麝香0.9克，黄酒1000毫升。先将大附子研末用五层纱布包好，将甘草、甘遂研末备用，然后用黄酒浸泡上述诸药12小时，将黄酒及药物倒入锅中，以文武火煎煮至酒干为止。去除甘草和甘遂，取大附子和麝香末捣烂至粉末，制成2个药丸，阴干备用。用时将药丸填入脐中，以手按压药丸使之紧贴皮肤，用胶布固定，7天换药1次。也可用岭南天灸拓展系列方肾膀胱方8号方贴于神阙，达到温阳固元作用。

二、气海灸

位于脐下一寸五分，具有培补元气、益肾固精之功。《针灸资生经》一载："气海者，元气之海也，人以元气为本，元气不伤，虽疾不害，一伤元气，无疾而死，宜频灸此穴，以壮元阳，若必待疾作而后灸，恐失之晚矣。"《针灸资生经》二载："予旧多病，常苦气短，医者教灸气海，气运不促，自是每岁须一二次灸之。"《针灸资生经》另载："柳公度曰，吾养生无它术，但不使元气佐喜怒，使气海常温尔。"现多用温和灸、隔姜灸及附子灸。元代医家罗天益在《卫生保健》说："灸气海以生发元气、滋荣百脉"。可用岭南天灸拓展系列方其他方1号方贴于气海，达到培元补气之效。

三、关元灸

脐下丹田，为任脉与足三阴经交会穴，又为小肠募穴，可壮元调气、温肾固本、补气回阳。《类经图翼》曰："一年辛苦唯三百，灸取关元功力多。"《扁鹊心书》云："人至三十，可三年一灸脐下三百壮；六十，可一年一灸脐下三百壮。"其所指的脐下即为关元穴。现多用温和灸、隔姜灸及附子灸。可用岭南天灸拓展系列方其他方4号方贴于关元，达到壮元固肾之效。

四、足三里灸

具有理脾胃、调营血、补虚损的作用。《中藏经》载："三里主五劳羸瘦。"《外台秘要》说："凡人年三十以上，若不灸三里，令人气上眼暗。"《千金翼方》云："一切病皆灸三里三壮。"《皇帝明堂灸经》云："凡人未中风时，两月前，或三五月前，非时，足胫上忽发酸重顽痹，良久方解。此乃中风之候也。便急须灸三里穴与绝骨穴，四处各三壮。"《医说》载："若要安，三里莫要干。"日本针灸名家泽田健著《针灸真髓》曰："三里养先后天之气，灸三里可使元气不衰，故称长寿之灸。"日本《云锦随笔》载："德川幕府时代，江户的永代桥建成之时，邀请当时最年长的万兵卫踏桥过河，有人问其长生之术，他回答道，祖传每月月初八天连续灸足三里，始终不渝，仅此而已，其本人174岁，其妻173岁，其子153岁，其孙105岁。"近代日本更是掀起了"国民灸三里"的运动，用于肺结核的防治。足三里保健灸对后世影响甚大，至今在民间仍广为流传，其主要采用温和灸或瘢痕灸。可用岭南天灸拓展系列方其他方5号贴于足三里，达到健脾补虚之功。

五、命门灸

命门位于两肾间，可培元固本、补肾益精。《扁鹊心书》曰："余……六十三时，因忧愁忽见死脉于左寸，十九动而一止，乃灸关元、命门各五百壮，五十日后死脉不复见矣。每年常如此灸，遂得老年健康。"现多使用温和灸。可用岭南天灸拓展系列方其他2号方贴于命门，达到温肾培元之功。

六、膏肓灸

膏肓具有补益全身虚损作用。《千金要方》载："膏肓俞无所不治"，"此灸讫，令人阳气康盛。"《针灸问对》载有民间谚语："若要安，膏肓、三里不要干。"膏肓穴常用温和灸进行保健。可用岭南天灸拓展系列方其他方5号方贴于膏肓，达到补益虚损之功。

七、身柱灸

身柱即全身之柱之意，此穴施灸具有温补元阳、调和气血、促进生长发育之效，多用艾条温和灸。可用岭南天灸拓展系列方肺系病症方2号方贴于身柱，达到温补元阳之功。

八、大椎灸

有解表通阳、疏风散寒、清脑宁神之功效，多用艾条温和灸。可用岭南天灸拓展系列方肺系病症方4号方贴于大椎，达到通阳解表之功。

九、风门灸

有宣肺解表、疏散风邪、调理气机之功效。《类经图翼》载："此穴能泻一身热气，常灸之永无痈疽疮疥等患。" 风门穴常用温和灸进行保健。可用岭南天灸拓展系列方肺系病症方1号方贴于风门，达到宣肺解表之功。

十、涌泉灸

有补肾益精、泻热醒神之效。针灸名家承淡安在其所编《针灸杂志》第四卷第七期提到"仙传寿灸法"，即取涌泉穴艾灸："每月初一日起灸到初七日止，每日卯时灸到辰时。每逢艾灸时，艾团如小莲子大，如痛则除之。姜片用与不用，随人自便，均至知痛则止而已。每逢初一日，每足灸二十六壮，初二日灸七壮，初三至初七日均同初二日之法行之。"现多用艾条温和灸。可用岭南天灸拓展系列方心脑病症方4号方贴于涌泉，达到益肾、引火归元之功。

十一、劳宫灸

有宁心安神、解除疲劳之效，适用于精神疲劳、头目昏沉、烦闷不安等症，多用艾条温和灸。可用岭南天灸拓展系列方心脑病症方48号方贴于劳营，达到宁心、引火下行之功。

（刘媛媛　苏临荣　陈嘉仪　黄彬　李旻颖）

第二节　不同人群的天灸保健

随着岭南传统天灸疗法不断传承与发展，现治疗逐渐更为简便、易操作，在不同人群的保健治疗中日益得到重视与应用。

一、不同年龄人群的天灸保健

因不同年龄段人群的生理、病理特点不同，同时切合岭南天灸的操作、治疗特点，简单分为小儿、青壮年、老年三类。

（一）小儿

小儿年弱，脏腑娇嫩，形气未充。"娇"是指娇气，不耐外邪侵犯。因此小儿多因肌肤薄弱，腠理不密，卫外之气不固，抵御外邪能力不足，易于感邪发病。同时自我调节能力差，病机变化快，易虚易实，易于传变。脏腑体现为"三不足，两有余"，指肺、脾、肾不足，心肝相对旺盛，因此多见呼吸道、消化道及肾脏因虚而致病，同时也可见心肝脏腑因实而致病。

因此，在天灸的保健治疗上，应根据小儿生理特点，在不同脏腑上重视未病先防，已病防变。

（1）消化系统。脾为后天之本，主运化水谷精微，为气血生化之源。小儿生长发育较快，所需水谷精微较多，但因脾常不足，进食稍多则易引起脾脏运化功能失调，出现积滞、泄泻、厌食、腹痛、便秘等疾病。因此健脾助运为第一要素，天灸保健选穴常选中脘、足三里、脾俞、胃俞、大肠俞等。

（2）呼吸系统。肺与脾胃互为子母，肺气常赖脾胃运化水谷精微滋养，若脾常不足，则肺气自然也弱。肺在体合皮，其华在毛，主要具备防御外邪的作用。小儿肺常不足，则肌肤薄弱，腠理不密，卫外之气不固，不能抵御外邪，所以一旦气候变化或调护失宜，则易感呼吸道疾病。因此益气固表尤为重要，天灸保健选穴常选肺俞、风门、定喘、膏肓、膻中等。

（3）泌尿系统。肾为先天之本，小儿肾气未盛，气血未充，同时肾中元阴元阳为生命之根本，五脏之阴阳有赖肾阴滋养及肾阳温煦，小儿常见肾阳虚弱而致遗尿。正如《诸病源候论》曰："遗尿者，此由膀胱有冷，不能约于水故也"。同时肾主骨，肾精可促进小儿骨骼生长发育，肾气亏虚可致发育不良。因此，不可忽略补肾益精、温阳固摄，天灸保健选穴常选肾俞、关元俞、气海、关元等。

（4）其他。小儿心、肝常有余，相对偏于亢盛，感邪后常化热化火引起肝风内动而致小儿惊风、抽搐等。因此一方面要泄心火、肝火，另一方面要根据五行相生的理论，采用滋水涵木的方法，滋养肾阴以养肝阴，从而达到牵制肝阳的目的。因此天灸保健选穴常选心俞、肝俞、太溪、涌泉、三阴交、命门等穴位。

由于婴幼儿皮肤较细嫩，容易灼伤皮肤，建议2岁以下婴儿慎行天灸治疗，但个别婴幼儿因病情需要者，建议贴药时间不宜超过15分钟。

（二）青壮年

随着年龄增长，机体的生理功能逐渐完善并趋向稳定。青壮年阶段人群脏腑生理功能正常运转，正气充足，基本能达到"正气存内，邪不可干"的理想状态。但也有个别机体因七情、劳损、饮食、外邪等病邪导致正气亏虚，出现"邪之所凑，其气必虚"的病理状态。因此，通过脏腑、气血、阴阳辨证判断虚实，根据"实则泄之，虚则补之"的治疗原则，调和机体以达"阴平阳秘"的正常状态，正如《素问·调经论》曰："阴阳匀平……命曰平人"。

与小儿脏腑"三少两多"的生理特点相比较，青壮年的脏腑功能完善且稳定，但是因个体生活习俗等因素不同导致体质更具个体化。因此，青壮年的天灸保健则多根据体质辨证各异而采取针对性的选穴治疗。

（1）阳虚体质。发病多为寒证。选穴重点取关元、命门、肾俞等。

（2）阴虚体质。平素易有阴亏燥热的表现。选穴重点取三阴交、照海、涌泉、太溪等。

（3）气虚质。平素体质虚弱、易感、气力不足。选穴重点取气海、脾俞、肺俞、膻中、足三里等。

（4）气郁体质。平素肝气失于疏泄、性情压抑、情志不舒。选穴重点取肝俞、胆俞、内关等。

（5）血虚体质。血虚则滋润功能减弱，常见神气不足、倦怠、面色㿠白等。选穴重点取脾俞、足三里、肝俞、心俞等。

（6）瘀血体质。平素面色晦滞，肌肤甲错，舌紫暗或有瘀点。选穴重点取血海、肝俞、膈俞等。

（7）痰湿体质。体型较为肥胖，平素周身困重。选穴重点取脾俞、水分、中脘、足三里、丰隆等。

（8）其他。易过敏体质选穴重点取肺俞、风门、脾俞、肾俞等。

（三）老年

《黄帝内经》曰："六十岁，心气始衰，苦忧悲，血气懈惰，故好卧。七十岁，脾气虚，皮肤枯。八十岁，肺气衰，魄离，故言善误。九十岁，肾气焦，四脏经脉空虚。百岁，五脏皆虚，神气皆去，形骸独居而终矣。"相对于青壮年来说，老年阶段脏腑由盛转衰，形气渐虚，气血亏少，五脏六腑及四肢百骸等均渐失气血的濡养，而出现枯萎的表现。虽然老年人处于脏腑、气血阴阳逐渐亏虚的生理阶段，但若能做到"虚则补之、损者益之"治疗原则，同时根据《素问·阴阳应象大论》"形不足者温之以气，精不足者补之以味"的治疗方法，有效延缓机体衰老过程，从而达到安度晚年的愿望。

因此，天灸的保健从脏腑方面来说，根据各脏腑的亏虚选择相对应的背俞穴来治疗，例如脾虚选取脾俞，肾虚选取肾俞等。气血方面，气虚则健脾益气，选取足三里、脾俞、气海等；血虚则补血，选取脾俞、肝俞等。阴阳方面，阳虚则温阳，选取关元、肾俞等；阴虚则滋阴，选取命门、涌泉、三阴交等。

二、不同性别人群的天灸保健治疗

（一）女性

"女子以血为本"。经育胎产均与血相关，正如《临证指南医案》曰："女子以血为主，血旺则经调子嗣。"《女科正宗·保胎》："盖肝为血之藏，胎为血之始成，以血养血，造化之相合也。"同时女子属阴，体质虚弱，精血易亏，容易出现《灵枢·五音五味》中"今妇人之生……不足于血……"所说的"血不足"特点。

《临证指南医案》曰："女子以肝为先天也"。肝主藏血，能够贮藏一定的血液，以供人体活动所需，发挥其濡养脏腑组织、维持相应功能作用。同时女性性格多偏内向，情绪易于波动，肝气容易失于疏泄，气机不畅，常见肝气郁结而致病，所以在文献中常见到"妇人多郁"的说法，如唐代王焘《外台秘要》曰"得气多郁"。正如《灵枢·五音五味》中"今妇人之生，有余于气……"所说的"气有余"特点。

对于女性的血不足而气有余的特点，天灸保健的重点在于补血养血为主，兼顾疏肝理气，正如宋代陈自明《妇人大全良方》曰："大率治病，先论其所主……女子调其血。气血，人之神也，不可不谨调护。然妇人以血为基本，气血宣行，其神自清"。天灸保健重点选取关元、子宫、膈俞、脾俞、肝俞、三阴交、期门等。

此外，因天灸药膏中含有较强的刺激性药物，故孕妇不宜进行天灸。由于天灸药物药性偏温，易动血，建议月经期妇女不宜贴药。

（二）男性

男子以肾为先天，以精、气为本。如清代唐容川《医经精义》曰："男子二八，先天肾中生阳之气，所化癸水，亦至胞中……男子之胞名丹田，名气海，名精室，以其为呼吸之根，藏精之所也……男子以气为主，则血从水化而为精。"精室为男性特有器官，具备藏蓄生殖之精、化生精津、输泄精液的生理功能，如《血证论》曰："男子之取，一名精室，乃藏精之处"。人身之精藏于肾，如《素问·六节藏象论》曰："肾者，主蛰，封藏之本，精之处也"。而男性生殖之精作为肾的后天之精的一种，因此精室的生理功能与肾中精气的盛衰密切相关。

相对于女性，男性属阳，阳气充盛。性格外向，且情绪相对稳定，气郁更为易散。

因此，对于男性的天灸保健治疗，则以补气填精为主，如宋代陈自明曰："大率治病，先论其所主……男子调其气"。在各脏的调气补气之中，补肾益气尤为重要，因此男性的天灸保健治疗选穴多为肾俞、命门、关元、气海等。

三、天灸保健的禁忌人群

皮肤过敏、过敏体质、肺结核、急性咽喉肿痛、发热、肺结核者，以及孕妇和两岁以下儿童等都不适合天灸疗法。

（刘媛媛　苏临荣　陈嘉仪　黄彬　李旻颖）

第三节　不同体质的天灸保健

中医"治未病"的医学目标：一为治病，二为防病，更强调"防"的层面，意在提倡人们应该注重养生，培养正气，提高机体的抗邪能力，达到预防疾病发生与发展的目的，即"正气存内，邪不可干"。

天灸"治未病"的思想尤为体现在对亚健康状态的调治。体质现象是人类生命活动的一种重要表现形式，针对不同体质特征采取相应的防病保健措施，通过改善体质、调整功能状态，达到阴阳平衡的健康状态，是中医学"治未病"学术思想的代表，充分体现了以人为本、因人制宜的思想。根据"王琦中医体质九分法"将人的体质分为：平和质、气虚质、阳虚质、阴虚质、痰湿质、湿热质、瘀血质、气郁质和特禀质9种基本类型。从中医角度看，除了平和质被视为健康表现外，其余8种体质都可发展为亚健康甚至疾病状态。临床观察，9种体质中，除了特禀质中部分过敏性皮炎、遗传疾病等人群不适宜天灸疗法，其他人群均可通过天灸来防病保健，如能坚持在每年三伏、三九天施治，疗效倍增，具体如下。

（一）平和体质

阴阳气血调和，以体态适中、面色红润、精力充沛为主要特征。体形多匀称健壮，常见面色、肤色润泽，头发稠密有光泽，目光有神，鼻色明润，嗅觉通利，唇色红润，精力充沛，耐受寒热，纳眠佳，二便正常，舌色淡红，苔薄白，脉和缓有力，性情随和开朗。此类体质对自然环境和社会环境适应能力较强，患病较少。以岭南传统天灸1号方贴敷足三里即可获得很好的保健作用，若能长期坚持，则能强身健体，增强抗病能力。

（二）气虚体质

元气不足，容易外感，以疲乏、气短、自汗等气虚表现为主要特征。多见肌肉松软不实，平素语音低弱，气短懒言，精神不振疲乏，易出汗，舌淡红，边有齿痕，脉弱。性格内向，易患感冒、内脏下垂等病；病后康复缓慢，不耐受风、寒、暑、湿邪。以岭南传统天灸1号方贴敷中脘、气海、脾俞、肺俞，可调补元气、健脾补肺。

（三）阳虚体质

火力不足，以畏寒怕冷、手足不温等虚寒表现为主要特征。多见肌肉松软不实，平素畏冷，手足不温，喜热饮食，精神不振，舌淡胖嫩，脉沉迟。易患痰饮、肿胀、泄泻等病，耐夏不耐冬，易感风、寒、湿邪，易从寒化。以岭南传统天灸1号方贴敷神阙、关元、气海、肾俞、命门，可补火助阳、温化寒饮。

（四）阴虚体质

阴液亏少，以咽干口燥、五心烦热等虚热表现为主要特征。多见体形偏瘦，手足心热，口燥咽干，鼻微干，喜冷饮，大便干燥，舌红少津，脉细数。性格急躁好动，易患虚劳、失精、不寐等病；耐冬不耐夏；不耐受暑、热、燥邪，易从热化。以岭南传统天灸2号方贴敷三阴交、照海、太溪、膏肓、志室、涌泉等穴，以滋阴润燥、引火归元。

（五）痰湿体质

痰湿凝聚，以怠惰沉重、容易肥胖、腹部肥满、口黏苔腻等痰湿表现为主要特征。多见肥胖，面部皮肤油脂较多，多汗且黏，胸闷，痰多，口黏腻或甜，喜食肥甘甜黏，苔腻，脉滑等。性格偏温和稳重，易患消渴、中风、胸痹等病，对梅雨季节及湿重环境适应能力差。常以岭南传统天灸1号方贴敷灸中脘、建里、天枢、关元、气海、丰隆、脾俞穴，可温阳行气、健脾运湿。

（六）湿热体质

湿热内蕴，以面垢油光、排泄不畅、苔黄腻等湿热表现为主要特征。多见形体中等或偏瘦，口干苦，身重困倦，大便黏滞不畅，小便短黄，男性易阴囊潮湿，女性易带下增多，舌质偏红，苔黄腻，脉滑数等。性格多急躁，易患痤疮、黄疸、热淋等病。对夏末秋初湿热气候，湿重或气温偏高环境较难适应。以岭南传统天灸5号方贴敷大椎、曲池、阴陵泉、血海等穴，以清热化湿，活血凉血。

（七）瘀血体质

血行不畅，以面色晦暗、易生肿瘤、舌质紫黯等血瘀表现为主要特征。胖瘦均见，多见肤色晦暗，色素沉着，身体易现瘀斑，口唇黯淡，舌黯或有瘀点，舌下络脉紫黯或增粗，脉涩等。性格易烦健忘，易患癥瘕、痛证、血证等。平素不耐受寒邪。以岭南传统天灸1号方或3号方贴敷血海、三阴交、膈俞、膻中，以祛风散寒、化痰活血、通络止痛。

（八）气郁体质

气机不顺，以情绪郁闷、忧虑脆弱等气郁表现为主要特征。多见形体瘦者，神情抑郁，情感脆弱，烦闷不乐，舌淡红，苔薄白，脉弦等表现。性格内向敏感，易患脏躁、梅核气、百合病及郁证等。对精神刺激适应能力较差，不适应阴雨天气。以岭南传统天灸4号方贴敷太冲、阳陵泉、膈俞、胆俞、肝俞等穴，可疏肝理气、解郁安神。

（九）特禀质

是指先天失常，以生理缺陷、过敏反应等为主要特征的体质状态。如过敏体质多见哮喘、风团、咽痒、鼻塞、喷嚏等，遗传性疾病如血友病、五迟五软、癫痫等。多见适应能力差，如过敏体质者对过敏季节适应能力差，易引发宿疾。其中过敏性哮喘、变应性鼻炎等以岭南传统天灸肺系病方1号方贴敷定喘、肺俞、膏肓、脾俞等穴，可宣通肺气、固表祛邪。

（刘媛媛　苏临荣　陈嘉仪　黄彬　李旻颖）

第八章 岭南天灸疗法

薪火相传

第一节　岭南天灸疗法现代传承

一、历史沿革

晋代葛洪（约281—341）、鲍姑（约309—363）夫妇是岭南传统天灸的开创者。鲍姑是晋代广东南海太守鲍靓之女，后嫁与医师葛洪。受父亲和丈夫影响，医术精通，善灸法，多行灸于南海。唐代裴铏《传奇·崔炜》记载："（崔炜）又问曰：'昔四女云鲍姑，何人也？'（夫人）曰：'鲍靓女，葛洪妻也。多行灸於南海。'炜方叹骇昔日之妪耳。"鲍姑以治赘瘤与赘疣擅名，她因地制宜，就地取材，以越秀山盛产的红脚艾进行灸治，取得显著疗效。曾有诗赞颂："越井岗头云作岭，枣花帘子隔嶙峋。我来乞取三年艾，一灼应回万古春。"《鲍姑祠记》亦记载："鲍姑用越岗天然之艾，以灸人身赘疣，一灼即消除无有，历年久而所惠多。"由于鲍姑医术高明，深受当地群众爱戴，至今在广州越秀山麓三元宫里，还设有鲍姑殿和她的塑像，并留有楹联两副："妙手回春虬隐山房传医术，就地取材红艾古井出奇方"；"仙迹在罗浮遗履燕翱传史话，医名播南海越岗井艾永留芳。"清代丘逢甲《鲍姑祠》诗："满目江山海气阴，鲍姑祠畔客登临。"清代陈维崧《法驾导引·曹南耕表弟礼斗甚虔词以纪之》词之二："毛女弄琴红捍拨，井公戏博紫樗蒲，闲话鲍家姑。"鲍姑的灸术，不仅擅名一时，而且相传了好几代人，直至明清两代，也还有人不怕艰辛乞取鲍姑艾。葛洪是一名道教理论家、医学家和炼丹术家，自幼好养生之术，曾向葛立的弟子郑隐学习过炼丹术。惠帝末年，他应广州刺史嵇会之请，到广州任参军，长期生活在广州和罗浮山。他曾拜鲍靓为师，探究道教理论及炼丹、养气之术，并与妻子鲍姑一道替百姓治病。他精通针灸术，据说三元宫内原有的针灸经络图碑刻就是他留下的，其著作《肘后备急方》对以药物贴敷穴位使之发泡以治病的验方记载很多，是岭南天灸早期著名灸师，与妻子鲍姑一道为岭南灸法发展奠定了基础。葛洪《肘后备急方》所提到天灸药物"水莨"，也被明代长期在岭南地区行医的李时珍所确证。晋代葛洪、鲍姑是岭南天灸重要开创者，但此后，因文献记载较少，岭南天灸疗法传承人多湮没无闻。明清时期丘浚、叶广祚、何梦瑶、易艮山等通过整理相关验方为岭南天灸传承做出了贡献。直到近代周仲房等把岭南传统天灸纳入现代中医院治疗体系后，岭南天灸才有了明确可考的传承。

经过数代的传承，民国时期至中华人民共和国成立后为岭南传统天灸全面发展的时期。这一时期的岭南名医曾天治、周仲房等，受到中西汇通的影响，医家注重利用解剖学、生理学、病理学和药物学等现代医学知识进行研究；参与创办了广东中医药专门学校、广东光汉中医专门学校、广州汉兴国医学校等学校，并著书立说，留存教材。现代岭南著名针灸大师司徒铃为周仲房弟子，因受其师周仲房影响，醉心针道，他继承、总结、探索、发展岭南特色针灸，成为现代岭南传统天灸疗法的奠基人和倡导者。中华人民共和国成立后，中医药事业在党和各级政府的扶持下不断发展，岭南天灸疗法进一步广泛发展起来。

二、现代传承

始建于1933年的广东省中医院是中国近代史上最早的中医院之一，享有"南粤杏林第一家"的美誉，一直是天灸疗法的传承者和发扬者。20世纪上半叶，岭南著名针灸大师司徒铃教授时任广东省中医院针灸科主任和广州中医学院针灸系主任，他在继承先师学术思想的基础上，不断总结前人经验，对岭南传统天灸疗法进行了深入的探索和继承，并将其宝贵的经验传授给了徒弟。1984年，在清代张璐《张氏医通》所载治哮喘"天灸"验方基础上，广东省中医院结合岭南地区民间天灸经验，恢复并发展了天灸疗法，形成了以过敏性鼻炎、哮喘、慢性支气管炎、虚寒性胃痛为主治病种的三伏天灸疗法和三九天灸疗法体系（由于地理气候等原因，广东地区患鼻炎、哮喘、慢性支气管炎、咳嗽等病的人数众多）。广东省中医院的刘炳权、陈全新、林文仰等知名教授从20世纪80年代开始继承与整理中医针灸、子午流注等与时间医学的关系，使得岭南传统天灸疗法进一步得到了传承和发展。刘炳权、陈全新现在已是满头银发的耄耋老人，林文仰教授已过世，广东省中医院现任针灸大科主任符文彬教授是岭南传统天灸的第三代传承人，他在前辈们对岭南传统天灸的传承中，带领团队努力探索、学习与研究岭南传统天灸，通过开展现代科学研究，从而探索出了一套天灸疗法的优化治疗方案，编写了专科书籍，不断促进天灸疗法的应用和推广，在岭南传统天灸药方研制、剂型发展、病种拓展及天灸传承人才培养方面作出了极为重要的贡献。岭南传统天灸已分别于2011年6月及2012年2月成功入选广州市及广东省非物质文化遗产名录。符文彬当选为广州市及广东省非物质文化遗产第三代代表性传承人，其传承人徐振华也于2014年5月当选为广州市非物质文化遗产项目岭南传统天灸疗法的市级第四代代表性传承人，刘健华于2016年4月当选广州市非物质文化遗产项目代表性传承人，李滋平于2020年当选为广州市非物质文化遗产项目代表性传承人。如今，岭南传统天灸的传承接力棒已经交到了第五代传承人及"徒子徒孙"手上。广东省中医院针灸学科已培养相关博士研究生12名，硕士研究生9名，发表学术论文46篇（SCI1篇，EI6篇，核心期刊39篇），且岭南传统天灸技术已正式纳入中医院校本科生特色教材《临床针灸学》的特色技术目录。

2009年以来，广东省中医院制定了《广东省中医院"岭南传统天灸疗法"保护与发展规划（2010—2020）》，建立并完善岭南天灸保护传承机制。广东省中医院针灸大科作为全国天灸协作组长单位，为加强岭南传统天灸疗法的传承人培养，不断拓展天灸疗法的病种及应用范围，并建立以广东省中医院为中心，辐射全世界的传承培训网络，通过院内外师带徒、讲座、研修会、技术培训会、继续教育项目等从多角度开展传承工作。广东省中医院利用保护单位及省级三甲中医院的优势，定期安排天灸方面的专家为协作医院和其他需开展此项技术医院的医护人员举办讲授天灸疗法理论和技术的培训，并提供专业技术指导和支持。医院利用遍布广东各地的分院、协作医院网络及全国性天灸疗法培训班平台，建立了以广州市各区为核心，覆盖广东省全省，辐射港澳、海南、广西、湖南、四川、河北、青海、新疆等全国多个省市的百余家岭南传统天灸疗法的传承与实践基地，培训了大量天灸疗法传承和保护人才，使得岭南天灸疗法这一传统的民间医学遗产得到了更好的传承与发展。

（徐书君　宁百乐　秦烨　周鹏）

第二节　岭南天灸疗法现代研究概况

岭南传统天灸是广东省和广州市的非物质文化遗产，是广东省最具群众基础的中医传统疗法。始建于 1933 年的广东省中医院是中国近代史上最早的中医院之一，自成立时就已开设针灸科室，并将岭南天灸疗法纳入现代医学体系，一直是天灸疗法的传承者和发扬者。广东省中医院自 1984 年开始大规模开展三伏天灸疗法，据统计，自1984—2019年，到广东省中医院接受天灸治疗的人次累积达270万人次，近几年来每年均有近30万人次。作为岭南天灸疗法传承保护基地，广东省中医院一直把岭南天灸疗法等中医遗产保护作为医院工作的重中之重，强化岭南天灸疗法的科学研究和成果转化。

一、承担多个大型项目

广东省中医院针灸科主持承担了国家级及省部级等各级研究项目，如科技部"十一五"科技支撑计划外治项目"冬病夏治穴位敷贴技术操作规范研究（2008BAI53B061）子课题——冬病夏治穴位敷贴临床观察研究"，国家中医药管理局中医临床诊疗技术整理与研究项目"天灸治疗支气管哮喘的规范化研究"（国中医药2000 ZL14号），广东省科技厅科技计划项目"灸法防治颈椎病颈痛的临床研究（2014A020212453）"，广东省卫生厅科研项目"灸法治疗老年人颈椎病颈痛的临床研究（C2009025）"，广东省中医药局科研项目"穴位贴敷治疗慢性颈痛的临床研究"（2006—2008年）和"天灸疗法治疗变应性鼻炎的规范化研究"（2007年），广州市文化广电新闻出版局非物质文化遗产项目"岭南传统天灸疗法2号方治疗失眠的临床研究"，广州中医药大学科学研究基金课题"天灸对'阳虚'模型免疫功能的影响"（1999—2000年），广东省中医院中医药科学技术研究专项课题"岭南传统天灸疗法病种拓展及评价研究（YK2013B2N02）"，广东省中医院重点课题"天灸治疗变应性鼻炎疗效、时效规律研究及免疫机制的探讨"（2010年）等。通过大量的临床研究，证实了天灸疗法对多种疾病的临床疗效确切。

实验研究显示，岭南天灸疗法治疗肺系疾病，如慢性咳喘、过敏性鼻炎、慢性咽炎、虚人感冒等病症，其有效率可达85%左右；治疗疼痛类疾病如颈肩腰腿痛、骨性关节炎、网球肘、胃痛、痛经等，临床有效率约达80%；岭南传统天灸拓展系列方可以提升睡眠质量、缩短入睡时间、延长睡眠时间，减少对催眠药物的依赖，总有效率达84.5%；研究表明，岭南天灸疗法能改善抑郁障碍症状，提高其生存质量。同时，通过科学研究，还取得了一批重要的成果，出版专著2部，发表论文13篇等。其中"天灸治疗支气管哮喘的规范化研究"荣获中华中医药学会科学技术二等奖，并被列为国家中医药管理局第一批适宜推广技术，面向全国及东南亚地区推广应用；"天灸治疗支气管哮喘的规范化研究"荣获广州中医药大学科技进步一等奖。

二、改良前人不足之处

根据太阳历的节气理论中"冬至一阳生，夏至一阴生"，在一年的气候中，"冬至"和"夏至"是阴阳转化、寒热交替的两个转折点。从冬至开始，阳气开始复生，阴气开始消退，到了夏至，阳气的胜复达到了顶点，阴气的消退也趋于尽头。从夏至开始，阴气开始复生，阳气开始潜藏，到了冬至，阴气的胜复达到了顶点，同时阳气潜藏于内。《灵枢·岁露论》曰："人与天地相参也，与日月相应也。"《素问·宝命全形论》说："人以天地之气省，四时之法成。"人类作为宇宙万物之一，与天地万物有着共同的生成本原，"天地之间，六合之内，其气九州、九窍、五脏、十二节，皆通乎天气"，同样有着阳升阴降、阴阳转化的过程。《素问·生气通天论》中还强调"阴平阳秘，精神乃治，阴阳离决，精气乃绝"。阴者藏精而起极，阳者卫外而为固，阴阳平衡协调是人体生存的前提。广东省中医院继承前人经验的同时，根据人体阴阳消长、顺应四时气候变化的规律，遵四时变化而预培人体之阴阳，即"冬病夏治""夏病冬治"。在一年中的长夏与冬季里选取两个节令进行天灸，促进人体阴阳转化的过程，以改善体质、防治疾病，即所谓"夏养三伏，冬补三九"，顺应天时，发展出"三伏"和"三九"天灸疗法体系，进一步提高天灸疗法的临床疗效，推动了天灸疗法的传承与发展。

在传承和发展天灸的研究过程中，无论是在药方的配置上还是药剂的方式上都进行了一系列的研究，改良了药物剂型，将传统散剂改良为铝管装膏剂（粤药制字：Z20080128），使天灸治疗变得操作简便、容易推广。同时针对不同的病症特点，研发出针对性更强的专病专方，通过系列方的针对性应用，进一步提高了临床疗效。

三、加强国际合作

在中医药国际化的大趋势下，2015年广东省中医院与诺贝尔生理学及医学奖评选机构、欧洲研究型大学联盟（LERU）成员卡罗琳斯卡学院（Karolinska Institutet）合作开展中医药科研项目"三伏天灸治疗慢性过敏性鼻炎随机对照试验"，代表性传承人符文彬负责拟定详细的治疗方案，包括药物、穴位及治疗时间的选择等。该研究方案已在美国临床研究网注册并在国际公认的杂志*Evidence-Based Complementary and Alternative Medicine*发表。此为岭南天灸疗法首个发表的临床研究方案，预示此疗法的研究方法进一步规范，与卡罗琳斯卡学院一同开展研究将极大促进世界对中医传统疗法的认识与了解，为岭南天灸疗法的疗效提供高质量的循证医学证据。

四、作用机制

（一）药物对穴位的刺激作用

皮肤由表皮、真皮和皮下组织构成，并含有附属器官（汗腺、皮脂腺、指甲、趾甲）及血管、淋巴管、神经和肌肉等。近20年的研究表明，皮肤可分泌多种神经肽类、神经激素类和内分泌激素，同时发挥免疫防御功能，参与机体免疫激活和免疫应答等活动，是人体集神经、内分泌、免疫于一体的大型器官。由此，有学者提出在腧穴局部的神经-免疫-内分泌网络可能是腧穴结构的重要组成部分。它们通过神经递质免疫细胞因子和内分泌激素及它们相对应的受体与全身的神经-免疫-内分泌网络有机地结合在一起，成为穴位贴敷借以发挥局部和全身作用的生物学载体。例如，在天灸治疗支气管哮喘的研究中发现，天灸可使患者血浆P物质减少，血管活性肠肽的合成和释放增加，从而抑制气道的神经源性炎症。因此，天灸对局部穴位的强烈刺激作用可能启动局部穴位及全身的神经-免疫-内分泌反应，发挥其对机体的整体调节作用。

（二）药物的透皮吸收作用

天灸对局部穴位皮肤的强烈刺激作用，可使局部血管扩张，增强组织微循环，激动皮肤神经末梢，进而改善周围代谢和组织功能。另外，药物的有效成分可在局部透皮吸收渗透到血液循环及淋巴液中，发挥药理作用。但值得注意的是，透皮吸收途径有经角质细胞和经细胞间隙。角质细胞占皮肤表面积的

99%，而细胞间隙仅占1%。皮肤限制体内外物质交流的屏障主要来自角质层，角质层是表皮的最外层，主要作用是保护其皮下组织，防止体液外渗和化学物质内侵。其致密结构使得大多数物质难以透过皮肤被吸收。由于中药成分复杂，纯品含量低，大多不能穿透角质层，因此透皮吸收的药物含量非常有限。由此看来，天灸通过局部药物的透皮吸收途径产生整体的生物学效应尚缺乏强有力的证据。

1. 岭南天灸疗法在肺系疾病中的应用

岭南天灸疗法主要应用在哮喘、变应性鼻炎等方面。临床研究表明：岭南天灸疗法可降低哮喘患儿血清中IL-4、IL-6和TNF-α的含量，从而起到预防哮喘发作的作用；同时，岭南天灸疗法可明显降低哮喘患者嗜酸性粒细胞计数和缓解期复发率；岭南天灸疗法对变应性鼻炎的预防和治疗具有明显作用，通过兴奋β肾上腺素，同时抑制α肾上腺素能及胆碱能受体，增加环磷腺苷（cAMP）的含量，最终起到降低炎症反应的效果。基础研究表明：岭南传统天灸疗法改善哮喘大鼠的症状，延长哮喘的潜伏期，明显降低哮喘大鼠EOS和淋巴细胞数，减轻肺组织局部炎症；同时，岭南天灸疗法也可以提高哮喘大鼠IFN-γ和T-bet mRNA表达水平，降低IgE、GATA-3 mRNA的表达水平；岭南天灸疗法可以减轻变应性鼻炎小鼠EOS、MC数，降低炎症反应。在其他肺系疾病研究中，岭南天灸疗法使外周T淋巴细胞亚群产生变化，提高机体免疫力来达到影响慢性阻塞性肺疾病（COPD）的疗效。

2. 岭南天灸疗法在痛症中的应用

岭南天灸疗法已经被广泛地应用于痛症的治疗。一项高原牧区研究发现，岭南天灸疗法可缓解骨关节疼痛，联合中药可以有效缓解神经根型颈椎病患者的局部疼痛，改善上肢麻木症状，提高患者生活质量，还可以降低IL-1、IL-6细胞因子，升高β-EP因子的含量，对腰椎间盘突出症起到消炎镇痛的作用。岭南天灸疗法通过药物刺激对穴位局部的皮肤神经末梢产生影响，调节了神经和免疫系统，对卒中后肩手综合征产生较好的疗效。

3. 岭南天灸疗法在胃肠疾病中的应用

胃肠疾病方面，岭南天灸疗法的研究多集中在功能性便秘、腹泻、浅表性胃炎方面。岭南天灸疗法改善老年功能性便秘，避免了药物引起的胃肠道不适，以及肝肠循环的分解破坏过程。另外，岭南天灸疗法配合隔盐灸能明显改善小儿秋季腹泻患儿的大便性状和大便频率。浅表性胃炎方面，岭南天灸疗法可以改善胃痛症状，减少复发率，疗效优于西药治疗。

4. 岭南天灸疗法在肝胆疾病中的应用

在肝胆疾病方面，岭南天灸疗法可预防大鼠肝脏纤维化的作用，降低了血清中谷草转氨酶（GOT）及谷丙转氨酶（GPT）的含量，同时在肝脏HA、PC3、IV-C、LN 水平方面，也均有下降，这种现象可能与岭南天灸疗法药物抑制活化造血干细胞（HSCs）增加、改善心力衰竭（HF）有关。

5. 岭南天灸疗法在其他疾病中的应用

岭南天灸疗法可以减轻类风湿关节炎的局部不适症状，降低免疫因子，调节红细胞沉降率（ESR）、C反应蛋白（CRP）等指标。皮肤疾病方面，岭南天灸疗法结合自血疗法改善荨麻疹症状，通过抑制身体变态反应，收缩毛细血管以减少血管充血扩张，同时可以降低细胞的渗透性等。岭南天灸疗法配合芒针治疗慢性前列腺炎具有较好疗效，能有效地减少给药次数，延长治疗效果。

五、相关成果

经过多年研究，岭南天灸疗法的相关成果包括各类课题立项、多篇论文发表，以及奖项的获得（见表8-1至表8-3）。

表 8-1　相关课题

任务来源	课题名称
科技部"十一五"科技支撑计划外治项目	冬病夏治穴位敷贴技术操作规范研究（2008BAI53B061）子课题——冬病夏治穴位敷贴临床观察研究
国家中医药管理局中医临床诊疗技术整理与研究项目	天灸治疗支气管哮喘的规范化研究"（国中医药2000 ZL14号）
广东省科技厅科技计划项目	灸法防治颈椎病颈痛的临床研究（2014A020212453）
广东省卫生厅科研项目	灸法治疗老年人颈椎病颈痛的临床研究（C2009025）
广东省中医药局科研项目	穴位贴敷治疗慢性颈痛的临床研究（2006—2008年）天灸疗法治疗变应性鼻炎的规范化研究（2007年）
广州市文化广电新闻出版局非物质文化遗产项目	岭南传统天灸疗法2号方治疗失眠的临床研究
广州中医药历史文化研究基地	岭南传统天灸疗法省级非物质文化遗产保护（Z202002）
广东省中医院中医药科学技术研究专项课题	岭南传统天灸疗法病种拓展及评价研究（YK2013B2N02）
广东省中医院重点课题	天灸治疗变应性鼻炎疗效、时效规律研究及免疫机制的探讨（2010年）
广州中医药大学科学研究基金课题	天灸对"阳虚"模型免疫功能的影响（1999—2000年）

表 8-2　相关论文

论文名称	作者	论文形式	出版单位或出版刊物	出版或发表时间
天灸疗法治疗恶性肿瘤患者失眠的临床研究	李薇晗，蒋丽，卢璐，雷睿，符文彬	期刊论文	中华中医药杂志	2019, 34（04）：1814–1817
天灸疗法对中老年慢性失眠患者生活质量的影响	张桂盈，李旻颖，符文彬	期刊论文	中国老年学杂志	2018, 38（08）：1880–1882
岭南传统天灸3号方治疗中老年人膝骨关节炎临床观察	陈小梅，卢璐，郭小川，武仲遴，邝宇平，符文彬	期刊论文	辽宁中医药大学学报	2018, 20（05）：101–104
岭南传统天灸对膝痹患者的生存质量影响	雷丽芳，徐书君，武仲遴，周俊合，徐振华，符文彬	期刊论文	北京中医药大学学报	2017, 40（12）：1050–1056
岭南传统天灸4号方治疗抑郁症失眠的临床研究	吴倩，温秀云，张雪淳，赵丽，符文彬	期刊论文	中华中医药杂志	2017, 32（03）：1059–1063

论文名称	作 者	论文形式	出版单位或出版刊物	出版或发表时间
天灸治疗腰椎间盘突出症之腰痛的临床疗效研究	卢璐，周俊合，刘月，郭小川，李声，李薇晗，陈小梅，符文彬	期刊论文	中国全科医学	2017，20（04）：497-500+506
岭南传统天灸3号方治疗腰椎间盘突出症腰痛的有效性和安全性	吴倩，温秀云，徐书君，邓生辉，符文彬	期刊论文	中华中医药杂志	2016，31（10）：4317-4321
岭南传统天灸3号方治疗颈椎病颈痛的临床研究	徐书君，许菲，周俊合，徐振华，符文彬	期刊论文	中华中医药杂志	2015，30（05）：1743-1747
岭南传统天灸3号方治疗中老年颈椎病颈痛的临床疗效	周思远，杨庆声，徐书君，周俊合，符文彬	期刊论文	中国老年学杂志	2015，35（02）：320-322
岭南传统天灸2号方治疗失眠的临床探索	刘雅洁，徐书君，赵蒨琦，许菲，袁映梅，符文彬	期刊论文	中华中医药杂志	2015，30（01）：302-304
三伏天灸治疗过敏性鼻炎的疗效与贴药年限的关系	徐振华，罗菁，古志林，符文彬	期刊论文	中华中医药杂志	2015，30（07）：2490-2492
天灸疗法防治支气管哮喘181例疗效观察	米建平，刘炳权，符文彬，樊莉，李勇，蒙昌荣，李伟雄，朱晓平，文幸	期刊论文	新中医	2005（02）：61-62
岭南传统天灸1号方治疗颈椎病颈痛的多中心临床研究	罗伯阳	学位论文	广州中医药大学	2018年
岭南传统天灸2号方与安慰剂对比治疗失眠的多中心研究	张桂盈	学位论文	广州中医药大学	2018年
岭南传统天灸3号方治疗颈椎病颈痛的文献与临床研究	徐书君	学位论文	广州中医药大学	2015年
岭南传统天灸4号方治疗轻中度抑郁症的临床研究	黄田毅	学位论文	广州中医药大学	2015年
岭南传统天灸4号方治疗抑郁症失眠的临床研究	赵丽	学位论文	广州中医药大学	2015年

论文名称	作者	论文形式	出版单位或出版刊物	出版或发表时间
岭南传统天灸3号方治疗膝骨关节炎的临床研究	武仲遵	学位论文	广州中医药大学	2015年
岭南传统天灸4号方治疗轻中度抑郁症的临床研究	黄靖宇	学位论文	广州中医药大学	2015年
岭南传统天灸2号方治疗失眠的临床研究	刘雅洁	学位论文	广州中医药大学	2015年
岭南传统天灸3号方治疗腰椎间盘突之腰痛症的临床研究	邓生辉	学位论文	广州中医药大学	2015年
岭南传统天灸2号方治疗广泛性焦虑症失眠的临床研究	李家英（Li Ka Ying）	学位论文	广州中医药大学	2015年
岭南传统天灸5号方治疗慢性功能性便秘的临床研究	陈泽鹏（CHAN Chak-pang）	学位论文	广州中医药大学	2015年

表8-3　相关奖项

项目名称	获奖名称
天灸治疗支气管哮喘的规范化研究	2005年度中华中医药学会科学技术奖二等奖
天灸治疗支气管哮喘的规范化研究	2004年度广州中医药大学科学技术奖一等奖

（徐书君　宁百乐　秦烨　周鹏）

第三节　岭南天灸疗法推广与应用

　　岭南传统天灸疗法，是采用对皮肤有刺激性的药物敷贴于穴位或患处，通过局部皮肤自然充血、潮红或起泡来治疗疾病的方法，主要流行于以广州为核心的广东各地。岭南天灸疗法源头最早可溯至战国晚期，秦汉时已经在各地流行。晋代曾在岭南行医的葛洪、鲍姑夫妇是岭南传统天灸疗法的开创者。葛洪《肘后备急方》记载了10种天灸验方、药物，并把天灸治病范围从外科疮疡扩展到了多种内科疾患。唐代《千金要方》首次以"天灸"一词指称天灸疗法，宋代《针灸资生经》系统阐释了"天灸"疗法的概念。明代《本草纲目》和清代《张氏医通》《理瀹骈文》等进一步发展了天灸疗法内涵。近代岭南医家曾天治、周仲房通过创建中医学校、编写教材等方式传承、发展了岭南天灸疗法。

　　广州是广东省的政治、经济、文化中心，建城已有2200多年历史，是1982年国务院公布的全国首批二十四座历史文化名城之一。地理上，广州位于广东省中部偏南，地处珠江三角洲北部，北接南岭余脉，南临南海，隔伶仃洋与香港、澳门相望，西江、北江、东江在此汇流入海，是相对独立封闭的地理单元。随着南岭隧道的开通和造船、航海技术的进步、与中原及海外的交流日益频繁，广州发展成为我国对外开放的重要口岸、中西文化交流的重镇。医学历史上，广州特殊的地理环境和气候条件，为以岭南传统天灸疗法为代表的中医在广州的发展，创造了条件。秦统一岭南后，中原医药和治疗方法相继传入岭南，从汉晋以至明清时期，广州名医辈出，形成有岭南特色的中医流派，也促进了岭南传统天灸疗法在广州的传承和传播。

一、建立传承体系，重视人才培养

民国岭南名医、第一代传承人曾天治和周仲房通过创建中医学校、编写教材等方式传承与推广岭南天灸疗法；周仲房的弟子、近代岭南名医、第二代传承人司徒铃及其弟子结合"时间医学""冬病夏治"和"夏病冬治"理论发展了岭南天灸疗法，建立了以过敏性鼻炎、哮喘、慢性支气管炎、虚寒性胃痛为主治病种的"三伏天灸疗法"和"三九天灸疗法"体系；当前，第三代传承人广东省名中医刘炳权、符文彬率领团队通过开展科学研究、拓展适宜病种、创新药物剂型、完善传承体系等方式，制定天灸行业技术标准1项，使岭南传统天灸疗法成为广东省、广州市非物质文化遗产代表性项目，国家中医药管理局适宜技术推广项目，使岭南传统天灸得以进一步的推广。其中，符文彬为岭南传统天灸疗法广东省级及广州市级传承人。

通过跟师、带徒、研究生培养、继续教育等培养大批传承人。第四代传承人为广东省中医院针灸专家徐振华、刘健华、樊莉、米建平教授，其中徐振华、刘健华、李滋平为岭南传统天灸疗法市级传承人。第五代、第六代传承人分布在世界各地，进行岭南传统天灸疗法的传承和推广。

二、加强学术推广，扩大学界影响力

出版相关专著2部，发表期刊论文13篇，学位论文11篇，其中"天灸治疗支气管哮喘的规范化研究"荣获中华中医药学会科学技术二等奖；"天灸治疗支气管哮喘的规范化研究"荣获广州中医药大学科技进步一等奖。改良了药物剂型，将传统散剂改良为铝管装膏剂（粤药制字：Z20080128），使天灸治疗变得操作简便、容易推广。针对不同的病症特点，团队还研发出针对性更强的专病专方，通过系列方的针对性应用，进一步提高了临床疗效。与卡罗琳斯卡学院一同开展研究并发表相关论文，极大促进世界对中医传统疗法的认识与了解，为岭南天灸疗法的疗效提供高质量的循证医学证据，同时也为世界了解与传播岭南传统天灸疗法提供更优的平台。

三、拓展应用平台，传播中医文化

天灸疗法作为传统中医文化的组成部分，体现了中国文化的基本特征和基本价值，如"天人合一""阴阳统一"等辩证思想，这一中医文化是中国传统文化的重要哲学基础。广东省中医院利用协作医院网络及全国性天灸疗法培训班平台，建立了以广州市各区为核心，覆盖广东全省、港澳、广西、海南等国内多个地区及越南、马来西亚等国外地区，拓展传承与实践网络平台。重视中医药文化在与"一带一路"沿线国家的文化交流中的作用，打通传播中医药文化渠道，促进中医药文化的传承与传播。

多次安排天灸方面的专家开展相关的学术交流及技术培训讲座，为全国十余个省市的各级医疗机构培训了大批学员，使天灸这一传统的民间医学遗产得以更好地传承和发展。目前，岭南天灸疗法已拓展至四川、海南、新疆、山东、河北、广西、湖南、青海、广东、港澳等全国范围及越南、马来西亚等国外地区。

（徐书君　宁百乐　秦烨　周鹏）